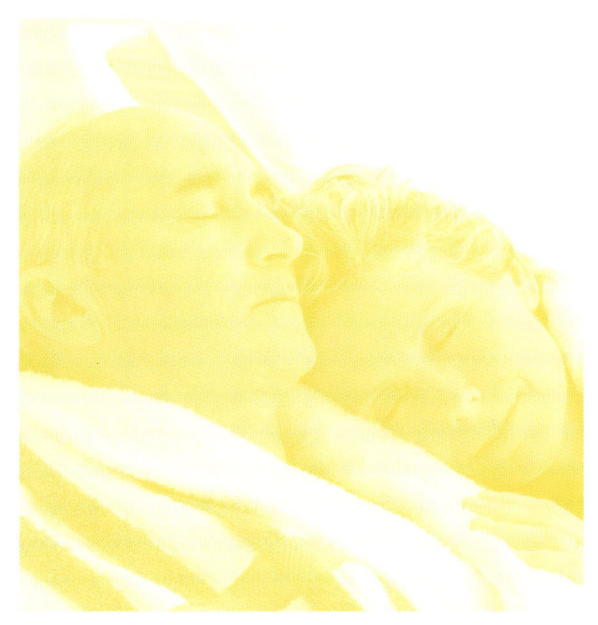

HRT
更年期の選択

自然治癒力を活かし、明るく前向きにホルモンバランスに挑む

生 武志　日本語版監修
ジャン・クラーク　著
ハーパー 保子　訳

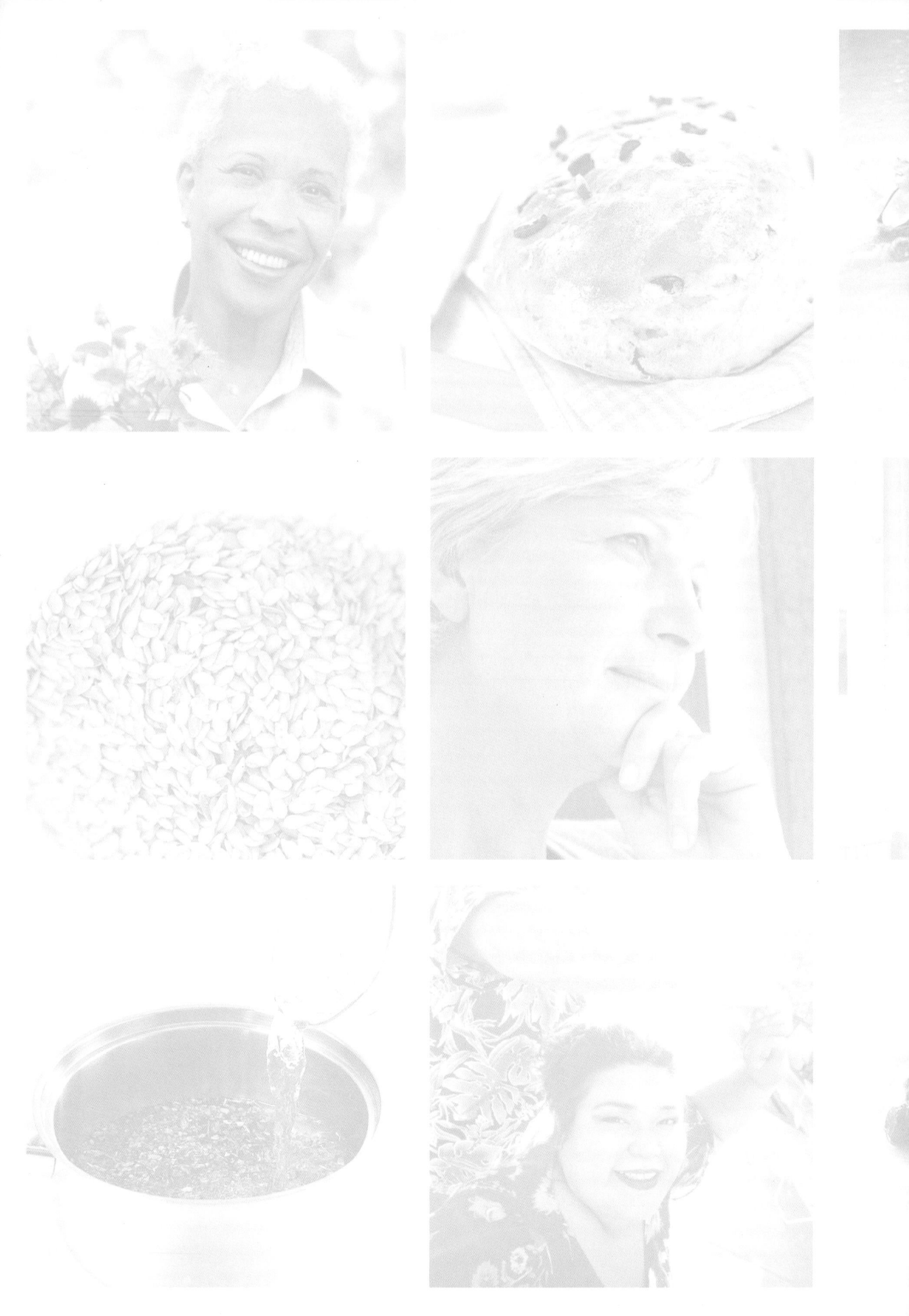

序文

　人は歳を重ねるに従って心と身体にいろいろな変化を来します。思春期は成長・発達の時期であり、妊娠・出産を経験する性成熟期は女性の人生が最も活発に展開するステージです。しかしやがて50歳前後に訪れる閉経をはさんだ更年期には、種々の症状・障害が現れ、疾患のリスクが高まることになります。この更年期に起こる最も大きな変化は、卵巣機能の低下であり、卵巣から産生されるエストロゲンの減少による影響は極めて重大です。現在の日本女性の平均寿命は84歳以上に達していますが、このことは、閉経後に人生の3分の1を過ごすことを意味しており、この間の健康をどの様にして維持・増進し、豊かな生活をおくるかを一人一人が真剣に考えなければなりません。そのためには、正しい情報を基に知識を整理し、自分の状態を適切に評価して、必要な対応を見出すことが重要となります。

　更年期に起こる変化の特徴は、その内容と程度が人によって大きく異なることです。持って生まれた性格・気質や遺伝的素因、それまでに経験した疾患や生活習慣・環境、卵巣機能が変化するパターン、などが総合的に関与しています。従って、更年期の問題への対応法も、各自に適したものを選ばなければなりません。また、ある一つの症状や障害のみにとらわれず、包括的な視点で解決を図るべきで、さらに長期的な見通しに立った対応が求められます。

　本著には、更年期に特有な心と身体の変化が、新しい知見を含めて幅広くまとめられています。また、ホルモン補充療法：HRTのみならず、具体的に実践できる自然代替療法が紹介されおり、実際に体験した女性の説得力のある言葉は、同じ様な悩みを持つ女性にとって大きな支えになるでしょう。あなたの健康寿命の増進に、nice aging のために活用いただければと存じます。

東京医科歯科大学大学院生殖機能協関学 教授
日本更年期医学会理事長
麻生 武志

HRT & the natural alternatives

First published in Great Britain in 2003 by Hamlyn, a division of Octopus Publishing Group Ltd, 2–4 Heron Quays, London E14 4JP

Text copyright © Jan Clark 2003
Book design copyright © Octopus Publishing Group Ltd 2003

Japanese co-edition arranged by Noriko Sakai, Tokyo Japan.

All rights reserved. No part of this work may be reproduced or utilized in any form or by any means, electronic or mechanical, including photocopying, recording or by any information storage and retrieval system, without the prior written permission of the publisher.

Printed and bound in China

本書を安全適切にご利用いただくために

本書に収められたアドバイスや情報は、執筆の時点で正確かつ信頼性があるとされているものですが、読者がこれらの情報の利用法を誤り、あるいは適切に利用しなかった場合、著者並びに出版社はいかなる法的責任も負いません。健康に関しては、何事によらず専門医に相談することが必要です。医師の診断や処置が必要と思われる症状については、特にこのことを守ってください。

目 次

序文―麻生武志　*3*

はじめに　*6*

第1章　**ホルモンの流れ**　*8*

第2章　**HRT（ホルモン補充療法）**　*22*

第3章　**HRTの代替療法**　*68*

第4章　**変化のきざし**　*104*

第5章　**体を動かしましょう！**　*122*

索引　*139*

はじめに

　女性の健康に関する分野で、ホルモン補充療法（HRT）ほど激しい論議を呼んでいるものはありません。ホルモン補充療法には、賛否両論が同じ割合で集まっています。

　ホルモン補充療法の利用を考えている女性の大多数は、人生のなかでホルモンが減少する時期を迎えている、50歳から60歳の人たちです。では、更年期の症状を緩和し、若々しい中年期と健康な老後を過ごすための、薬物を使わない自然な方法にはどんなものがあるのでしょう？ 20世紀には女性の健康状態が大きく向上したため、閉経後の生存率は3倍になり、今後も着実に増加するものと見られています。

　成人するのが21歳、自然な閉経を迎える平均年齢が51歳、そして平均寿命を81歳とすれば、欧米をはじめとする先進諸国の女性は、おとなとしての人生の半分は閉経以降の年月ということになります。つまり、生殖機能のあった時期にくらべてエストロゲンが不足がちの時期です。

　エストロゲンの欠乏が深刻な問題に結びつくケースもあり、薬物でその症状を緩和する方法を探した結果、医師からホルモン補充療法を勧められることは充分考えられます。

　一見、何も迷うことはないように思えます。しかしホルモンが変動するパターンは指紋と同じぐらい人それぞれで、一つのホルモン療法が誰にでも合うことはあり得ません。さらに、ホルモン補充療法には多くの利点とともにリスクもあるのです。

　女性に対して「この治療法には効果を上回るリスクがあります」と告げながら、ある治療法を勧めることで、医師はその患者を健康にすることができるのでしょうか？

　この混乱に拍車をかけるのが、ホルモン補充療法に関するこれまでの情報と矛盾する事実を伝えるマスコミの報道です。また、患者にホルモン補充療法の代替となる自然療法を勧める医師はほとんどいません。たしかに、自然療法と称するいかがわしいものもありますが、ちゃんとした効果の実績があって薬局で入手でき、健康食品のアウトレットショップや企業のサイトでも扱うところが増えている自然治療薬はたくさんあります。

　本書は、ホルモン補充療法とその代替となる自然療法の両方について、正確な情報を収めています。また、ホルモン補充療法と自然療法の経験について私に手紙を書いてくれた女性たちの「パーソナル・プロフィール」を各章に収めました。本書を読み終わったら、あなたもご自分の「パーソナル・プロフィール」を作り、今後の人生を左右する重大な決断にあたっての充分な情報を手にすることができるはずです。

　あなたの親しい人にも、本書を薦めてあげてくだされば幸いです。

更年期には頭痛、うつ状態、不安などに悩まされます。

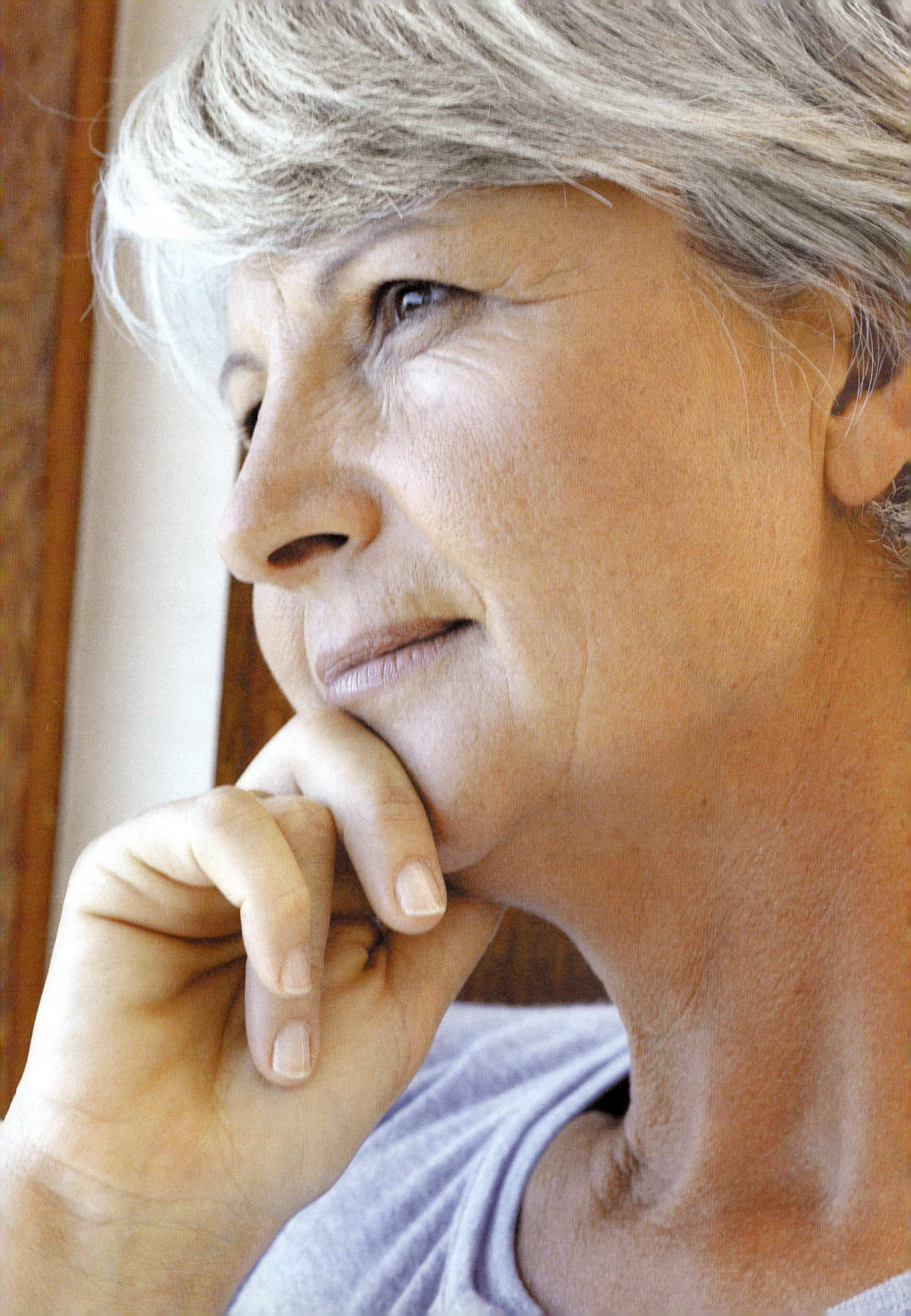

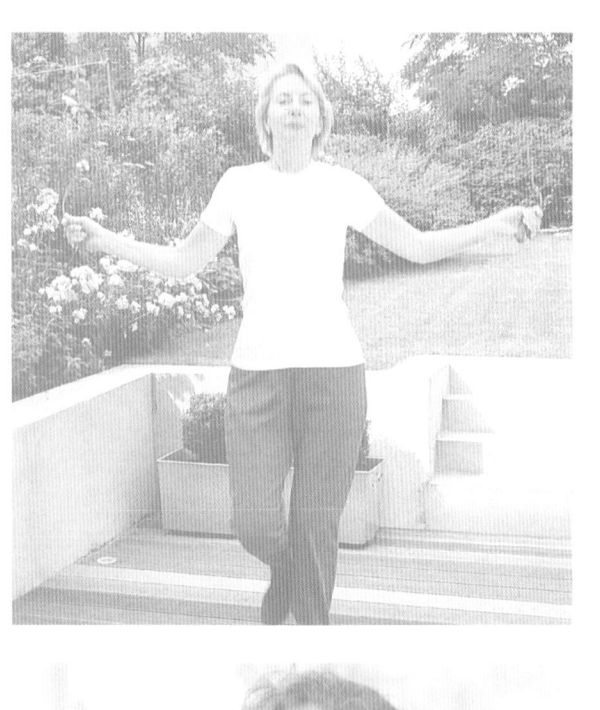
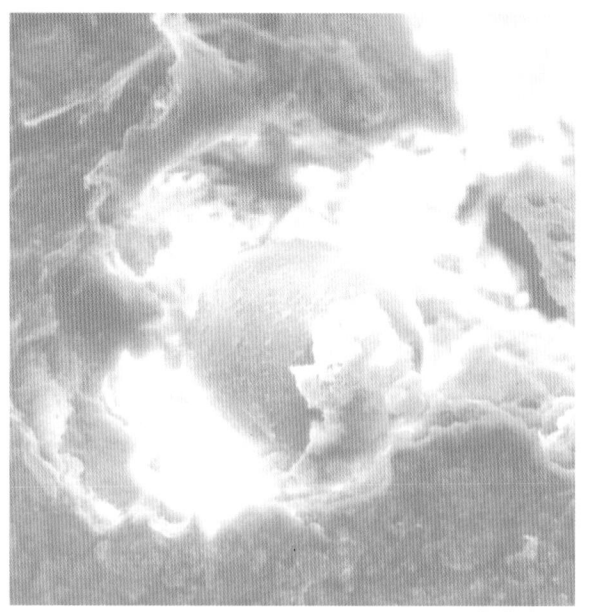
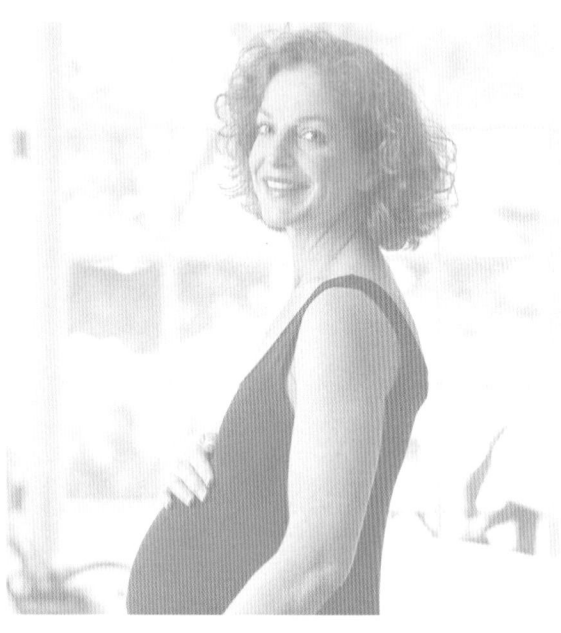
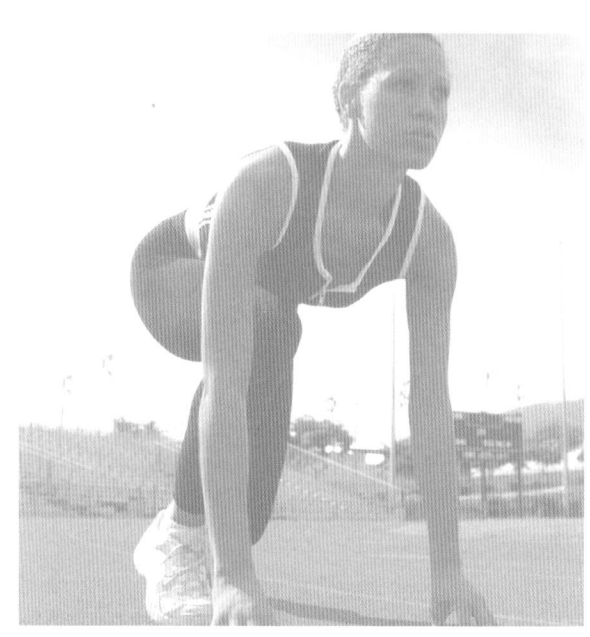
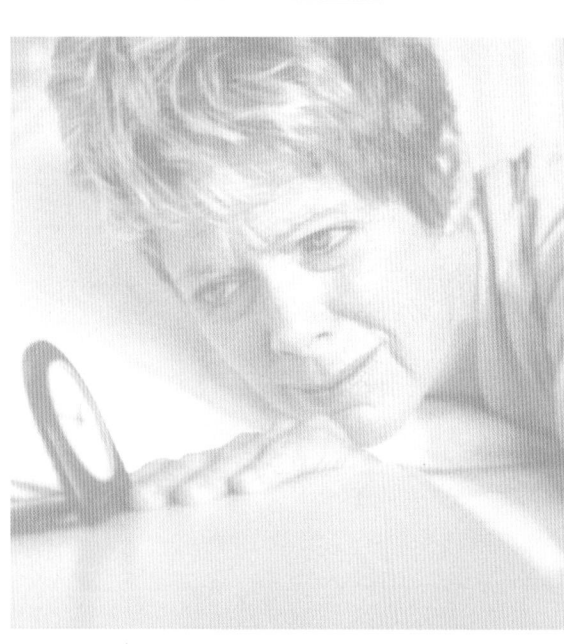
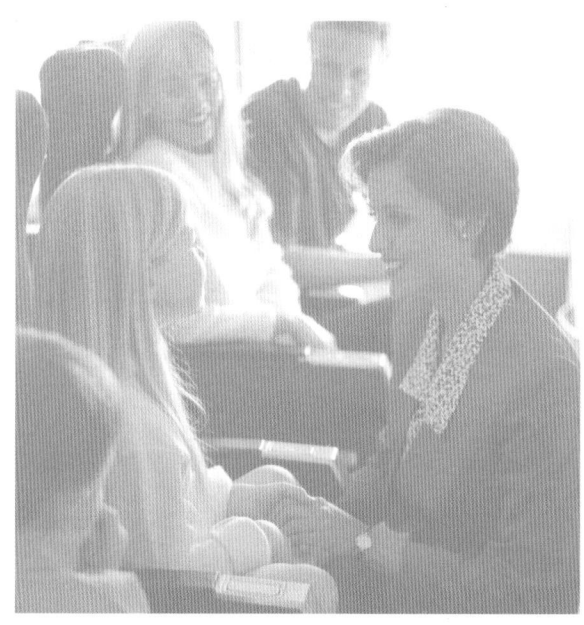

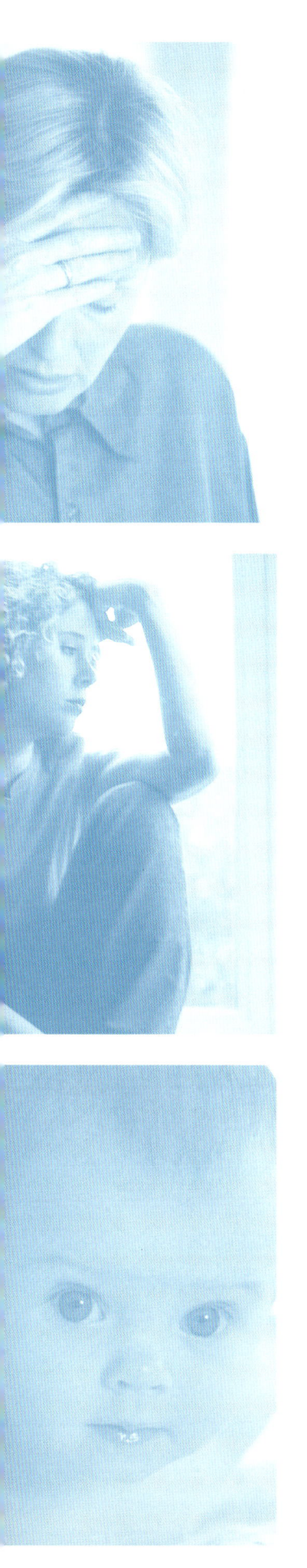

1

ホルモンの流れ

ホルモンと体

あなたが本書を手にとったのは、かかりつけの医師から更年期障害の治療法としてホルモン補充療法を勧められたからかもしれません。何週間も悩まされていたホットフラッシュや激しい寝汗が、きれいに治まりますよ、という言葉とともに。まさに救いの手です。けれども、実行に移す前にホルモン補充療法についてもっと調べよう、と思われたのですね。

あるいは、まもなく子宮摘出手術を受ける予定で、担当医から卵巣もいっしょに摘出しましょうと言われているのかもしれません。閉経を迎えたあなたには子宮も卵巣も必要ないと言われ、「卵巣癌」という言葉も出てきたでしょう。もう子どもも生んだし、もっともなアドバイスだとあなたは思います。しかし、担当医がついでのように言った「術後にはホルモン補充療法が必要です」のひとことに、警戒心が生まれます。姉はホルモン補充療法を受けてずいぶん太ったけど、私もそうなるのかしら……。

それとも、ある日会社で上司から「君には集中力が欠けている」と言われたとき、突然涙が流れ出してとまらなくなったのでしょうか。たしかに以前ほど記憶力に冴えがないし、そういえば熟睡できず、セックスが嫌になったと思いあたります。医師に相談すると更年期だろうと言われ、解決法としてホルモン補充療法を提案されます。でもあなたはホルモン補充療法を受けたくありません。この状態を解決するための、何かもっと自然な方法がかならずあるはずだと思っているからです。

あなたはまだ若い女性で、子宮内膜症の激痛で人生を台なしにされ、近代医学のありとあらゆる薬物を試してみたけれど、短期間の効き目しか得られなかったのかもしれません。残された方法は手術だけ。つまり、卵巣を摘出し、もう子どもは産めなくなるということです。2年以内に閉経が訪れるでしょう。担当医は症状をやわらげる唯一の方法として、術後のホルモン補充療法を勧めてきました。自分のホルモンの代わりに人工的なホルモンを補充するなんて、とあなたはとまどいます。そしてホルモン補充療法についてもっと知ろうと思いました。

あなたは60代後半。心臓発作のあと病院で心臓病のリハビリを受けていたとき、少ない量を用いるホルモン補完療法の臨床試験を受けることに同意したのをきっかけに、人生は劇的に変わりました。ここ何年も感じたことのないエネルギーに満たされて生き生きとし、膣が潤ったおかげで楽しい性生活も戻ってきました。けれど、幸せなはずなのに執拗な不安にさいなまれます。75歳のとき子宮癌で亡くなったお母さんのことを考えて、ホルモン補充療法の継続にともなうリスクを知りたいと思っています。

さて、以上のシナリオを読んで驚いた人もいるのではないでしょうか。ホルモン補充療法なんて、閉経を迎えた50代の女性にしか関係ないと思っていたのに、と。これらのシナリオが表しているのは、人生のさまざまな段階において、私たちは自分自身のホルモンの状態に影響を受け続けているということです。環境の変化によって、私たちに大きな影響を与えるホルモンは変わっていきます。

休息の時間をとり、自分の情緒的、肉体的な変化を振り返ってみるのはとても役に立ちます。

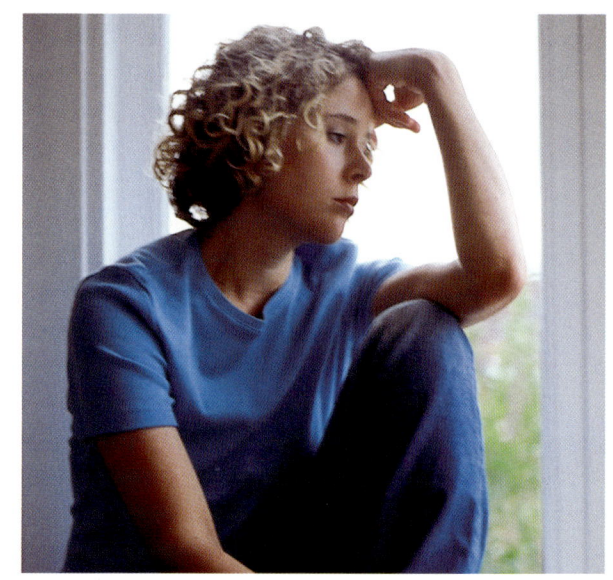

内分泌システム

ホルモンの流れは、ホルモンを産生する数々の腺から成る内分泌システムによって営まれます。内分泌腺は互いに関連し合って作用し、次のような種類があります。

- **下垂体** 脳の底部に位置し、生殖に必要な二つのホルモン、卵胞刺激ホルモン（FSH）と黄体形成ホルモン（LH）を分泌する役目を果たします。他の内分泌腺を調整するのがおもなはたらきです。

- **甲状腺** 気管の両側に一つずつ葉があり、正常な代謝と心身の成長に欠かせない二つのホルモン、T3とT4（チロキシン）を産生します。T3は気分や感情に影響を与えますが、おもな作用は体内のすべての器官の代謝を促進することです。

- **副甲状腺（上皮小体）** 通常四つで、両方の甲状腺葉の後ろと横にあり、血液中を循環するカルシウムの量を増やすホルモンを産生します。

- **副腎** 両方の腎臓の上部にある平らなもので、皮質と髄質からできています。副腎皮質はコルチゾール（炭水化物の分解と、ストレスに対する正常な反応に重要な役割を果たす）や性ホルモン（エストロゲンとアンドロゲン）などを産生します。男性にとってアンドロゲンは、生殖器官の発達を刺激する重要なホルモンであり、おもに睾丸（精巣）で作られます。しかし、副腎で作られるアンドロゲンは女性にとっても重要な役割を持っています。閉経を迎えると、デヒドロエピアンドロステロン（DHEA）やアンドロステンジオンなど何種類かのアンドロゲンは副腎によって転換され、弱いエストロゲンであるエストロンになります。卵巣でエストロゲンが作られなくなってからは、このエストロンがエストロゲンのおもな産生源になります。副腎髄質はアドレナリン（エピネフリン）を分泌します。アドレナリンは、人が危険な状態になったとき、あるいは心身がストレスにおちいったとき、闘うか逃げ出すかの「闘争逃走反応」にかかわっています。アドレ

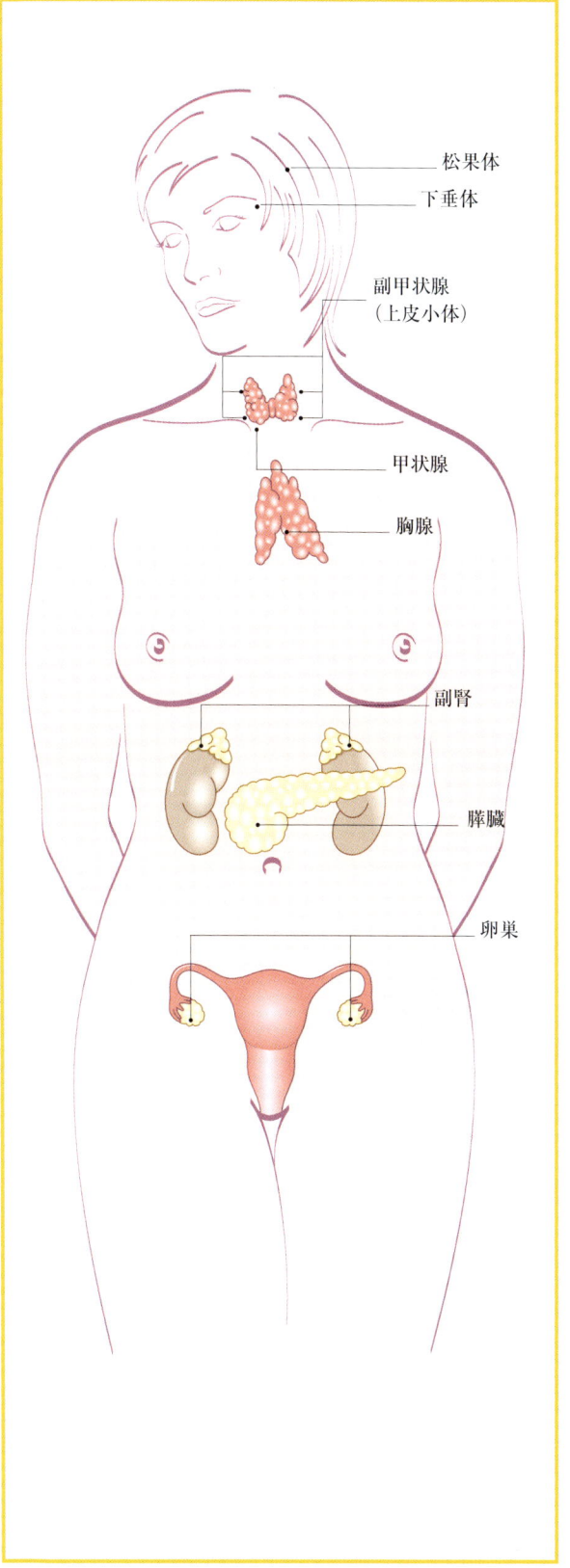

ナリンは常時、ゆっくりと不規則に分泌されていますが、怖れや怒りをはらんだ状況になるとアドレナリンの量は一気に増加します。そのような状況になるとアドレナリンは、心拍数を上げ、皮膚や腸に必要以上の血液が流れないようにして、筋肉に流れる血液の量を増やします。

- **膵臓** 胃の近くにあり、血糖値を調整するホルモンであるインシュリンを産生します。インシュリンには、細胞内で燃料として使われるグルコースが、細胞の中に入りやすくするはたらきがあります。

- **卵巣** 卵子のほかに、エストロゲンやプロゲステロン（下垂体が分泌するFSHとLHに反応して）、テストステロンといったホルモンを産生します。

ホルモンとは何でしょう？

ホルモンの語源はギリシャ語の"horman"。「活動を引き起こす」という意味の言葉です。そしてホルモンは、まさにその通りのはたらきをしています。ホルモンという化学物質はさまざまな腺で微量に作られ、血液の流れを通って体内を循環しています。それぞれのホルモンは、標的である器官や組織に対して、構造と機能を調節し、活性化して特異的な作用を発揮します。多くのホルモンが、他の誰でもない、あなたの衝動や欲求や感情に影響しているのです。ホルモンの量は一生を通じて変動し、その増減によって人の気分や行動や感受性が左右されます。

ホルモンにはこんなはたらきもあります
- 代謝率（体が機能するスピード）への影響
- （9歳ごろから始まる思春期における）成長促進
- 血糖値の調節
- 体の水分バランスへの影響
- 呼吸の調節
- 細胞代謝（細胞が機能する比率）の決定
- 神経活動（神経系）への影響

ホルモンが私たちの人生において、こんなにも複雑で多様な役割をつとめているということと、その重要さがおわかりになったでしょう。一つのホルモンをそれだけ切り離して見るのではなく、生理学的な流れの中で、体内を循環している数々のホルモンのバランスを視野に入れてとらえましょう。

バランスの問題

ホルモンに関連するトラブルをまったく知らずに一生を過ごす女性もいます。生理は不快な症状を殆んどともなわず、月経前症候群（PMS）も知らなければ、妊娠中も産後もトラブルとは無縁。経口避妊薬を服用しても副作用なし。不妊手術や子宮摘出手術を受けても、ほんの少しのあいだ調子が悪いだけ、といった人たちです。

しかし、それ以外の女性たちにとっては、どんなに些細であってもホルモンシステムに乱れが生じると、化学的な変化が起こって心身のリズムに変調を来し、それがホルモン障害による症状に結びつきます。

ホルモンの乱れを招く要因
- 経口避妊薬など、ホルモンを含有する薬品の使用
- 妊娠、流産、中絶の結果起こる、視床下部あるいは下垂体のトラブル
- 不妊手術（卵管結紮）、子宮摘出手術などの外科手術
- 拒食症または過食症
- トラウマ（たとえば暴力の被害者としての）
- 卵巣嚢腫、多嚢性卵巣、子宮内膜症、子宮筋腫などの病気

有害な化学物質が侵入したり、細菌性の感染症にかかったりして体の免疫機能が衰えたときにも、ホルモンレベルに変化が起こります。ホルモンのトラブルと免疫システムの故障は、密接な関係にあることが多いためです。たとえば、おもな問題はホルモンの不均衡であっても、免疫システムの機能に障害があると慢性疲労が引き起こされ、症状が悪化してしまいます。あるいは、もともと免疫システムに問題があるために卵巣に障害が起こり、その結果、ホルモンの状態に影響が出る場合もあります。

　ストレスと生活態度も大きな要因です。たとえば女性の客室乗務員は生理不順に悩まされることが多いのですが、これは時差のある地域を飛行するために体内時計が狂うからです。同じように、ほっそりとした筋肉質の肉体を必要とするダンサーも、月経異常や無月経が多く見られます。大切な人との死別、離婚、暴力といったトラウマをもたらす経験も、ホルモンの均衡を乱します。リストラや転居なども同じです。

卵巣嚢腫（のうしゅ）

卵巣嚢腫は卵巣内にできる異常なはれもので、中には液体がたまっています。最も一般的なのは、卵巣内の卵胞が肥大して「卵胞嚢腫」を作るケースです。嚢腫はふつう症状をともないませんが、激痛や不規則な出血のある人もいます。

多嚢性卵巣（のう）

この病気は、下垂体で作られる黄体形成ホルモンと卵胞刺激ホルモンのバランスが崩れたときに起こると考えられています。左右どちらか、あるいは両方の卵巣にでき、排卵が止まります。

子宮内膜症

子宮内膜を形成する細胞が、本来あるべき場所の外、つまり子宮の外に小さな組織の集まり（移植組織と呼ばれます）を構成している状態です。

子宮筋腫

子宮にできる増大する線維と筋肉組織のかたまりですが、骨盤内の他の場所にも見られます。子宮筋腫は閉経が近づくと自然に小さくなると言われていますが、エストロゲンに敏感に反応するため、エストロゲンの量が多いと子宮筋腫は増大すると言う研究者もいます。

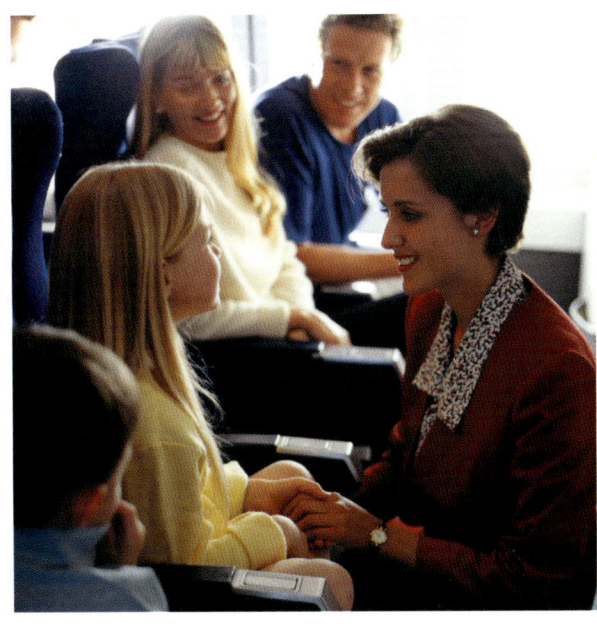

時差を超えてのフライトを頻繁に繰り返していると、体内時計が狂ってしまいます。

卵巣ホルモン

女性にとって特に大切なのが、卵巣で作られる三つのホルモン——エストロゲン、プロゲステロン、テストステロンです。

エストロゲン

「エストロゲン」は一種類のホルモンを指す言葉ではありません。女性の性的発達を調節し、性器の成長と機能をうながしたり、第二次性徴を促進したりするホルモン群の総称です。エストロゲンには、生殖器の健康に不可欠なエストラジオールとエストロンがあり、妊娠中に最も多くなるエストロゲンはエストリオールです。

体がエストロゲンを作り始めるのは、まだ母親の子宮にいるとき、15週から20週ぐらいの胎児のころです。赤ちゃんの肌は、驚くほどみずみずしく柔らかです。これはエストロゲンのはたらきによるもので、皮膚の上に脂肪の膜を作るため、赤ちゃんの肌はこのうえなく柔らかなのです。

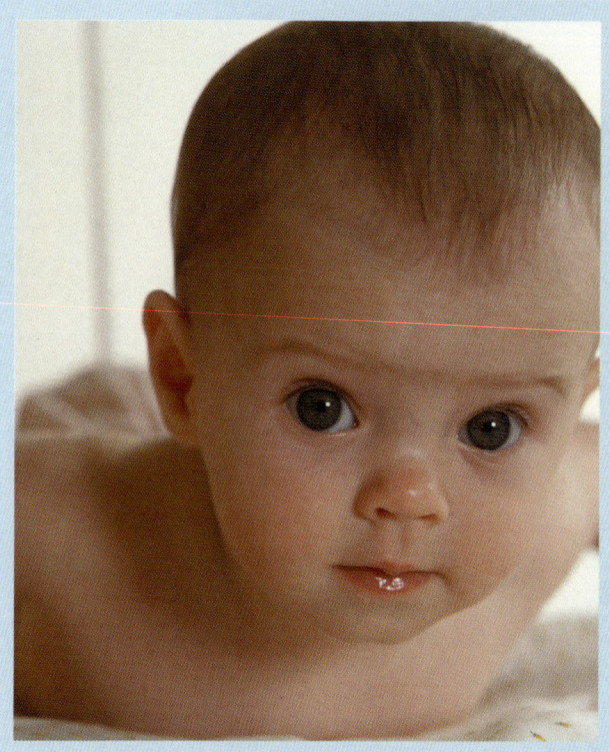

シミ一つない、すべすべと柔らかい赤ちゃんの肌を作っているのはエストロゲンです。

思春期に入るとエストロゲンの量は劇的に増加します。ただし、不安定な形でです。胸が大きくなり、脂肪のつき方が変わって、腰や太腿に女性らしい丸みが出てきます。よく「おさな太り」と呼ばれる状態です。思春期のころの感情を思い出してみてください。ある日は自信満々で何でもできるような気分だったかと思えば、翌日は落ちこんで何にも興味を持てなかったりしたのではないでしょうか。ホルモンのバランスを確立する過程でめまぐるしく複雑な変化が起こっていることを考えれば、そんなふうに不安定になるのも無理はありません。

このころから、毎月の生理による周期的なホルモン量の増減に影響を受けるようになります。たとえば、基礎体温が排卵期、あるいは排卵期まぢかであることを示しているとき、強い性欲を感じたりします。この年代になるとエストロゲンとプロゲステロンの量も最大になって、妊娠の準備ができていることを示しています。

エストロゲンのはたらきによって、膣は刺激されると潤い、性器周辺も刺激に対して敏感になり、健全な性生活がもたらされます。

更年期にはエストロゲンが減少するため、膣の組織は薄く、乾いた状態になります。性行為のとき、エストロゲンによる潤滑液が少なくなって、膣に不快感や痛みを覚えることもあります。

プロゲステロン

プロゲステロンはおもに卵巣で作られますが、少量が副腎で、そして妊娠中には胎盤でも大量に作られます。女性の生殖機能を健全に保つのがプロゲステロンの役目です。

排卵期になると卵巣から分泌されるプロゲステロンの量は劇的に増えて、女性の性衝動を高め、子宮の内膜を受精に適した状態に整えます。受精卵と胎児が順調に育つためには、適度な量のプロゲステロンが不可欠です。また、妊娠中に女性が経験する充足感や満足感も、プロゲステロンによるものと考えられています。

プロゲステロンは気分や感情に関連していると言われます。生理周期の特定の時期に、気分がすぐれなかったり、月経前症候群（PMS）に悩まされたりする場合は、プロゲステロンの量が少ないことが考えられます。

PMSに苦しむ女性にプロゲステロンを補充する治療法をはじめて導入したのは、イギリスの婦人科医、カテリーナ・ダルトン博士でした。博士は生理になるとひどい偏頭痛に悩まされていましたが、プロゲステロンの注射で症状が緩和されることを発見しました。この発見の元になったのは、博士の妊娠でした。体内のプロゲステロンの量が急増する妊娠後期になると、偏頭痛がすっかり消えていたのです。ただし、これが誰もにあてはまるとはかぎりません。

プロゲステロンの役割は生殖に関するものだけでなく、他のホルモンを作るのにも必要とされます。炭水化物、脂肪、タンパク質の代謝と、傷や感染症に対する体の反応に大きな役割を果たしているコルチゾールも、そんなホルモンの1種です。

生殖機能のなくなった更年期には、卵巣で作られるプロゲステロンの量は減少しますが、それ以降も私たちの体に大きくかかわっています。これについてはP.62で説明しています。

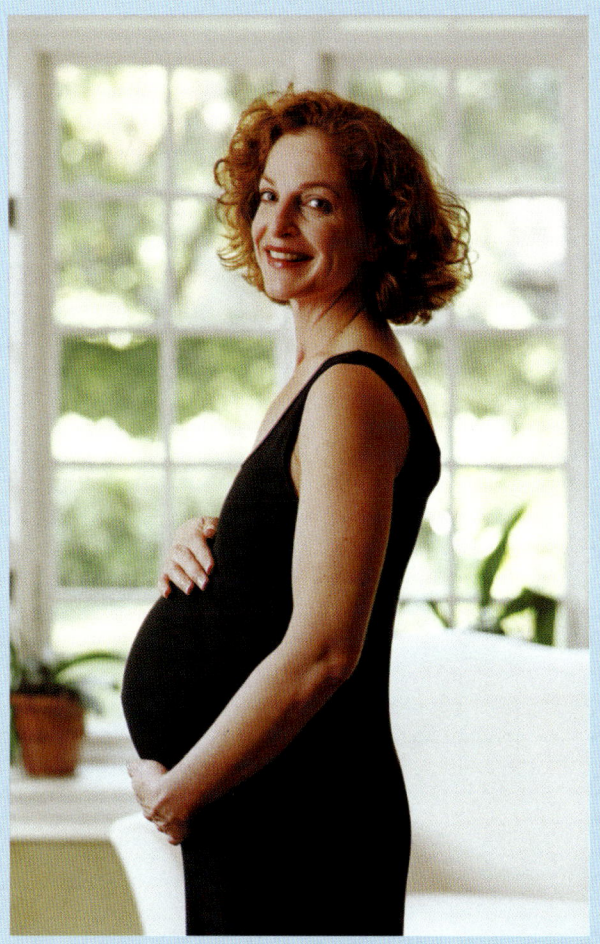

妊婦の輝くように健康な満たされたようすには、ホルモンのバランスが関係しています。

プロゲステロン・クリーム

最近、最も広く利用されているプロゲステロン製品は、クリーム状で皮膚に塗って浸透させるタイプのものです（P.65参照）。プロゲステロンはすばやく吸収されます。

テストステロン

テストステロンは男性にとって大切なホルモンであると同時に、女性にとっても重要なホルモンです。女性の血液中にあるテストステロンの量はエストロゲンを上回り、さらに、脳内のテストステロンの量はエストロゲンの20倍にも達します。

男性は女性の10倍から20倍の遊離したテストステロンを持っています。女性のテストステロンの半分は卵巣で作られ、残りの半分は副腎で作られます。テストステロンは筋肉の量や毛髪の成長パターンといった第二次性徴を決定するホルモンで、男女を問わず、性欲や性行為、刺激に対する反応には適度な量のテストステロンが必要です。

ただし、テストステロンが性欲に火をつけても、その炎の激しさや方向を決めるのは精神的な要因です。よく言われるように、ホルモンが人を性行為に駆りたてるのだなどという見方は、単純すぎるにもほどがあります。ホルモンは制的な行動を起こさせるのではなく、そういった行為が起こる下地を作るのです。行為に対しては、習慣や環境、期待、雰囲気といった要素が、ホルモンよりもずっと大きな影響を持っています。

閉経後も卵巣のある平均的な女性の場合、テストステロンの量が約3分の1減少します。もし卵巣を摘出すると、テストステロンの減少率はその2倍になります。

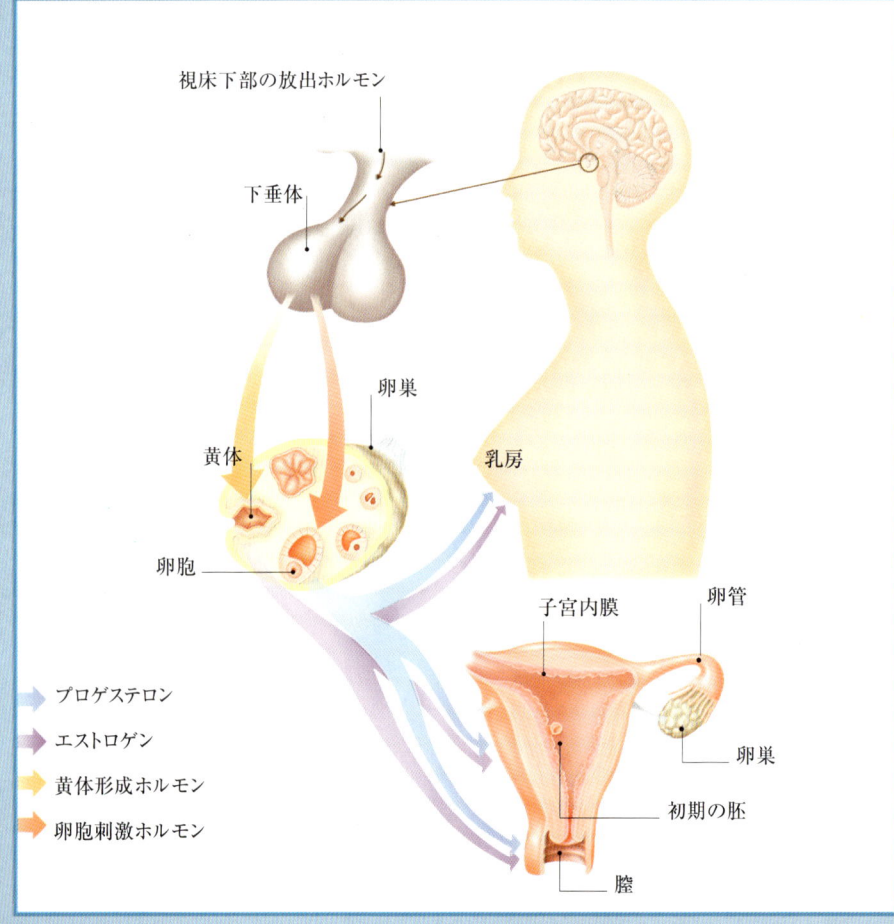

ホルモンの輪
1か月を通して、途切れることのないフィードバックループが、視床下部、下垂体、卵巣それぞれのホルモンの量を調節し、統制しています。

ホルモンの変化

　エストロゲン、プロゲステロン、テストステロンは、定められた規則正しいリズムで日々変化しています。女性の生殖機能が全盛期にあるとき、この三つのホルモンが重要な存在になります。生殖機能が始まり、絶頂を迎え、衰え、そして終わりを迎えるというプロセスは、興味深いことに地球上の哺乳類のなかで人間だけにあるものです。他の哺乳類の雌はすべて、死ぬまで生殖機能を失いません。

　女性の生殖機能の中心をなすのは、二つの卵巣です。個人差はありますが、女の胎児の卵巣には、妊娠期間のなかばの時点で600万個から700万個の卵子があると考えられています。その卵子は赤ちゃんがまだ母親のお腹にいるあいだに死滅し始めますが、女の子は50万個から500万個の卵子を持って生まれてきます。赤ちゃんの成長につれて卵子はどんどん死滅し、思春期を迎えるころには20万個から30万個になっています。

閉経周辺期
あなたにとって最後の生理の、前後それぞれ約2年間の時期を指します。生理不順やホットフラッシュなどの肉体的な変化は、ほとんどこの時期に起こります。

閉経期
最後の生理を迎えたときです。いつ閉経したのかは、生理がなくなって1年過ぎてから振り返って決めるしかありません。

閉経後
最後の生理を終えて以降の年月を指します。閉経後期間の約2年もここに含まれます。

更年期
更年期（climacteric）の語源はギリシャ語で、「ハシゴの段」を意味しています。つまり、人生において生殖機能を持つ段階を終え、生殖機能を持たない段階へと入っていくことを表しています。更年期には、閉経周辺期、閉経期、そして閉経後まもなくの期間が含まれます。

生殖能力のある時期には、月に1回、どちらかの卵巣から成熟した卵子が排卵されます。

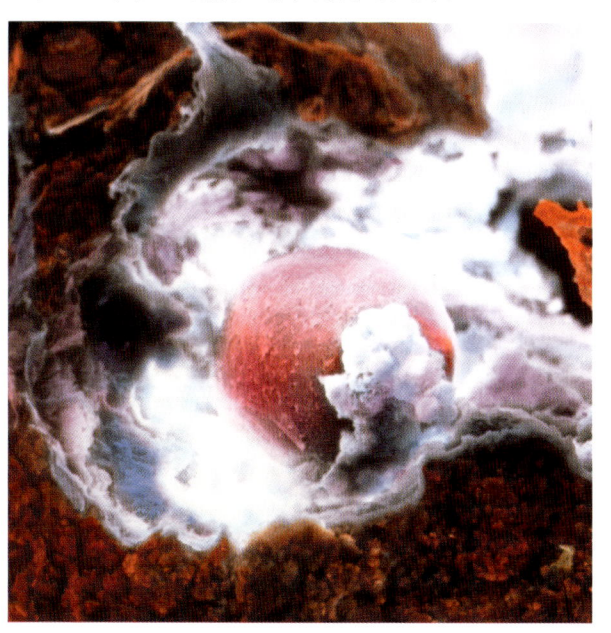

　排卵のたびに、1個か2個だけの卵子が使われるわけではありません。20個から1,000個の卵子が消費されますが、そのうちの1、2個だけが充分に成熟するのです。そして年をとるにつれて卵子の消費スピードは加速し、38歳から44歳のあいだに5万個の卵子が失われます。

　閉経周辺期には排卵の機能が衰え始めます。これは、閉経の徴候が始まる時期（通常40代なかばから40代後半）と、実際に生理がなくなる時期（平均は51歳）の移行期とされています。

　多くの女性が、母親と同じ年齢で閉経を迎えています。

私はいま、閉経周辺期に入ったのかしら？

閉経周辺期に入ったことを告げる徴候は、人それぞれです。月に2回生理が来ることもあるし、そのうえ出血の量が多ければ、1か月ずっと出血し通しのような気分でしょう。かと思えば、何か月も生理が来ないこともあります。また、エストロゲンの減少によって血液は凝固せず水っぽい状態になり、量も少なくなります。この期間にはホルモンの変化に関係したさまざまな症状が起こり、悩まされるものです。次のような症状が見られます。

- 寝汗、睡眠障害、不眠症
- イライラ
- 不安
- 集中力がなくなる
- 頭痛（特に生理前の偏頭痛）
- 膣の乾燥
- 膣の萎縮
  （エストロゲン不足のために膣壁がうすくなる）
- セックスに対する関心が薄れる
- ストレス性尿失禁
- 情緒不安定

こういった症状が互いに関連しているのは言うまでもありません。たとえば、あまりにも寝汗がひどいために不眠症にかかり、その結果、集中力も低下するしイライラもつのる、といった具合です。

第二の思春期

この時期の情緒の不安定さは、まるで思春期のはじめそのものです。そして実は、この時期に起こるホルモンの変化は思春期に起こるものとそっくりなのです。すでに述べたように、エストロゲンの不安定な分泌は、思春期の成長においてとても大きな役割を果たしています。ホルモンの量が落ち着きなく変動するうえに、思春期特有の悩みが尽きませんから、どうしても気分は激しく揺れ動きます。この情緒の不安定さは、思春期の少女にはつきものなのです。

閉経周辺期には、思春期とは正反対のことが起こりますが、結果はよく似ています。つまり、卵巣は勢いよくはたらくのをやめて機能を弱めていくのですが、不安定なホルモンの量のせいで、何十年も前の思春期に経験した、あの情緒不安定が再び訪れるのです。

きょうは暑いの？ それとも、私だけ？

閉経周辺期の症状として最も一般的なのは、寝汗とホットフラッシュです。この時期の女性の25パーセントが、また閉経後の女性の85パーセントがこの症状を経験しています。ほとんどの場合、1年から2年で治まりますが、5年以上続く女性も20パーセントから25パーセントいます。

ホットフラッシュは思わぬときに起こり、恥ずかしい思いをすることになります。いつものように会社で忙しく働いていると、ふいに胸のあたりから熱っぽい感じがこみあげてきて、首から顔、そして頭の中へと広がっていきます。部屋の中がうだるように暑く感じられ、大粒の汗が皮膚をつたいます。耐えきれないほど長く感じられた時間のあと暑さは去り、体は汗にまみれています。そしてあっというまに、ゾクゾクと寒けが襲ってきます。

突然起こるホットフラッシュは不安をかきたてます。
症状が消えるまで不安な気持ちは治まりません。

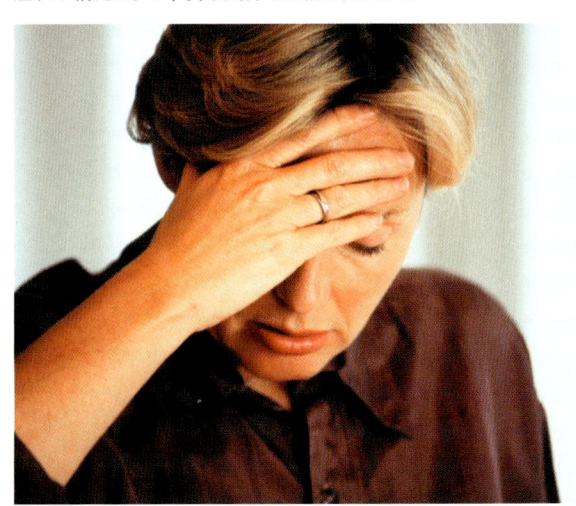

ふつうのホットフラッシュはせいぜい3分ぐらいですが、何秒かで治まることもあれば、30分続くこともあります。症状もさまざまです。ホットフラッシュが起こる前の徴候として、両方の乳房のあいだの皮膚など特定の場所に、かすかな感覚を覚える女性もいます。顔が赤くなったり汗をかいたりという症状が出ない場合もあれば、滝のような汗をかいて顔は真っ赤、という場合もあります。そのときに覚える感覚の度合いも、何となく落ち着かない程度から、服を脱ぎたい気持ちを必死で抑えなければならないような強い不快感まで、さまざまです。

　夜にホットフラッシュが起こると、寝汗をかきます。ぐっしょりと汗をかいて目覚め、体をふいて着替えなければなりません。昼間のホットフラッシュよりも寝汗のほうが困るという女性はたくさんいます。それは次のような理由からです。

- 眠っていると、ホットフラッシュの警告サインを読み取ってそれに備えることができない。
- 眠りが妨げられて、翌日に疲労、落ちこみ、イライラなどの症状が出る。

ホットフラッシュが起こる理由

　ホットフラッシュの生理学的な解明はまだ充分にされていませんが、ホルモンが乱れて化学物質が血液中に流れることから起こります。この化学物質は血管を刺激するので血管は拡張します。すると血液が皮膚に集まって、赤くなったり熱っぽく感じたりするのです。ある医学辞典は、ホットフラッシュをこう定義しています。「更年期に起こる血管運動の症状。急激な血管拡張にともなって、通常、顔、首、胸の上部に熱っぽさを覚え、しばしば大量の汗がそれに続く」

　ホットフラッシュが「血管運動」の症状だとされているのは、体温調節機能の一環として、血管の大きさが変わるからです。体温を下げるために血液の量を増やそうとして、血管が拡張するのです。これは、エストロゲンの減少にともなう視床下部の体温調節機能が衰えることに関係してい

> **知っていますか？**
> 卵巣が機能しなくなっても、エストロゲンがすべてなくなってしまうわけではありません。副腎ホルモンから転換されるエストロゲン（閉経前にはあまり必要とされなかったホルモン）は増加します。このエストロゲンへの転換は、おもに脂肪組織のなかでおこなわれます。このはたらきによって、閉経後、少なくとも10年から20年はエストロゲンが作り続けられます。期間の長さはそれぞれの女性によって大きな差があり、人よりも早く老ける女性がいるのはそのためでしょう（皮膚の老化はエストロゲンの減少に比例すると考えられます）。

ます。ホットフラッシュは、子どもを生む役目が終了したというサインなのです。閉経になったか、それに近づいた状態になったのです。その状態は

- 卵巣はすべての卵子を使い果たした。
- したがって、下垂体から分泌される卵胞刺激ホルモンに対して、卵巣がかつてしていたようにエストロゲンを作るという形で反応することは、もうない。

　数は少ないのですが閉経周辺期を一晩で通り過ぎてしまう女性もいます。ただ生理が来なくなって、何の症状も起きないのです。しかしほとんどの女性は、この時期に何らかの不快な経験をして、生活に支障をきたすかどうかは個人差があるにしても、体のなかでホルモンの変化が進行していることを実感します。この時期は何かと不安定で、生理は早く来たり遅く来たり、長かったり短かったり、症状も軽いときもあれば重いときもあります。何か月も止まっていたかと思うと、また突然始まったりすることもあります。このような状態が2年から5年続き、それまでより少ないホルモンの量に合わせて体が慣れるまで、体内ではめまぐるしい変化が起こっています。

　1年間、完全に生理が止まったとき、閉経を迎えたことになるとされています。

卵巣摘出手術

激しい痛みやPMS、子宮内膜症（P.13参照）などの症状が長く続き、あらゆる治療法を試してみたけれど効果がなかった、あるいは卵巣の病気にかかっているという場合、手術によって卵巣を摘出する以外に方法が残されていないことがあります。

子宮内膜症は生理のある女性を苦しめる病気で、卵巣が機能しているあいだは再発します。卵巣そのものは健康であっても、この病気を完全に治そうと思えば、子宮摘出や卵巣摘出の手術が唯一の治療法です。子宮内膜症は、疾患に直接侵されていない組織を摘出する手術によって「治療」される、唯一の病気です。

医師のなかには、卵巣を摘出したあと、6か月間はホルモン補充療法を控えるようにアドバイスする人もいます。子宮内膜の移植組織が手術ですべて取り除かれたとしたら、子宮内膜症の再発率は非常に低いものになりますが、ほんの小さな組織であっても残っていれば、ホルモン補充療法をおこなうことで成長させてしまうのです。

子宮摘出手術を受けようとしている50歳以上の女性に対しては、往々にして卵巣摘出も勧められます。卵巣を残しておくと卵巣癌にかかる可能性があるという理由からです。しかしこの問題についてはまだ検討の余地があります。

早期閉経

あなたが20歳でも50歳でも、卵巣摘出手術がこのうえなく大きな決断であることは変わりません（P.61参照）。術後すぐ、または2年以内に閉経を迎え、ホルモン補充療法を勧められるでしょう。その場合、減少したエストロゲンの量を補うのにぴったりの量を見つけるまで、何か月も試行錯誤を繰り返すことになるかもしれません。

もしもこの選択に迫られているのなら、卵巣癌にかかるリスクと、これから先も続く卵巣機能のメリット（ホルモンを産生するなど）を秤にかけて、よく考えてください。アメリカ、デンマーク、日本、オーストラリアにおける最新の研究と、イギリスの団体「キャンサー・リサーチ」によって行われた研究によって、次のことがわかっています。

- 家族性のリスクファクターとしては、不妊症、卵巣癌に関する十分な裏づけのある家族歴、遅い閉経、分娩の経験がないことが含まれる。
- 不妊手術を行うと、卵巣癌のリスクは39パーセント低下する可能性がある。
- 子宮摘出手術は卵巣癌のリスクを36パーセント低下させる可能性がある（ただし、1997年にデンマークで実施された、子宮摘出後の卵巣癌に関する全国規模の追跡調査においては、術後の時間の経過とともにリスクは高くなることが示されている）。
- どちらか片方でも卵巣を残している女性は、子宮摘出後少なくとも10年間は卵巣癌のリスクが大幅に低下する。
- 子宮摘出前に重い生理で苦しんでいた女性は、軽い、あるいは通常の生理を経験していた女性よりも、術後の卵巣癌のリスクが低い傾向がある。

まだ排卵がある人が卵巣を摘出すると、大切なホルモンの供給源を失うことになり、しかもそれを充分に埋め合わせることは難しくなります。何よりも深刻な問題は骨密度の低下による骨粗鬆症で、これは卵巣摘出手術によって引き起こされるとされています（P.44参照）。卵巣は更年期にもホルモンを分泌し続けて、心身の健康と充足感に役立ってくれます。

かならず実行してください

卵巣を摘出するにあたっては、ホルモン補充療法に関する問題や可能性について、担当の医師と十分に話し合うことをかならず実行しましょう。

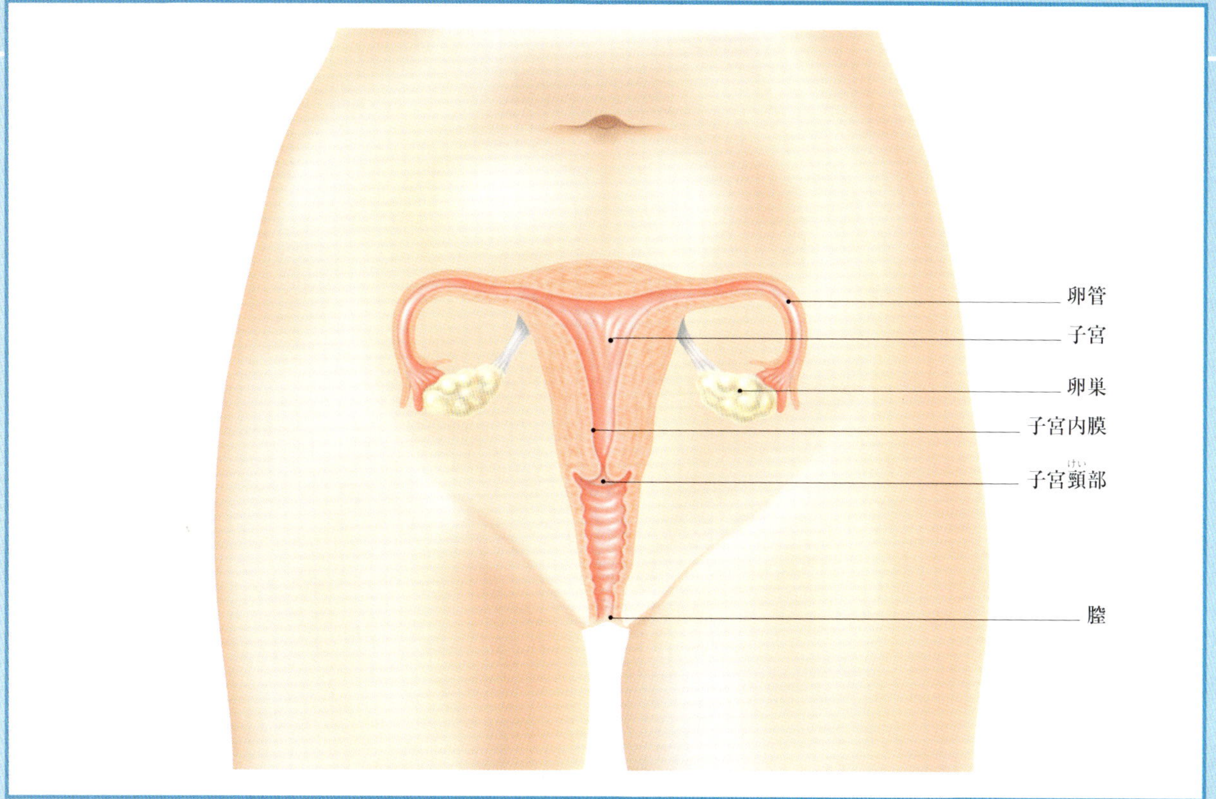

生殖システム — 卵管
子宮
卵巣
子宮内膜
子宮頸部
膣

生殖システム
生殖システムのおもな構成要素は、子宮、卵管、卵巣です。子宮の出口にある子宮頸部は膣に向かって突き出しています。

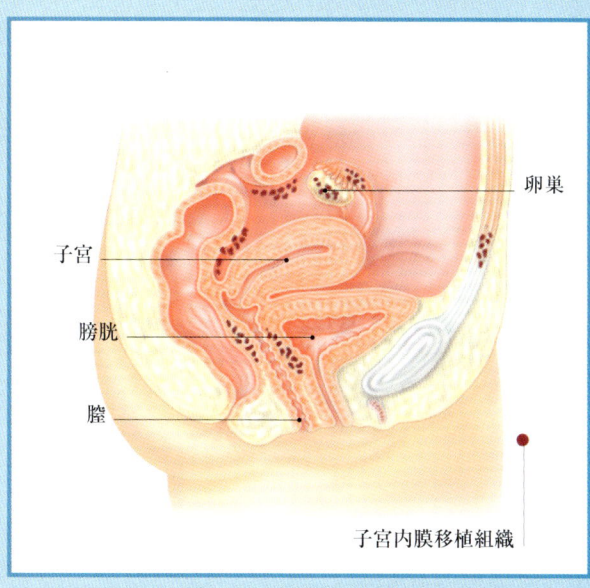

卵巣
子宮
膀胱
膣
子宮内膜移植組織

子宮内膜
子宮内膜の病巣がよく見られる内臓器官です。

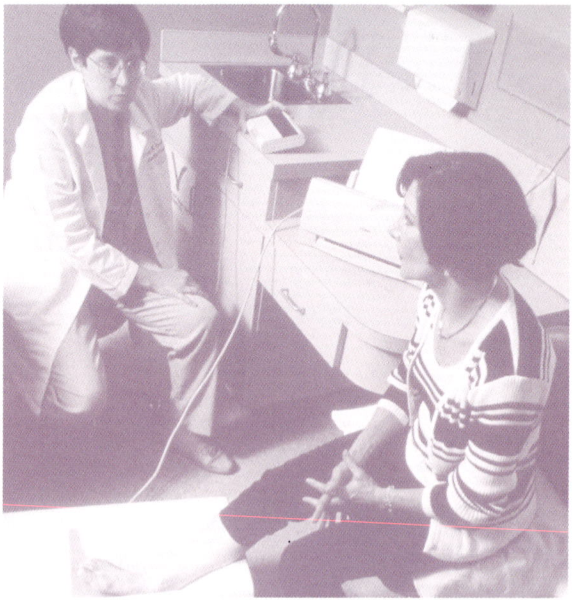

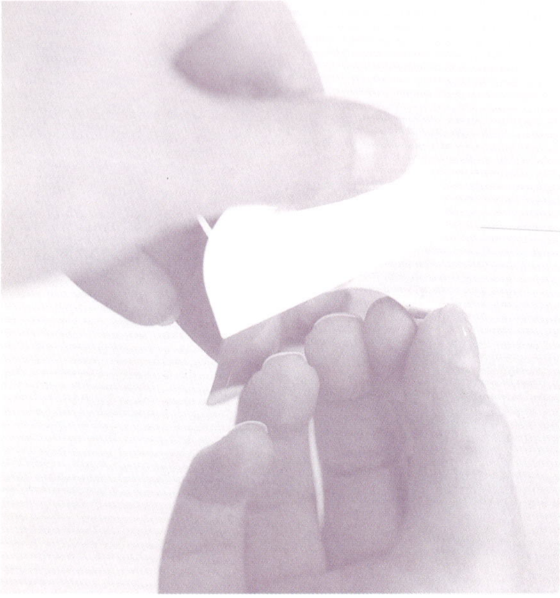

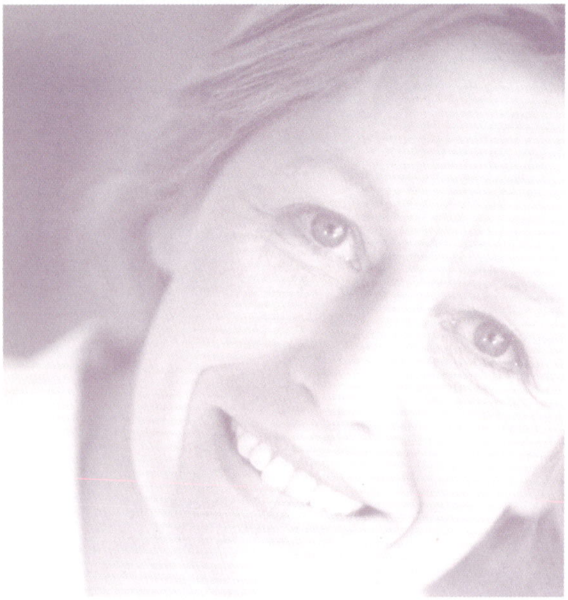

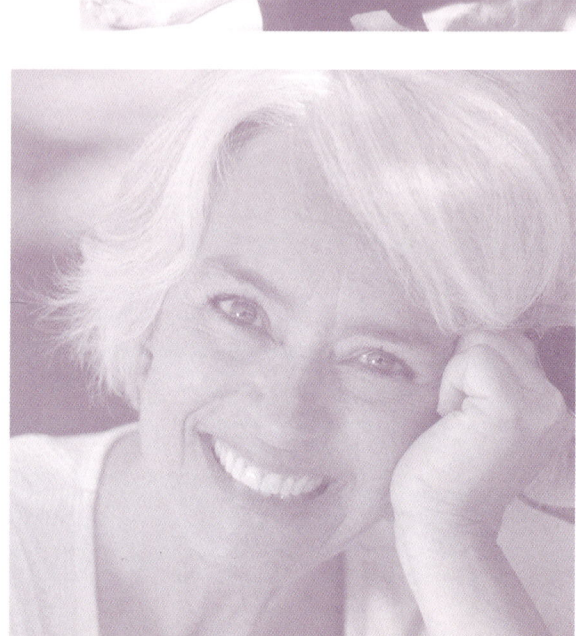
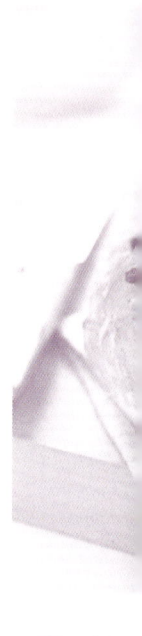
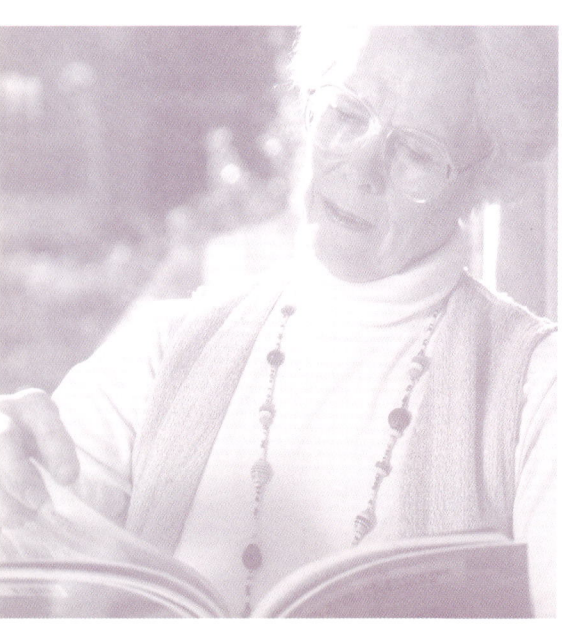
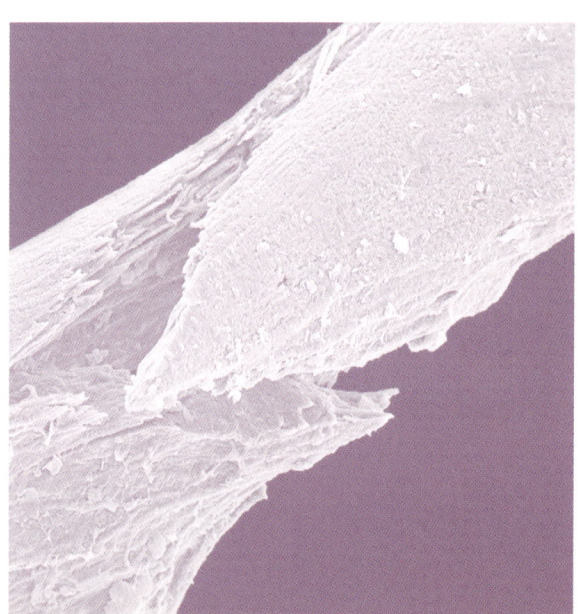

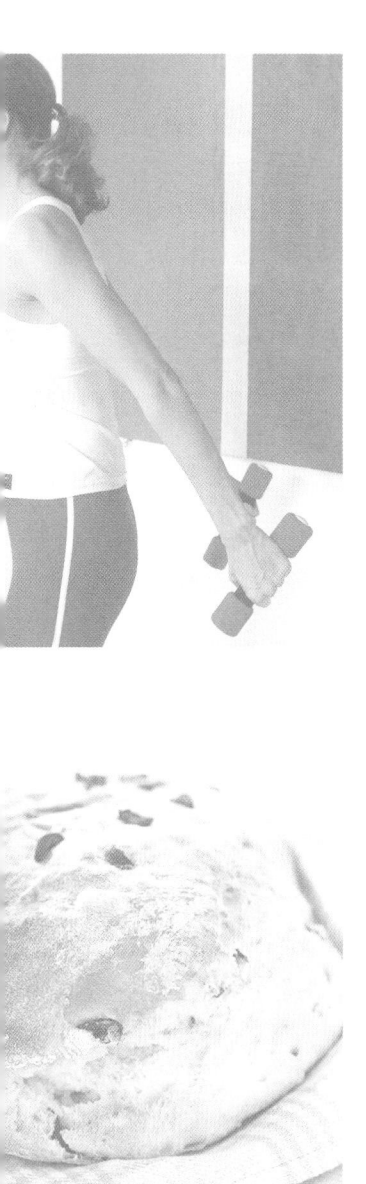
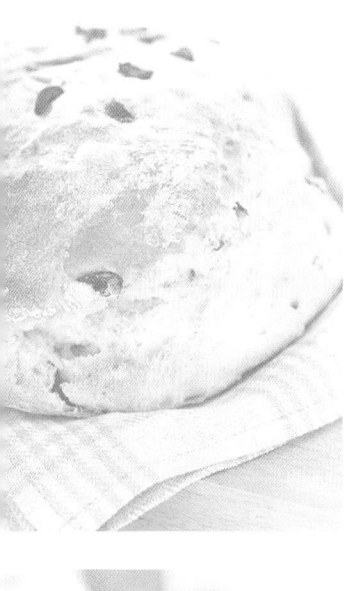
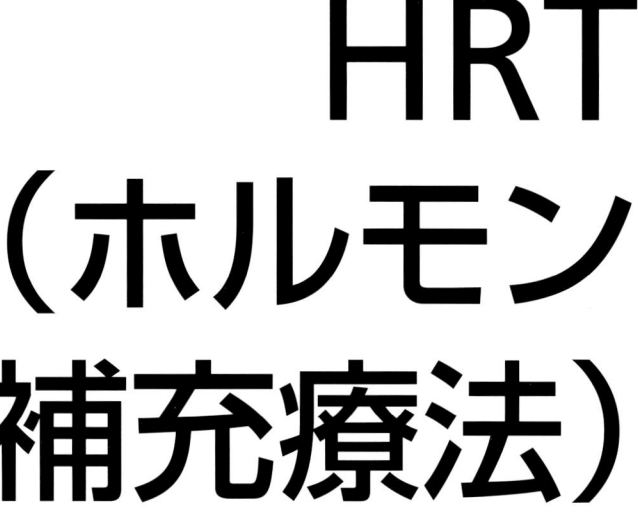
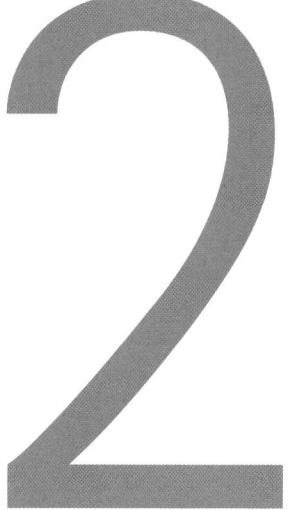

2

HRT（ホルモン補充療法）

HRTを考える

閉経とエストロゲンの関連性が発見されたのは20世紀の初め。それ以来、エストロゲンを更年期の諸症状を改善する薬剤として使用するさまざまな試みが行われてきました。1920年代には乾燥した羊の卵巣からの抽出物が使用され、1930年代になると、妊娠している雌馬の尿から抽出された"天然エストロゲン"の効力が明らかになりました。

1960年代のなかばには、エストロゲン療法は中年期の女性を"生きながらの死"から救ってくれる、"永遠の若さに通じる道"としてもてはやされるようになっていました。シワや中年太り、胸のたるみはもとより、発作的に泣きたくなったり、激しい情緒不安定や関節痛、記憶力減退などの症状も緩和。そして輝くような肌と艶やかな髪をもち、永遠の若さとセクシーな魅力にあふれた更年期の女性が誕生するというのです。

当時、エストロゲン療法を推進していた中心人物が、ニューヨークの婦人科医でウィルソン財団の創設者、ロバート・ウィルソン博士でした。製薬業界は博士の財団に巨額の寄付をし、派手な宣伝キャンペーンの資金援助をしました。ウィルソン博士の著書 "Feminine Forever"(『永遠に女性らしく』)は刊行後1年で10万部以上のヒット。女性誌はこぞって博士の説を書きたて、更年期は一種の"生きながらの死"であるという考えを広めました。

女性にとっての最大の怖れを利用して、ウィルソン博士は巧みに女性の心をつかんだのです。「健康だけでなく人格までも破壊しかねない更年期の悲劇」から女性を救うものであると、エストロゲン療法をほめそやしました。女性の虚栄心と不安にマスコミ報道が火をつけ、エストロゲンの売上は急激に伸びました。しかし、その安全性は公式に認められたわけではなく、ましてや長期的な効果には何の保証もなかったのです。

ところが1970年代になって、ある医学調査の結果が発表され、大騒ぎになりました。子宮内膜癌にかかる確率が、エストロゲンを使用しているアメリカ女性は、使用していない女性の5倍から14倍だというのです。エストロゲンが子宮内膜の成長を刺激し、それが癌に結びつく場合もあるとのことでした。当然、エストロゲン人気はかげり始めました。

そこで新たなアプローチの必要性が生まれました。一つはプロゲストゲン(黄体ホルモンの一種であるプロゲステロンの合成物質)を治療に加えることでした。これによってエストロゲンのマイナスな作用を"抹消"し、子宮内膜が通常の状態と同じようにはがれ落ちるようにして、癌が発生するリスクを減らすというものです。

この時点で製薬業界は、エストロゲン療法は女性の美を保つという誤った主張を引っこめ、この新しい"HRT"の最大の目的は、更年期の諸症状の緩和だと喧伝し始めました。

シワは恥ずかしいものではありません。
笑いジワは充たされた中年期を送っている証(あかし)です。

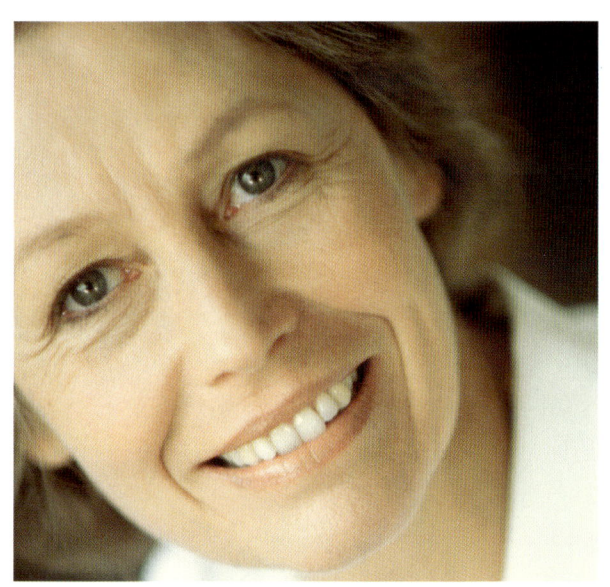

HRTとは何なのでしょうか？

　HRTとは、更年期にある女性の卵巣で作られるエストロゲンの量が減少したとき、それを補充する治療法のことです。すでに述べたように、エストロゲンそのものには子宮（内膜）癌を予防するはたらきはないため、子宮摘出手術を受けた人でないかぎり、HRTが必要になります。天然プロゲステロンを製造するのは不可能ですから、合成ホルモンのプロゲストゲンを補給することによって癌予防が可能になります。

　プロゲストゲンはプロゲステロンのはたらきの多くを備えていますが、人体はそれを"認識"し、対処しきれない面もあります。これが、HRTを始めた女性に見られる、情緒不安定やうつなどの副作用の原因になります。

　HRTに使用されるエストロゲンは、基本的に2種類に分けられます。（大豆から作られる）"合成"エストロゲンと、（ブタの卵巣や妊娠した雌馬の尿から抽出される）"天然"エストロゲンです。天然エストロゲンは、「プレマリン」「プレムパックC」という一般的な処方薬（訳注：HRTの心臓血管疾患に対する予防効果は2002年の米国での大規模試験（WHI）で否定されました。またアルツハイマー病についての効果については一定の見解は得られていません）の製造に使用されます。動物保護に関心のある人は、この方法で作られたHRT製剤には抵抗があるかもしれません。

　HRTに使用されるホルモンと、経口避妊薬に使用されるホルモンは、多くの点でまったく同じだと言えます。違いはエストロゲンが何から作られるか、と使用する量です。HRTでは、合成エストロゲンか、ブタの卵巣や妊娠した雌馬の尿から抽出した天然エストロゲンを使い、経口避妊薬はエチニルエストラジオールという合成エストロゲンを含有しています。エストロゲンの投与量もHRT製剤のほうがずっと少なくなります。HRTも経口避妊薬も使用されているプロゲストゲンは同じですが、服用サイクルが違います。HRTでは、毎月の生理周期のうち10日から12日だけの投与になります。

何故HRTをするのでしょうか？

　まず、閉経期の諸症状が心身の健康をおびやかしている人にとって、HRTは選択肢の一つであるということ。P.26の表で症状の程度などを確認してみてください。

　次に、HRTが、年とともに危険性の高まる心臓血管疾患、あるいは骨粗鬆症の予防法になり得るということ。遺伝的な要因などでいずれかを発症する危険性のある人には、特に有益な点です。最近になって、アルツハイマー病（P.41－42参照）や大腸癌（P.42－43参照）の予防効果があるという有力な証拠も現れています。

ご存じですか？

6か月の妊娠期間中、牧場の馬屋に閉じこめられる雌馬は、カナダとアメリカで75,000頭にのぼると見られています。しかもその馬屋は、雌馬がどの方向にも1、2歩でさえ動くこともできない窮屈さです。雌馬の臀部に取りつけられたハーネスからは、ぶかっこうな採尿袋がぶら下がっています。このハーネスが脚にあたって痛いため、雌馬は横になることができません。野外で運動させてもらえるのは、もしあったとしてもたまにで、尿に含まれるエストロゲンが濃くなるようにと、飲み水も充分に与えられません。20年ものあいだ馬屋に閉じこめられて憔悴した雌馬のかわりを、生まれてまもない雌の子馬がつとめることもあります。しかしほとんどは売られていき、太らせたあと殺してペットフードにします。

更年期の症状一覧

次にあげる症状の程度で自分に最も近いものを選んで、四角の中にしるしをつけてください。
それぞれの四角の横には得点が書かれています。

症状	強い	中等	軽い	なし
ホットフラッシュ	12 ☐	8 ☐	4 ☐	0 ☐
発汗	12 ☐	8 ☐	4 ☐	0 ☐
緊張、イライラ	3 ☐	2 ☐	1 ☐	0 ☐
膣の乾燥・かゆみ	3 ☐	2 ☐	1 ☐	0 ☐
セックスに対する興味の喪失（あてはまらない場合はとばしてください）	3 ☐	2 ☐	1 ☐	0 ☐
不眠症	3 ☐	2 ☐	1 ☐	0 ☐
活力不足	3 ☐	2 ☐	1 ☐	0 ☐
髪や肌の衰え	3 ☐	2 ☐	1 ☐	0 ☐
筋肉や関節の痛み	3 ☐	2 ☐	1 ☐	0 ☐
記憶力・集中力の衰え	3 ☐	2 ☐	1 ☐	0 ☐

四角の中にしるしをつけ終わったら、得点を合計してください。30点以上は、更年期に関連した症状である可能性がきわめて高いことを示していますが、得点が低い場合も可能性がないわけではありません。

HRTの前に検査はあるのでしょうか？

医師により、全身、特に乳房と骨盤の念入りな検査と、血圧測定が行われることになっています。医学的な理由からHRTを行わない場合もあり、次にあげる症状のうちどれかの病歴がある人には適していない可能性があります。

- 子宮内膜症（治療済み、または閉経後に鎮静した場合を除く）
- 乳癌、または嚢腫(のうしゅ)
- 子宮内膜癌
- 肝臓疾患
- 高血圧、または脳卒中の病歴
- 本人または家族の、脚の静脈あるいは肺の血栓の病歴
- エストロゲンによって悪化する悪性腫瘍
- 治療を受けていない性器出血

体内で生産されるエストロゲンの量は人によって違うため、HRTにおける投与量は個々のホルモン量に応じて決める必要がありますが、血液検査を行うことはまずないでしょう。だいたいにおいて、血液検査で体内のホルモン量を正確に測定しようとしても、きわめて信頼性が低く、役に立ちません。

血液検査で測定できるのは、体内を循環している生物学的に活動しているホルモンのうち、1～9パーセントにすぎません。今はもっとすぐれた方法があるのです。世界保健機関（WHO）では5年前から、唾液検査によるホルモン量の正確な測定を行っています。

唾液腺は唾液を分泌するとき、生物学的に活発な形態のコルチゾン、テストステロン、エストロゲン、プロゲステロンも分泌します。このため、唾液検査でこういったホルモンの量を測ることが可能になるのです。女性ホルモン測定キットなどの手軽なものを使えば、自宅にいながらにしてサンプルをとり、郵送して分析してもらうことができます。時期を決めて合計11の唾液サンプルをとり、体の「ホ

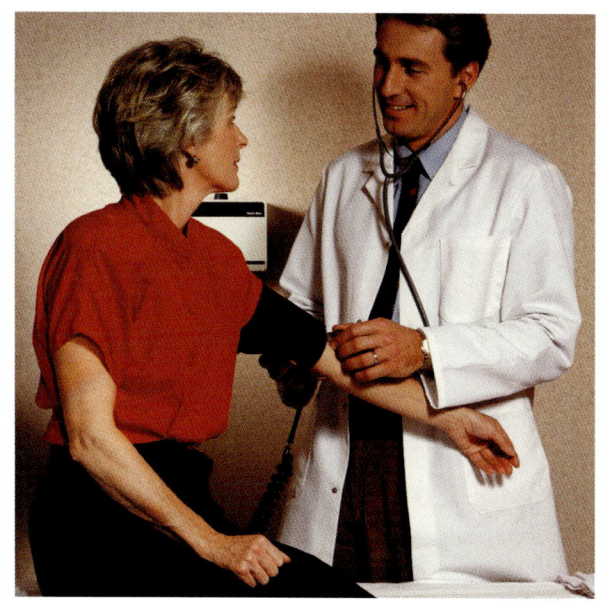

HRTを受ける場合、担当医による定期的な血圧測定が必要です。

ルモンの流れ」を正確に示すために、エストロゲン、プロゲステロン、テストステロンの量が測定されます。そして検査結果とともに、結果の解説が送られてきます。HRTを受けようと決めたら、担当医との相談の初期に、検査結果でわかったことを話し合ってください。

> 私はひどい寝汗に悩まされていましたが、HRTを始めて何日かで生まれ変わったようになりました。エネルギーがどんどん湧いてくるのです。自分がエネルギー不足だという認識はなかったのですが、きっとエネルギーというものは徐々に失われていくために、その状態に慣れてしまうのでしょう。
> 　HRTのおかげで、職場でも家庭でもうまく対処できるようになりました。現在は夫といっしょにカントリーホテルを経営しているので、特にそう感じます。HRTを受けなければ、こんなに長時間働くことはとてもできなかったでしょう。
> 　リン（ウェールズ在住）

HRTの効果と副作用

HRTは更年期の症状にどんな効果があるのでしょう?

　HRTを始めると、おそらく1週間以内に、ホットフラッシュや寝汗といった症状がやわらぎ、頻度も減ってくるはずです。このため夜はぐっすり眠れるようになり、昼間のイライラや情緒不安定なども緩和されるという、"ドミノ効果"が起こります。エネルギーの量や不測の事態への対処能力、人生観が改善され、自信が持てるようになったという女性が多くいます。このような効果はだいたい12週目までに表れ、その頃に第1回の検診を受けます。

更年期の諸症状から解放されると、人生は一変することでしょう。

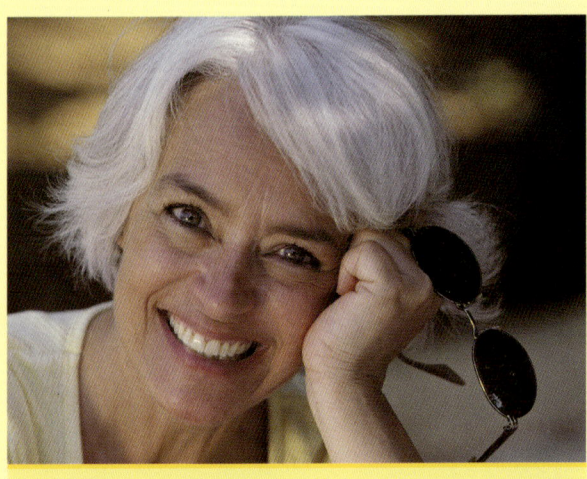

HRTはどんな症状でも解決してくれるのでしょうか?

　HRTは、エストロゲンに関連する症状かどうかを見分ける診断に役立ちます。たとえば、HRTで情緒不安定や神経過敏がおさまったものの、うつ状態は依然としてひどいという場合は、カウンセリングなど、他の方法を医師から勧められることもあります。

どのような副作用があるのでしょう?

　HRTは「初期作用」を引き起こします。これは、血液中に再び(ときにはほんとうに久しぶりに)成人として正常な量のエストロゲンが含有された状態に、体が反応することから起こる効果です。まずまちがいなく、次にあげる反応のいずれか、またはすべてが起こるでしょう。

- 乳房の痛み
- 乳首の神経過敏
- 頭痛
- 食欲が増す
- ふくらはぎのこむら返り

　たまに起こる、あるいはめったに起こらない反応には次のようなものがあります。

- 下痢
- 胃腸の不調
- 筋肉、あるいは関節の痛み
- 頭髪が抜ける
- 血圧が上昇する
- 光に対する過敏反応
- 性器出血
- 呼吸障害
- うつ
- にきび
- 大腿部の痛みや腫れ
- 吹き出物
- 動悸
- 足首の腫れ
- 偏頭痛

　上の症状のどれかが起こった場合、12週目の第1回検診を待たず、すぐに担当医に相談しましょう。

HRTと体重増加

家族か友人に、HRTを受けて太った人はいますか？もしそうなら、私もそうなるのではと、心配でしかたないのではありませんか？

女性は中年になると、更年期かどうかには関係なく太る傾向があります。ただし閉経後は、太腿や腰よりもお腹に脂肪がつきやすくなります。HRTは体脂肪をつきにくくする効果がありますが、体重の増加自体は防ぐことができません。

論理的に考えれば、エストロゲンを補充すると食物エネルギーが体脂肪に変えられるのですから、体重の増加は避けられないはずです。実際、エストロゲンを使って家畜を太らせてから売りに出しているぐらいなのです。HRTを始めてから"急激に"太ったという不満はよく聞かれますが、体重が増え続けるのは、HRTに過食と運動不足が組み合わさることが原因だと思われます。

HRTをはじめようとしている女性は太るという調査結果が出ている一方で、現実の体験談からは違うことが明らかになっています。

HRTを検討している、あるいはすでに受けていて体重の増加が心配な人は、食事日記をつけましょう。曜日ごとに1ページをさいて、各ページに次のような見出しの欄を作ります。

- 食事をした時刻
- 食べたもの
- 食べた量
- 何をしながら食べたか
- 食事をした場所
- 一人で食べたか、誰と食べたか
- 食事のときに感じたこと

このように食事の記録をすることで、食事に対する意識が高まり、自分の口に入れるものから精神的な刺激を受けることができます。食事日記をつけると、驚くようなことがわかるかもしれません。自覚しているよりも"間食"が多かったり、一人だと食べる量が増えたりすることに気づく人がたくさんいるのです。

HRTの初日に体重を記録してください。以後2週間、食事日記を(正直に！)つけ、体重が増えた場合にはすぐに行動を起こしてください。HRTを2週間中断して体重の変化を観察し、もし変化があれば、食事の量を減らすか食事内容を考え直し、運動を増やしましょう。そしてHRTを2週間続け、運動量を増やすとともに食事の量と内容に気を配ってください。

生活態度を改善しても体重が増える場合は、HRTをやめて、更年期の症状に対処する他の方法を探してください。

> 30歳のとき、第4期の子宮内膜症のため、子宮と卵巣の摘出手術を受けました。手術後の2、3週間で、ホットフラッシュと汗の激しい症状が出始め、HRTを受けていた年に27キロから32キロ太りました。最初はパッチを使っていましたが、接着剤のせいでひどい湿疹が出たため、プレマリン(エストロゲンだけの錠剤)に切り替えました。それもやめることにして、しばらくようすを見てみました。数か月後、更年期の症状がなくなったと担当医に告げたところ、HRTはやめてもいいけれど、定期的に骨のスキャンを受けるようにと言われました。
>
> HRTをやめ、食生活を見直すようになってから9キロ痩せました。私は生の食材がかならずしもいいとは思いませんが、今はくだものと野菜をたくさん食べるようになり、塩分と油ものは減らしています。
>
> ステファニー(ウェールズ在住)

HRTには
どんな種類があるのでしょうか？

HRTの処方には多くの種類があります。現時点で利用できるおもなものには、錠剤、パッチ（貼布剤）、インプラント（埋込み剤）、スプレー式点鼻薬、膣クリーム、リングがあり、含まれるホルモンの量はさまざまです。

錠剤

HRTの最も一般的な形で、50種類以上の錠剤があります。子宮摘出手術を受けていない女性には、エストロゲンとプロゲストゲンの両方を含有する錠剤が処方されます。二つのホルモンが一つの錠剤になっている場合もあれば、次のような形で別々に服用する場合もあります。

- **周期療法** エストロゲンを生理周期の最初の21日間、プロゲストゲンを9日目から21日目まで服用します。そのあと7日間、両方とも服用を中止します。中止から2日後、薬で増やしていたホルモン量が低下して子宮内膜がはがれ始め、出血が起こります。これは実際の生理ではありませんが、1週間以内でおさまること、大量の出血ではないこと、痛みが比較的少なく予定通りに起こることなど、生理と似ています。

- **継続療法** エストロゲンを毎日続けて、プロゲストゲンを生理周期の14日目から25日目まで服用します。プロゲストゲンの服用が終わると、周期療法と同じように薬の投与を中止したための出血が起こります。継続療法は54歳以上の女性か、生理が1年間ない女性だけを対象に行われます。

錠剤の長所

- 手軽さ―手が汚れず、旅行のときに携帯しやすく、シートから簡単に取り出せます。
- 必要に応じて量を調節できます。

錠剤の短所

- 閉経で生理から解放されると思っていた人には特に、毎月の出血がわずらわしいでしょう。
- 継続療法の最初の6ヵ月は、下着が汚れたり出血したりということが珍しくないため、多くの女性が予測のしやすい周期療法を好みます。しかし、どうしても継続療法にこだわるという人も心配はいりません。たいていの女性は出血にきちんと対処して、1年以内に生理は完全になくなります。

- 費用―保健制度によっては、2種類のホルモン錠剤の費用を別々に支払わなければならない場合があります。

HRTの錠剤は透明シートに入っているため、何錠のんだかすぐにわかります。

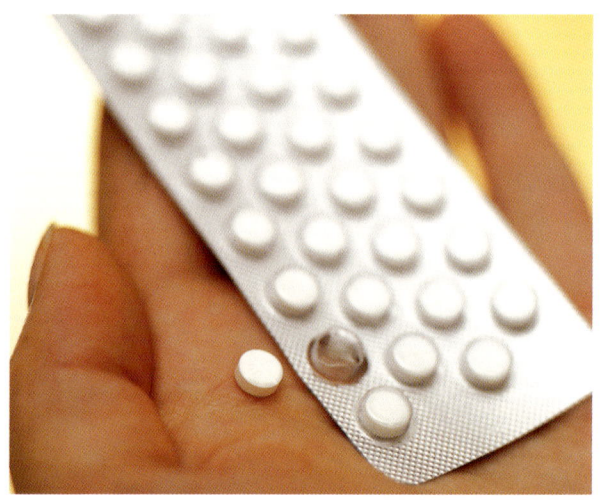

ご存じですか？

子宮摘出手術を受けた人は子宮内膜癌にかかる危険性がないため、プロゲストゲンは必要ありません。したがって、エストロゲンだけを含有する錠剤が処方されます。

チボロン(LIVIAL)

合成ステロイドのチボロンは、エストロゲン、プロゲストゲン、アンドロゲンの特性を持っています。1日1錠を服用し、子宮を摘出していない閉経後の女性の、ホットフラッシュの程度と頻度を緩和したり、発汗と頭痛を解消したりする効果があります。まだ体内でエストロゲンを生産している女性が服用すると出血が起こる場合があるため、生理が止まって1年以上たってから服用してください。
（訳注：2004年4月現在、日本での認証は得られていません）

チボロンの長所
- 継続療法に使用されます。
- プロゲストゲンと、それが原因の出血に耐えられない女性に向いています。
- 性欲とエネルギーを維持するはたらきのあるアンドロゲンの特性を持っています。

チボロンの短所
- 卵巣を摘出しているかどうかに関係なく、子宮摘出手術を受けている女性には何のメリットもありません。

経皮パッチ

経皮エストロゲン・パッチには少量のエストロゲンが含まれていて、皮膚から浸透していきます。体を動かしても皮膚にシワがよらない、ウエストラインの下あたりかお尻に貼ります。3、4日ごとにパッチを取り替え、貼る場所も変えます。14日目から25日目まで錠剤のプロゲストゲンを服用します。

子宮のある女性向けに、エストロゲンとプロゲストゲンを組み合わせたパッチもあります。この場合も、パッチは週2回、貼る場所を変えて取り替えます。
（訳注：2004年4月現在、日本での認証は得られていません）

経皮パッチの長所
- 途切れることなく徐々に、ホルモンが血液中に吸収されていきます。
- パッチは肝臓を迂回するため、肝臓疾患の病歴を持つ女性にはありがたい選択肢です。
- 錠剤のように毎日のむ必要がありません。

経皮パッチの短所
- 人によっては接着剤にアレルギー反応を示し、かゆみをともなう肌荒れを起こすことがあります。
- 最初のうちは気分が落ち着かなかったり、興奮状態になることがあります。

経皮パッチは透明で、お尻か腰に貼るとわずかにシワがよります。

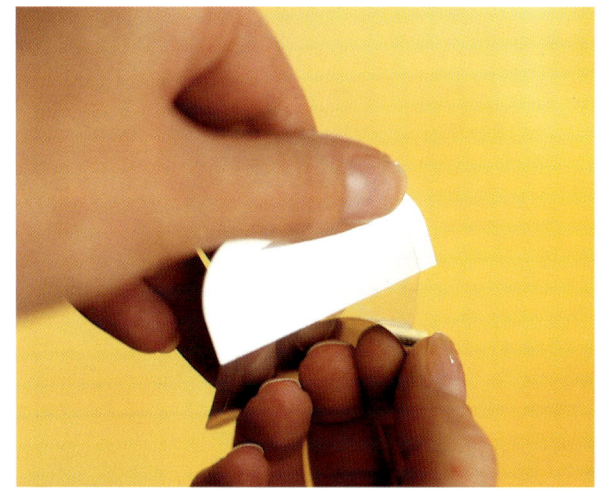

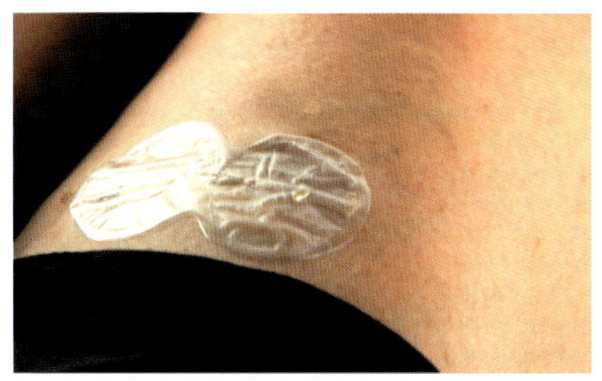

運の悪い人もいます

生理がなくなって何年もしてから更年期の症状に悩まされる女性は珍しくありません。スウェーデン女性を対象にしたある調査では、最後の生理から16年たってもまだホットフラッシュが起こる人が約15パーセントいました。

- パッチの接着力はシャワーや水泳には充分耐えられますが、長いあいだお風呂に入るととれてしまうかもしれません。
- パッチは汗でとれる可能性もあります。高温多湿の地域に住んでいる女性や、運動で大量の汗をかく人が使用すると、はがれやすいという声がよく聞かれます。
- パッチは腰や太腿、お腹に貼ることが多いため、パッチを使用している女性のパートナーから、見苦しいという不満が出ることもあります。このような問題がよくある場合は、他の形態のHRTに変えたほうがいいかもしれません。あるいは、パートナーを変えるという方法もご検討ください！
- プロゲストゲンが含まれていないパッチの場合、プロゲストゲンの錠剤を服用する必要があります。
- 費用—パッチは一般的に錠剤よりも高額です。また、パッチとプロゲストゲンの錠剤それぞれにお金を払わなければならない場合もあります。

ホルモン・インプラント（埋込み剤）

インプラントは小さな錠剤のようなもので、外科医院か総合病院の外来で、簡単な手術をして皮下に埋めこまれます。腹部の皮膚に少量の局部麻酔をほどこし、ごく小さく皮膚を切開して、チューブを使ってエストロゲンの錠剤のような（リンゴの種ぐらいの大きさ）を切開部分に入れます。次にチューブを取り除き、皮膚の下の脂肪に粒を押しこみます。最後に切開部分を縫うか、ばんそうこうで留めるかします。

ホルモンは錠剤からゆっくり吸収され、一度のインプラントで、含有量に応じて最大9か月まで効果が持続します。子宮のある女性は、インプラントとプロゲストゲンの錠剤を併用します。（訳注：日本では認可されていません）

インプラントの長所
- エストロゲンは肝臓を通らず、血液中に直接はいっていきます。

> 私は錠剤を服用する形でHRTを始めました。けれど、血圧が上がり頭痛に悩まされたため、パッチに切り替えました。それからは生まれ変わったような毎日です。寝汗やホットフラッシュはすっかりおさまり、膣の痛みも消えました。
>
> アネット（ブルネイ在住）

思わぬ落とし穴
ホルモン・パッチが引き起こした思いがけないトラブルが明らかになりました。ある男性医師が最近、吐き気に悩まされるようになり、体調も思わしくなくなりました。同僚の医師が診察したところ、すぐに原因が究明されました。男性医師の妻が使用していたホルモン・パッチがはがれて、医師のお尻に貼りついていたのでした。

『SHE』誌　1992年3月号　健康情報欄より

腹部にインプラントを埋めこむ手術はすぐに終わり、痛みもありません。

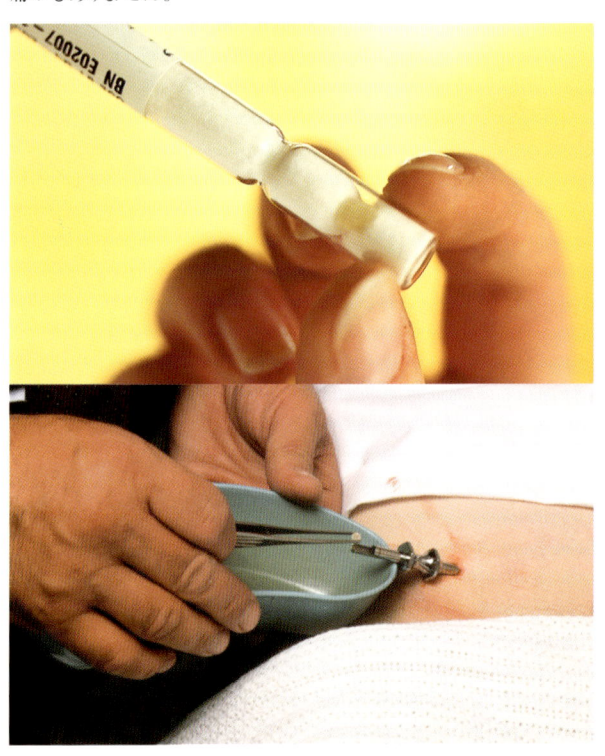

- 手軽さ—いったん埋めこんでしまえば、もう気にする必要はありません。更年期の症状が再発すれば、効果がなくなったというサインです。

インプラントの短所
- 一度埋めこんだインプラントは簡単に取り除くことができません。ホルモンの量が適切でなくても、インプラント効果がなくなるまで待つしかないでしょう。
- 子宮を摘出していないかぎり、出血を促すためにプロゲストゲンの錠剤を服用しなければなりません。
- 更年期の諸症状が再発する間隔はだんだん短くなっていくため、インプラントの交換を頻繁に行う必要があります。

スプレー式点鼻薬 （訳注：日本では使用できません）

比較的新しい方法が1日1回使用のスプレー式点鼻薬で、決まった量が送られるポンプを通してエストロゲンを投与します。エストロゲンは鼻粘膜から吸収され、天然エストロゲンと同じはたらきをすると言われています。子宮を摘出していない女性がこのタイプのHRTを受ける場合、少なくとも12日間はプロゲストゲンの錠剤を服用しなければなりません。スプレー式点鼻薬はしつこい鼻の病気を持つ人には適していませんが、風邪を引いている程度であれば使用してもだいじょうぶでしょう。スプレーを使う直前に鼻をかみ、使用後は15分ほど鼻をかむのを控え、エストロゲンを吸収させてください。使用した直後にくしゃみをしても、もう一度スプレーする必要はありません。

スプレー式点鼻薬の長所
- エストロゲンはすばやく血液中に吸収され、肝臓や腸には入りません。
- ゆるやかな症状から激しい症状まで、閉経期、閉経後どちらのトラブルも抑えてくれます。
- スプレーを調節するだけで投与量を変更することができます。
- 費用—パッチやジェルと同程度です。

スプレー式点鼻薬の短所
- 長期使用した場合の効果と害については、まだ研究の余地があります。
- 特に骨のミネラル密度に対する影響については、まだ評価が定まっていません。

膣クリーム

閉経前後には多くの女性が、膣の乾燥のために性行為が楽しくなくなったり、苦痛さえ覚えたりします。原因はエストロゲンの不足です。すでにお話したように、エストロゲンは膣の形状、サイズ、柔軟さや潤いを保つはたらきをしています。女性が性的に興奮しているとき、エストロゲンが骨盤周辺に血液の流れを送りこみ、血液が組織に浸透した結果、膣に体液が分泌されます。また、血液の流れが増すことによって、皮膚や乳首などの敏感な部分が刺激されたときの快感が大きくなり、性的な反応も女性のオーガズムも高まります。

エストロゲンが不足すると、膣の組織が乾燥して柔軟性に乏しくなってしまいます。また、膣の入口が狭くなって性行為ができなくなることもあります。ストレスで副腎が消耗している場合には、このような症状がいちだんと強く表れます。更年期のあいだにエストロゲンの量が減少するにつれ、こういったゆるやかな変化に気づくことでしょう。

試験的使用の結果
1999年、エステロイドのスプレー式点鼻薬の試験が6か国で行われました。その結果、更年期の症状は4週間以内に大幅に改善され、参加した女性の85パーセントが、スプレー式点鼻薬を継続して使用すると答えました。検査によって、スプレー式点鼻薬には錠剤と同様の効果があることがわかりました。

パートナーとのセックスにしろマスターベーションにしろ、日常的に性的な行為をしている人は、アプリケーターを使ってクリーム状のエストロゲンを膣に直接入れ、膣の乾燥を治療することができます。錠剤やパッチでHRTを受けている場合でも、エストロゲン・クリームで膣の潤いを補うといいでしょう。

膣クリームの長所
- 膣の乾燥を治す最も手早い方法であること。
- 簡単にやめられること。

膣クリームの短所
- 手などが汚れます。また、量の調整が簡単にできません（エストロゲンを過剰に投与すると子宮内膜の過剰成長を招き、子宮内膜の癌にかかる危険性があります）。
- ホットフラッシュを治療するには量が充分ではありません。
- 男性とセックスをする場合、相手がコンドームを使用しないかぎり、行為の直前にクリームを使うことはできません。男性の性器から徐々にエストロゲンが吸収され、胸が膨らむなどの副作用を引き起こします。

膣リング（エストリング）

　膣リングはシリコン製で、膣の奥のほうに挿入して3か月そのままにします。その期間中、リングからは少量のエストロゲンが局部的に放出されます。リングの取り替えは3か月ごとに、最長2年まで行うことができます。リングからはごく少量のエストロゲンが膣内にだけ供給されるため、乳癌をわずらった女性に対して、膣の乾燥や萎縮の治療に使っても安全だと多くの医師が考えています。性行為のあいだ、女性もパートナーもリングの存在を感じることはありませんが、どちらか一方でも不快感やない方がいいと感じるなら、取り出して行為が終わってからつけ直すこともできます。

膣リングの長所
- 何か問題があればすぐに取りはずすことができます。
- リングが正常な位置にあるかぎり、エストロゲンの量は一定に保たれます。

膣リングの短所
- 人によっては「あそこに何かが入っている」と考えるのが嫌な場合があります。
- 子宮を摘出している場合、手術で膣の奥行きが浅くなりすぎた人は特に、リングを所定の位置にとどめておくのがむずかしいでしょう。

アプリケーターはタンポンほどの柔軟性はありませんが、簡単に膣に挿入できます。

膣リングは柔軟で扱いやすいものです。膣の奥深くに挿入され、ごくわずかな量のエストロゲンを放出します。

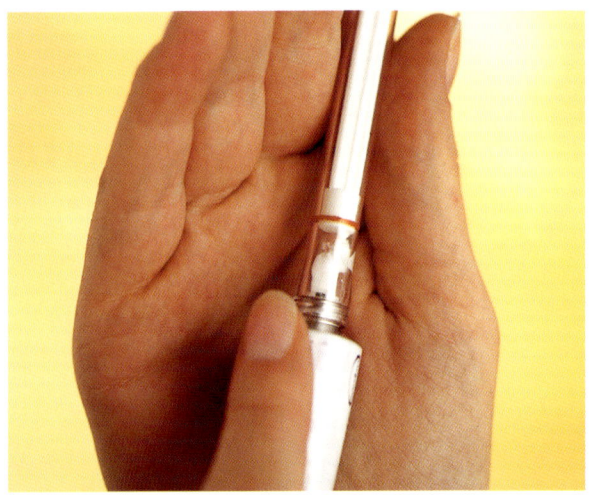
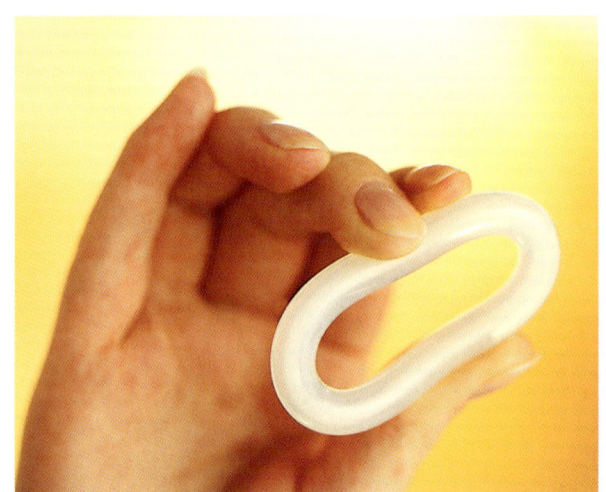

HRTと乳癌

臨床実験

臨床実験、あるいは臨床研究は一般的に4つのタイプに分類されます。

- 前向き調査には、プラセボを使用したもの（被験者の半数が偽薬（形状、外観で見分けがつかないが、薬物は含んでいない）を渡される）、ダブルブラインド（二重盲験。実験者も被験者も、実験項目についての詳細を知らない）、シングルブラインド（単純盲験。実験者は実験項目についての詳細を知っているが、被験者は知らない）、アンブラインド（実験者も被験者も、実験項目についての詳細を知っている）などがあります。

- 後ろ向き調査は、効果が表れてから振り返る手法。たとえば人が何らかの状態になったとき、研究者はそれまでを振り返り、原因となるような特定の要因があったかどうかを探ります。

- 対照調査は、珍しい病気におけるAという要因とBという要因の相関関係を見つけるのに役立ちます。

- 観察調査は、一見つながりのない二つの要因の相関関係を見つけるのに役立ちます。石綿工場で働く多くの人が肺癌にかかるという観察の結果、石綿と肺癌の関連性が明らかになったのがいい例でしょう。

さらに、研究者がときおり使うのがメタアナリシスです。これは同じような前向き調査を複数合わせて、それらをすべて一つの研究として分析する手法です。この方法で病状の全容が見えやすくなることがよくあります。

HRTが何かと議論と不信の対象になるのには、乳癌の危険性が大きくかかわっています。2000年には世界中で100万人がこの病気にかかり、その3分の1はヨーロッパに住む女性でした。調査にしても、HRTで乳癌のリスクが低くなるという結果もあれば、わずかにリスクが高くなるという結果もあり、HRTに対する不信はぬぐえません。

イギリスの医学雑誌『Lancet』（1997年）に掲載されたレポートに、このあたりの事情がよく表れています。このレポートは、HRTと乳癌に関する世界中の調査の90パーセント以上のデータを再分析したものです。乳癌にかかった53,000人近い女性のデータと、21か国、51の調査から集められた乳癌にかかっていない女性10万人強のデータが、検討され、分析されました。レポートの結論はこうでした。

「HRTを受けている女性は乳癌にかかるリスクが高く、また、治療期間が長いほど乳癌のリスクも高くなる。このリスクはHRTを中止すると低くなり、中止後約5年で、完全にではなくてもおおむねなくなるものである」

これを読むと、なるほど、今はこの見方が定説なのだなとお思いになるかもしれません。ところが、そうではないのです。このレポートで取り上げている調査の多くは、エストロゲンのみのHRTを受けた女性が対象ですが、最近はほとんどの女性が、エストロゲンとプロゲストゲンを組み合わせたHRTを受けています。そして、乳癌にかかる確率はHRTを受けていない女性よりも低いことがわかっているのです。とはいえ、乳癌と診断されて治療を受け、再発の可能性というトラウマを抱える女性とその家族にとっては、たいして慰めにもならないでしょう。

このレポートの3年後、アメリカのメリーランド州ロックヴィルにある国立癌研究所が、ある調査結果を発表しました。1980年から1995年にかけて、乳癌発見プロジェクトに参加した閉経後の女性45,000人弱を対象とした調査

です。この調査の結果が示した次のような事実によって、HRTの持つ危険性が確認されることになったのです。

- エストロゲン含有HRTを受けていた女性が乳癌にかかるリスクは、HRTの経験がない女性より20パーセント高かった。
- エストロゲンとプロゲストゲンを併用していた女性は、乳癌のリスクが40パーセント高かった。
- 痩せている女性は、エストロゲンだけを使用した場合、リスクが高くなった。

さらに最近の情報として、アメリカでは2002年、このリスクを確認するために、閉経後の女性16,000人にエストロゲンとプロゲストゲンを使用させて分析するという試みが行われましたが、被験者の健康に対するリスクがメリットをわずかに上回るという理由から、女性保健議案（Women's Health Initiative）によって初期段階で中止されました。

「プレンプロ」（アメリカ国内だけで流通している、継続療法用の錠剤）というこのHRTを受けた女性は、少ない人数ながら、偽薬を与えられた女性よりも乳癌の確率が高くなり、心臓血管疾患（冠状動脈硬化性心疾患や脳卒中）への悪い影響が認められました。ただし、股関節の骨折や大腸癌には効果がありました。被験者の平均年齢が63歳だったことを考えれば、心臓血管疾患に大きな改善が見られなかったのも不思議ではありません。加齢による組織の変質がすでに進んでいて、元の状態に戻すことはできなかったのです。

このような複雑な結果を目のあたりにして、乳癌とHRTの潜在的な関連性についての医師の反応は、当然のことながら分かれました。乳癌のリスクは取るに足りないものであるとする医師もいれば、容認しがたいほどのリスクがあると考える医師もいたのです。

このテーマを扱った『英国医学ジャーナル』（2001年12月号）のトップ記事に対して、一人の医師から次のような切実な訴えが寄せられています。

自己検診
乳房を自分でチェックする方法を覚えておくことは大事です。

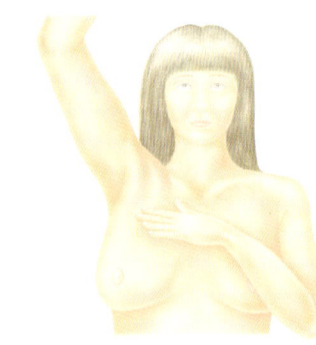

しこりがないか、肌触りの違う部分がないか、乳首の周辺に変化がないか、両方の乳房を調べましょう。

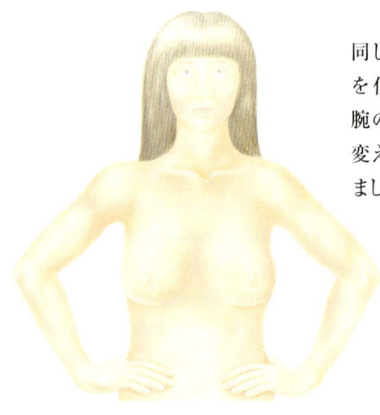

同じチェックを、姿勢を何回か変えたり、腕の位置をいろいろ変えたりして繰り返しましょう。

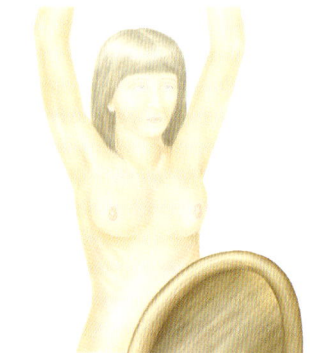

鏡の前に立ち、自分の乳房の状態をしっかり頭に入れましょう。

「"権威ある"アドバイスとされているものが、同じぐらい権威があると思われるアドバイスとあまりにも矛盾している場合、現場の一般的な医師はいったいどう解釈すればいいのでしょうか？」

あなたが進むこれからの道

手に入れた情報を検討し、HRTを受けるかどうかを決断する前に、リスクをきちんと理解しておかなければなりません。そのリスクを背負うのはほかの誰でもなく、あなた自身なのですから。はっきりしている事実を次にあげます。

- HRTを受けるか受けないかにかかわらず、乳癌にはかかります。
- 乳房の組織はホルモンの量の変化に影響を受けます。
- 癌を発病する要因としてほかにも、遺伝やアルコール摂取などがあります。
- 乳癌の種類によっては、進行が早くあっというまに死に至る場合があります。
- そうでない種類の乳癌は、進行が非常にゆっくりで18年から20年にわたり、それ以上長引く場合もあります。

自分にかかってくるリスクの要素は、かならずすべて検討しなければなりません。現在、乳癌と関連性があると考えられていて調査中の要因が次の二つです。(1) 経口避妊薬、HRTなど、エストロゲンを使用する治療法 (2) 食事の要因

乳癌とエストロゲン

経口避妊薬にもHRTにもエストロゲンが使用されており、エストロゲンは癌細胞の成長を促す可能性があると言われています。つまり、理論の上では、エストロゲンの投与量を増やすと乳癌を発病するきっかけになるということです。ところが現実には、そのリスクは少ないとされています。経口避妊薬について全世界で行われた最近の調査で、次のようなことが明らかになりました。

- 経口避妊薬を服用中、ならびに服用中止後10年間までは、乳癌の発病率は高くなる。
- 服用中止後10年以上が経過すると、リスクは経口避妊薬を使用した経験のない女性と同じになる。
- 乳癌と診断された女性の多くが、癌の進行中に経口避妊薬を服用していた。

乳癌と食事

これまでのところ、成人になってからの食生活と乳癌との関連性には確証が得られていません。しかし、それ以前の食生活と乳癌の関連性を否定することもできません。乳癌になるリスクが非常に高いとされている唯一の食品が、アルコールです。アルコールの摂取は、わずかずつですが着実にリスクを増やしていきます。

マモグラフィー（乳房X線写真）を定期的に撮ると、癌につながる変化を初期段階で発見でき、女性にとっては安心です。

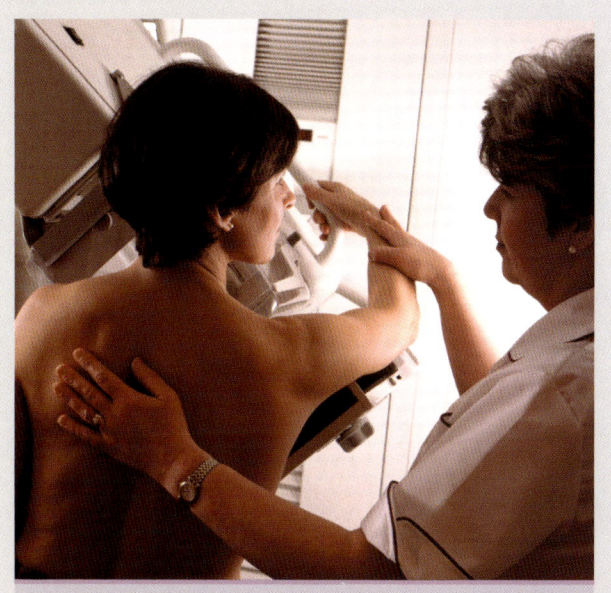

検査を受けましょう

イギリスの乳房スクリーニング・センターを訪れる100万人以上の女性が、"ミリオン・ウィメン・スタディ"と名づけられた、女性の健康に関する画期的な調査にみずから参加を名乗り出ています。この調査の狙いは、HRTと、乳癌および心臓疾患との関連性についての疑問に答えを出すことです。さらに、HRTやライフスタイルのさまざまな要因が、心臓疾患、骨密度、人工関節に与える影響に加え、食事内容、出産歴、ビタミンおよびミネラルの使用、家族の病歴なども調査対象となっています。

> 51歳のとき、HRTを受けるかどうか、かかりつけの医師と慎重に相談を重ねた結果、更年期の症状である激しい寝汗の治療法として利用することにしました。18か月間、錠剤を服用し、そのあとパッチに切り替えて6か月間。ちょうど体調がとてもよくなったと感じ始めたころ、乳癌と診断されたのです。
>
> 乳腺腫瘍摘出、リンパ節摘出、化学療法、放射線療法を受けたあと、乳房を切除しました。術後の回復期に、ジェイン・プラントが書いた2つの著書 "The Plant Programme" と "Your Life in their Hands" を読み、ブリストル癌ヘルプセンターから情報をもらいました。そして、乳製品をとらず、生のくだものと野菜、それにセージを中心とするハーブをたっぷり摂取する食事プランを取り入れることにしました。オーガニックな鳥肉や魚を食べ、マルチビタミンとミネラルに加えて、ビタミンC、カルシウム、マグネシウム、ビタミンE、セレンのサプリメントも利用しています。ジムでのエクササイズも週3回こなし、文句なしの絶好調です!
>
> 家族には乳癌にかかった者は誰もいませんが、私はHRTだけが乳癌の原因だったとは思っていません。細胞の調子が狂って腫瘍を形成するまでには、さまざまな要因が重なっているのだと思います。私の場合は、夫のリストラに対する怒りとストレスがあり、自分自身も働きすぎだったうえに、HRTや乳製品の過剰摂取が重なったのでしょう。
>
> ジル(イギリス ウォリックシア州ラグビー在住)

こんなリスクがあります

次にあげることに当てはまる人は、乳癌にかかるリスクが高くなります。

- 家族に乳癌にかかった人が多い。
- 乳癌の遺伝子がある。
- 初経を迎えたのが早く(10歳以下)、閉経が遅かった(59歳以降)。
- 子どもがいないか、遅く(40歳以上)生まれた。
- 良性乳房疾患の病歴がある。

残念なことにほとんどが、自覚する以外にはどうしようもないことですが、スクリーニングテストを受けるなどして、保健医療で利用できるものはすべて利用するよう心がけましょう。

遺伝的要因が強い場合

自分の母親、姉妹、または娘が40歳以下で乳癌と診断された場合、(父方か母方のどちらか一方に)乳癌と診断された人がふたり以上いて、少なくともひとりは50歳以下である場合、あるいは父方か母方のどちらか一方に、乳癌、卵巣癌、大腸癌にかかった人が複数いる場合、遺伝的要因が強いということになります。

つまり、家族の中に乳癌の遺伝子があることを示唆しています。乳癌のリスクを増やす遺伝子が何種類か確認されていますが、現時点で検査が可能なのは、BRCA1とBRCA2の2種類だけです。この遺伝子のどちらかを持っている場合、乳癌にかかるリスクは55歳で約85パーセントになります。言いかえれば、乳癌の遺伝子を持つ女性100人のうち85人は、55歳までに乳癌を発病する危険性があるいうことです。

良性乳房疾患

乳房に良性のしこりができたことがある人は、乳癌のリスクはほんの少し高くなります。ただし、「良性乳房疾患」には幅広い症状があり、ほとんどが癌には発展しないものです。乳房のしこりは10個に1個が「非定型性の増殖」、つまり、癌細胞ではないけれど異常に成長していて、乳癌

のリスクは平均の4倍になります。

火に油を注ぐようなもの？

HRTの経験者で乳癌にかかり、それを克服した人は、二度とHRTを受けないだろうとお思いでしょう。たしかに、悪性腫瘍の成長をふたたび刺激する可能性があるため、HRTは避けるべきだという意見は以前からあります。けれど、癌の治療を受けているあいだは、充実した人生を送るための生活の質（QOL）の面が乱され、または悪化してしまいます。情緒不安定、膣の乾燥、性欲減退といった更年期の症状はもちろん、治療が終わるとまたホットフラッシュや寝汗に悩まされることもよく起こります。このような場合、担当医は定期的な（6か月ごとなど）検診を条件に、最低限の投与量でHRTを行うことに賛成してくれるでしょう。

まとめ

HRTの有害な影響に対処するために次のことを参考にしてください。

- 自分自身の乳癌にかかるリスクを判定する。
- スクリーニングテストを定期的に受ける。
- 生活習慣の改善：アルコール摂取量を減らしたり、生のくだものやオールブランのシリアル、全粒小麦粉パン、生野菜のサラダを毎日たっぷり食べる。

乳癌を克服した経験があり、HRTを再開するべきかどうか迷っている人のためのアドバイスです。

- リスクとメリットの両方を検討する。
- 乳癌の再発から逃れられる保証はないと認識すること。
- HRTの経験者が乳癌で死亡するリスクは、未経験者で乳癌にかかった人よりも20パーセント低いということを覚えておく。

"

HRTを始めて12年たったころ、乳癌だと診断されました。母親は55歳のときに乳癌で亡くなり、母の姉ふたりもそうでしたから、私には遺伝的に乳癌のリスクがあったのです。乳癌が専門の担当医にこのことを告げると、6か月ごとの検診をしようと言われました。担当医は私がHRTを続けることに抵抗があったのですが、私がどうしても続けさせてくれるように頼みこんだのでした。

1997年10月の検診では何ごともありませんでしたが、12月に癌性のしこりが見つかりました。私はHRTを中止し、その10日後に乳房切除、続いて4週間の放射線治療を受けました。そのときになって初めて、HRTをやめたのだと身をもって感じました。ホットフラッシュは昼間に何回か程度でしたが、昼も夜も汗の量は恐ろしいほどです。腫瘍の専門医の年間検診を受けたときにも、汗が出始めたと思ったらほんの数分で全身びっしょりになってしまいました。私は情けなさでいっぱいになり、HRTを再開してもいいでしょうかと尋ねました。すると意外なことに、医師は賛成してくれたのです。

再開してから2年以上になりますが、体調は申しぶんありません。最初に担当してくれた乳癌の専門医は引退して、あとを引き継いだ医師はHRTに対して大らかな考えを持っているようです。結局、大切なのは長く生きることではなく、充実した人生を送ることなのだと思います。

アンヌ（イギリス　コーンウォール在住）

"

すべては遺伝子の中に

BRCA2という遺伝子が発見されたのは、乳癌の発病率が高いアイスランド人の家族を調査したときでした。紀元前900年ごろ、ノルウェイ人の小集団が初めて定住して以来、アイスランドにはほとんど移民が入ってこなかったため、遺伝子源が非常に安定しています。乳癌の発病率が高いふたつのアイスランド人家族の家系をさかのぼれば、1711年生まれの同じ先祖に行き着くことになります。

更年期の症状のために
HRTを受ける期間は？

　HRTを続ける期間は、症状の治まり具合によります。6か月続けたあと何か月か中断し、健康状態にどのような違いが出るか、ようすを見る女性もいます。HRTは更年期の症状を鎮め、特に激しい症状に効果が大きいため、中断期間にぶり返すことがあります。そんなときの対処には次のようなものがあります。

- HRTを再開する。
- 錠剤からパッチにするなど、HRTの形態を変えてみる。
- 具体的な症状に合わせてほかの解決法を探す。

HRTと永遠にさよならするには？

　ホルモンの投与を突然やめると、ホットフラッシュや偏頭痛、膣の乾燥など、エストロゲンの量が急激に低下したための症状が出ることがあります。一種の禁断症状ですから、いきなりすぱっとやめることはお勧めできません。HRTをやめるときは、3か月かけて徐々に実行するのが安全な方法ですが、始める前に担当医に相談してください。最初の1か月はプロゲストゲンのかわりに天然プロゲステロン・クリーム（P.65、66で説明）を使い、エストロゲンを50パーセント減らします。2か月目にエストロゲンをまた50パーセント減らし、3か月目もさらに50パーセント減らします。3か月目の終わりには、HRTを安全に、そして完全にやめることができます。その後3か月は天然プロゲステロンの使用を続けなければなりません。

　天然プロゲステロンを使用すると、エストロゲンの量が増えたときと同じ症状が出る場合があります。水分貯留、乳房の痛みや腫れ、ときには膣から少量の出血を見ることもありますが、一時的な症状でふつうはすぐに治まります。

閉経後にHRTを受けても
いいのでしょうか？

　この点に関して慎重な医師は、HRTは生理がなくなってから10年以内にすべてやめるべきだと考えています。おもな理由は、60歳を超えた女性は乳癌のリスクが大きくなるからです。たしかに、50歳を過ぎてHRTを継続するときは、5年ごとにきびしい検診が必要です。とはいえ、それよりずっと年上の女性がHRTを受けているのは珍しくありません。

HRTのその他のメリット

　HRTが更年期の症状を緩和する効果については、すでに見てきました。下の体験談でロンドンのリズも言うとおり、閉経後には健康とエネルギーに満ちた"爽快さ"が待っています。そして、ほかにも長期的なメリットがあるのです。多くの医師が、HRTはずっと健康でいるための生涯の友であると考えています。次のような病気のリスクを抱える女性にとっては、特にそうでしょう。アルツハイマー病（P.41、42参照）、大腸癌（P.42、43参照）、骨粗鬆症（P.44－52参照）、心臓血管疾患（CVD）（P.53－59参照）。

> 　私は84歳で、HRTを受けて30年になりますが、何の副作用もありません。心身ともに最高の状態で、特に性的にはとても満たされています。12年前に夫が亡くなってから、3人の男性ととても幸せなおつきあいがありました。3人目は92歳の男性でした。
>
> 　最近になって、担当医からホルモンの投与を拒否されました。オーストラリアに家族を訪ねて行ったときに飛行機で長時間座っていたため、血栓が増えていたことがわかったからだというのです。私はこの対応が気に入らず、担当医を変えて今はHRTに戻っています。
>
> リズ（イギリス　ロンドン在住）

アルツハイマー病

アルツハイマー病（別名"初老期痴呆"）は、ドイツ人医師アロイス・アルツハイマー（1864—1915）にちなんで名づけられました。アルツハイマー氏は脳の疾患や症状について数多くの論文を発表しましたが、その中で、認識能力の低下や記憶喪失、行動と人格の変化を取り上げています。

しかし、このような臨床的な定義づけからは、身近な人がアルツハイマー病にかかったときの苦悩や悲痛さは少しも伝わりません。アルツハイマー病の実質的な進行は中年期から始まり、回復はほとんど不可能と言っていいでしょう。

リスクの要因

高血圧の人やコレステロール値の高い人（P.53で説明）、あるいは父母か祖父母のうちひとりでもその病気だった人は、アルツハイマー病のリスクが高くなります。

閉経期にエストロゲンの量が激減した場合、記憶力減退や注意力散漫などの症状が出ることでも明らかなように、リスクはさらに大きくなるという説があります。脳の底部にある視床下部がホルモンの管制塔の役目をしているとすれば、ホルモンの激しい乱れが脳に影響をおよぼすであろうことは充分に考えられます。

リスクを小さくするには

HRTを受けた女性からは、あっというまに記憶力がよくなったという声が寄せられます。これはエストロゲンが神経細胞の成長を促し、脳に送られる血液を増やすため、あるいはセロトニンなどの神経伝達物質に影響を与えるためだと考えられます。

HRTの形態にかかわらず、アルツハイマー病の初期段階には、HRTによって精神機能喪失の進行を防ぐことができる"チャンス"があるはずです。アルツハイマー病の予防がHRTの主目的になるだろうと考える専門家もいます。

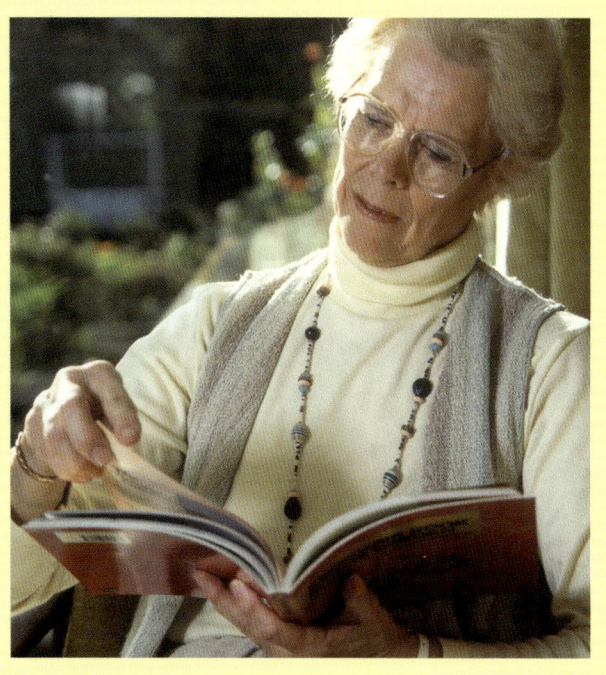

閉経後もHRTを継続する女性もいます。

痴呆

痴呆とは、精神機能の低下に器質性の脳疾患から来る情緒障害が組み合わさったものを言います。これに対してアルツハイマー病は、中年期に起こる脳の変成疾患で、進行性の精神機能喪失を引き起こすものを指します。

セロトニン

動物の組織にも人間の組織にもある有機化合物で、特に脳、血清、消化器官の内壁によく見られます。体温を上昇させ、柔軟でひきしまった筋肉を作るはたらきがあり、行動と情緒の変化にかかわっています。

神経伝達物質

神経細胞間の神経インパルス伝達にかかわる化学物質です。

まとめ

- 痴呆もアルツハイマー病も、老化とともに訪れるとはかぎらない。したがって、どちらかの病歴を持つ人が家族内にいる場合は、自分とこの病気のかかわりを考えることが重要。高血圧の人、コレステロール値の高い人は特に注意すること。
- 最近の調査によると、痴呆とアルツハイマーの両方のリスクを持つ人には、HRTが有益であるという結果が出ている。

HRTと痴呆

アメリカの研究者グループが、平均年齢74歳の女性1,124名を対象に調査をしました。対象者は全員、痴呆ではないと判定された人たちです。1年から5年にわたる追跡調査で、次のようなことがわかりました。

- HRTの経験がなかった968名の女性のうち、痴呆を発症したのは158名(16パーセント)。
- 更年期にHRTを受けていた156名のうち、痴呆を発症したのは9名(5パーセント)。
- 調査開始時にHRTを受けていた23名のうち、痴呆を発症したのはゼロ。

大腸癌

2000年に大腸癌と診断された人の数は世界中でほぼ100万人。そのうち3分の1弱がヨーロッパに住む人々でした。大腸癌はアジアやアフリカといった地域よりも、西欧諸国においてずっと多い病気で、食生活の違いがその理由だと考えられています。アシュケナジ(ドイツ・ポーランド・ロシア系のユダヤ人)や東欧系のユダヤ人は大腸癌のリスクが高く、民族全体の6パーセントに特定の遺伝子変異が見られるとされています。

大腸癌は肺癌、乳癌につぎ、イギリスで3番目に多い癌であり、アメリカでも2番目に死亡率の高い癌です。年齢を問わずかかりますが年配者に多く、40歳以下の女性はめったにかかりません。結腸と直腸の癌は9割が、腸壁の細胞に起こる散発性の変異が原因です。細胞変異は食生活や加齢が原因で起こり、無秩序に起こって時間とともにそれらの影響は蓄積されます。

リスクの要因

大腸癌のリスクの一要因は、この病気にかかりやすい家系かどうかということです。家系に共通する大腸癌のタイプを示す要素は、アムステルダム基準を使って判定することができます。この基準によれば、家族に次のような人がいると大腸癌にかかる確率は高いとされています。

皮肉な話ですが

閉経前の女性が大腸癌にかかるリスクは、医学的に見て肥満の人の場合、2倍にはねあがります。ところが閉経後には、直腸癌と結腸癌のリスクを小さくすると思われるエストロゲンの重要な供給源になるのは、皮肉なことに脂肪組織なのです。

- 結腸癌か直腸癌にかかった者が少なくともひとりいる。
- 少なくとも2世代続けて結腸癌か直腸癌にかかっている。
- 結腸癌か直腸癌にかかった者の一親等の身内（両親、兄弟姉妹、子ども）で、同じ病気にかかった者がふたりいる。
- 50歳かそれ以前に発病した者が少なくともひとりいる。

　過去20年でこの病気の死亡率は男性よりも女性のほうが大きく低下していますが、閉経後のホルモン療法がリスクを減らすと思われる数多くの裏づけがあります。

　1976年、アメリカ国内の11州から6万人弱の看護士が「看護師保健調査」に参加しました。参加者は閉経後の女性看護師で、この調査には閉経後のホルモン療法と大腸癌の関連性を調べることも含まれており、14年にわたって行われた追跡調査から次のことがわかりました。ホルモン療法を受けているあいだは大腸癌のリスクが35パーセント減少するのですが、ホルモン療法を中止すると減少率がぐんと悪くなるのです。この調査の一環として行われた23の観察調査の結果は、閉経後の女性が大腸癌にかかる確率は、HRTの影響で20パーセント減少することを示しています。

まとめ
- 大腸癌にかかりやすい家系なら、自分自身とこの病気のかかわりを考えてみること。
- 食生活の改善がこの病気の予防になる。
- 多くの調査の結果が、HRTが大腸癌の発生率を大幅に下げることを示している。

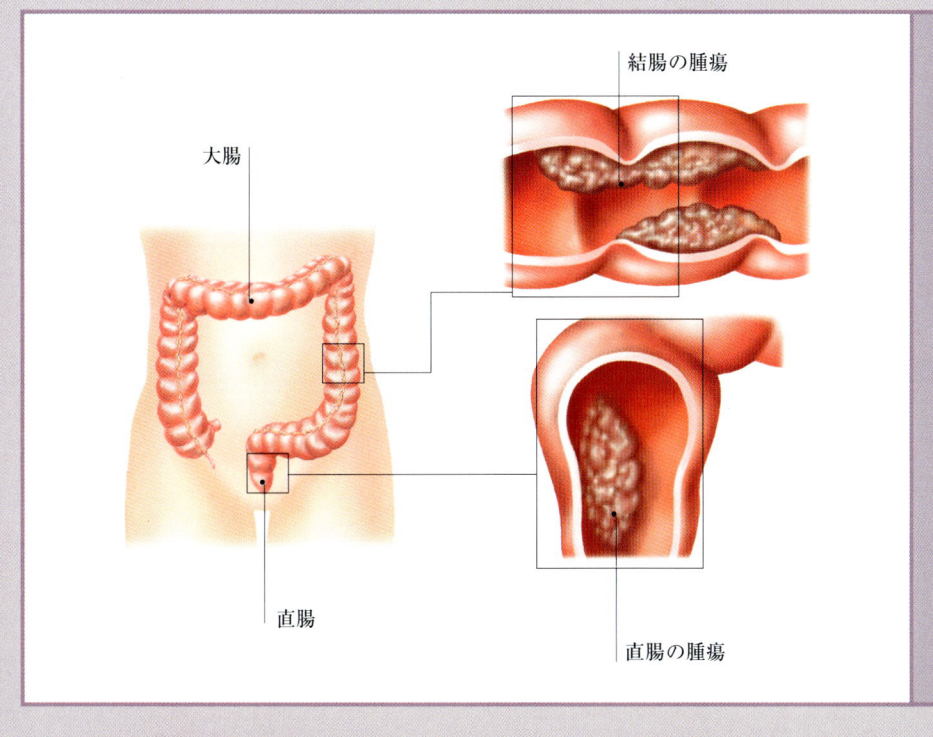

大腸癌の発生部位は？
大腸癌は通常、大腸の終りの部位か直腸に発生します。

骨粗鬆症

私たちの骨格は生きもので、たえまなく新しい骨を作り出しています。骨の成長と修復に必要な一定のプロセスの中で、骨は常にこわれ、生まれ変わることを繰り返しています。これは"再成"と呼ばれています。

骨の基本的な構造は年をとっても変わることはありませんが、密度と強度は低下していきます。これは女性だけでなく男性にとっても、自然な老化のプロセスの一過程です。しかし人によっては、新しい骨がつくられるより速い割合で量が失われることがあります。そうなると、骨は非常にもろく、折れやすくなります。骨折が起こりやすいのは手首、腰（大腿骨）、背骨で、腰の骨折による死亡率は20パーセントと、実に恐ろしい結果が出ています。

折れた骨は端がギザギザになっていて、くっつくまで時間がかかります。

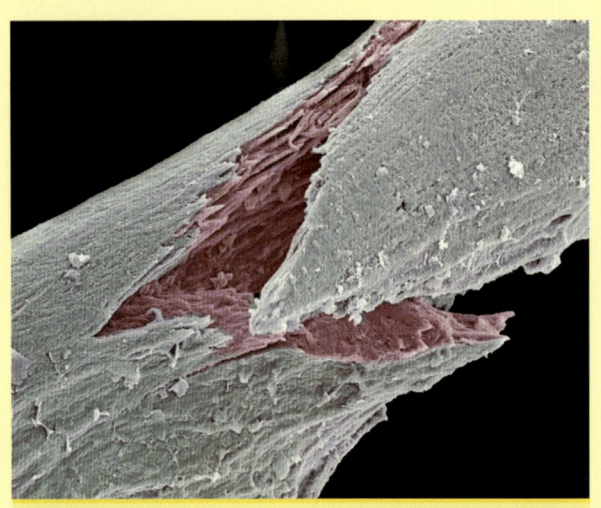

ご存じですか？
アジアの成人女性の4人にひとりは、65歳までに手首か腰骨を骨折するか、背骨を圧迫骨折しています。さらに75歳になるころには全女性の半数が骨折を経験しています。

骨粗鬆症は、この病気に関するサポートや情報、調査を扱う組織が70か国にあることから明らかなように、世界中に患者がいる病気です。骨のもろさには人種が関係しています。アフリカ、アボリジニ、地中海系の女性はたいてい骨太で、骨格が完成するころには骨の量も充分になっているため、骨粗鬆症にかかりにくいと思われます。逆に、白人やアジア人の女性は一般的に骨が細く量も少ないため、骨粗鬆症のリスクも大きくなります。

骨粗鬆症が始まるのは、エストロゲンの量がまだ多い、閉経の5年から20年前のいつでも可能です。閉経を迎えたとき、卵巣が機能しなくなったとき、あるいは卵巣か子宮を摘出したときから数年にわたって、骨粗鬆症は急激に進行します。その時期、骨が失われる確率は年間2パーセントから5パーセントに上昇します。しかし女性によっては、カルシウムがいちじるしく不足した食事や、排卵のさまたげになるような過剰な運動によって、この病気の下地がずっと前からできている場合もあります。

骨粗鬆症は静かに進行する病気で、初期段階ではたいてい痛みもなく、何も気づかないうちに進んでいきます。自分の骨を見ることはできませんから、何か具合の悪いことが起こっているとは思いもよらず、ちょっとぶつかったりこけたりした程度で、腰骨や背骨や手首を骨折してしまいます。ほかに次のような症状があります。

- 身長が低くなる
- 背骨が湾曲する
- 背中に原因不明の痛みが急におこる

骨粗鬆症から、身長が大幅に縮む、背骨が激しく湾曲する、慢性の痛み、障害が残るなどの症状が出ることがあります。まさに人生をゆがめてしまう病気であり、私たちができて当たり前だと思っている日々の行為ができなくなってしまうのです。

リスクの要因

次にあげるのは骨粗鬆症のリスクを高くする要因です。

- 45歳より前の非常に早い閉経。卵巣が機能しなくなるため、通常より早くエストロゲンが失われます。
- 通常の閉経年齢である50歳より早い閉経。通常より早くエストロゲンが失われる確率が高く、卵巣を摘出している場合には確実にそうなるでしょう。
- (関節炎やぜん息の治療のために) 多量のコルチコイドを長期にわたって使用した場合。使用を中止せず、骨の減少をおぎなえるよう、担当医に量の調整を行ってもらいましょう。
- 生理がめったにない、あるいは不規則に訪れる。自然にそうなる場合もあれば、たとえば踊りをする人であれば過剰な運動が原因になったり、拒食症や過食症が原因になる場合もあります。そうなると年齢に関係なく、閉経期と同じようにエストロゲンの量が減少します。
- セリアック病、クローン病などの吸収障害を引き起こす消化不良、あるいは胃の手術。
- 過度の喫煙。骨を作る細胞をこわし、早い閉経の原因になります。
- カルシウム摂取量の不足。ミルクと乳製品をとることで骨密度を維持することができます。
- 過度の飲酒。アルコールのとりすぎは骨を破壊します。
- 運動不足。骨の強さ保つためには運動が必要です。
- したがって、ベッドと車椅子の生活をしている人はリスクが高くなります。
- 日光不足。骨の硬度を高めるはたらきがあり、骨の健康に欠かせないビタミンDの生成には日光を浴びることが必要です。

骨のミネラル量と骨粗鬆症の発症率の関係は遺伝的要因の個人差によるものが大きく、骨粗鬆症にかかりやすい家系であれば、年をとってからの骨折のリスクが大きくなります。そのような家系を持つ人には、医師は骨密度検査を受けるように勧めます。

"
1995年から激しい腰痛が始まったのですが、私は単に"老化"のせいなのだろうと考えていました。ところがそれからは、機敏さも自分で動く能力も落ちるばかりで、家族に頼る度合いが増えていきました。病院に行くと鎮痛剤を出され、次にはもっと強い鎮痛剤が出されるという繰り返しで、骨密度の低下が原因だとやっとわかったのは、3年もの貴重な月日を失ったあとでした。

カルメン（スペイン在住）
"

もっとミルクを飲みましょう

1994年、イギリスのケンブリッジ在住の44歳から74歳の女性284名を対象に調査が行われました。この調査で、25歳までにミルクを頻繁に飲んでいる人は、中高年になったときの腰骨の骨密度が平均より5パーセント高いことがわかりました。

ご存じですか？

子どもの骨格は2年ごとに、成人の骨格は7年から10年で入れ替わります。16歳から18歳で骨の伸びが止まったあとも、骨密度は増え続けますが、35歳を過ぎたあたりから低下し始めます。

診断

　骨粗鬆症かどうかを判断するには、二重エネルギーX線吸収測定法（DXA）、別名DXAスキャンとも呼ばれるX線を使うのが最適です。DXAは1〜3パーセントという少量の骨の欠損を感知し、毎年スキャンを受ければ欠損率を出すことができます。

　現在のところ、骨の強度をはかる方法として正確さ、信頼性ともに最も高いのがこの骨密度スキャンです。DXAマシンでスキャンされるのは通常、背骨の下部と腰の片方ですが、ほかにも上腕部やかかとなどを調べることができます。スキャンの結果は、健康な若い成人の骨密度と比較されます。

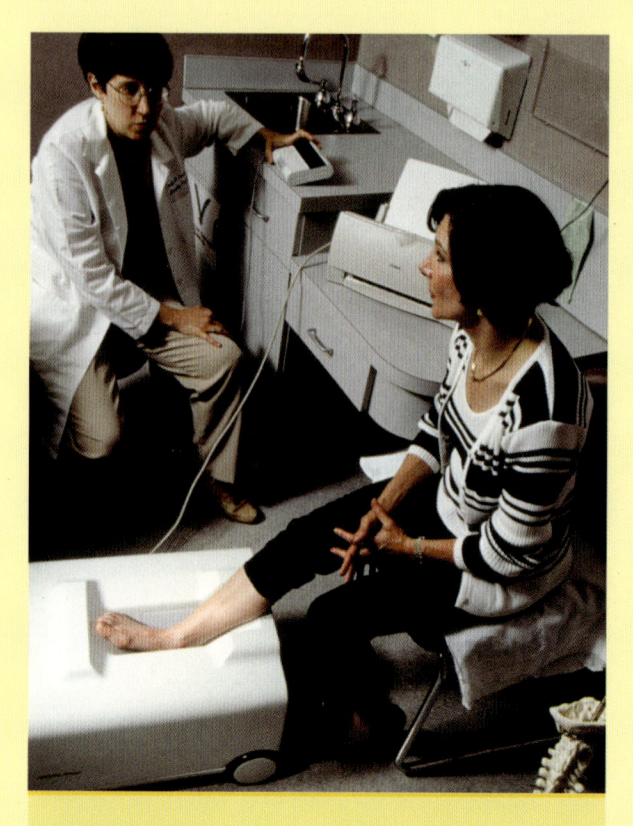

　DXAマシンは大型の測定機械です。それほど費用のかからない診断法に使われるのが簡易型超音波マシンで、かかとの骨や手首、指の構造と強度をはかることができます。また、かかとの超音波を使って、閉経期の骨粗鬆症による骨折のリスクや、閉経後まもなくのコリース骨折（手首の骨折）のリスクを予測することもできます。

骨を大切にして
リスクを減らしましょう

骨にはカルシウムが必要です

　骨の重さのほぼ67パーセントはカルシウムが占めていて、骨はカルシウムの貯蔵庫の役割をしています。血液中のカルシウムの量が一定のラインを下回ると、体は必要なカルシウムを骨から補充します。このようにして、心臓や筋肉、血液、神経などの重要な機能のために骨からカルシウムが引き出されています。

　ですから、ふだんの食事でカルシウムを摂取することが大切なのは言うまでもありません。次のページの一覧を参考にして、カルシウムの摂取量を増やしましょう。もうひとつ大切なのが、食品に含まれるほかの成分が体内のカルシウムの量に与える影響を知ることです。

　（多量に摂取すると）カルシウムの吸収率を下げる成分には、次のようなものがあります。

- フィチン酸塩―線維質に含まれる。特に未加工のふすまに多い。
- タンニン―お茶に含まれる。
- 蓚酸塩（しゅうさんえん）―ホウレンソウに含まれる。
- カフェイン―コーヒー、紅茶、コーラなどの飲み物に含まれる。
- カルシウムを含有しないリン化合物。缶入りの炭酸飲料など。

骨密度検査
骨粗鬆症による骨折のリスクをどんな方法で予測するにせよ、骨密度測定の経験を積んだ専門医からの医学的なコメントをもらってはじめて、測定結果の適正な評価が可能となります。

カルシウム摂取量を増やしましょう

1日の必要量

閉経前	1,000mg
閉経後	1,500mg

一般的な食品100gのカルシウム含有量（単位：mg）

乳製品

チーズ	
チェダー	800
カッテージ	80
デーニッシュブルー	580
エダム	740
パルメザン	1,220
プロセスチーズ	700
チーズスプレッド	510
クリーム	79
卵（全卵）	52
卵（黄身）	130
牛乳（半脱脂乳）0.5リットル	702
牛乳（スキムミルク）0.5リットル	705
ヨーグルト（低脂肪）	180
アイスクリーム	134

野菜

豆（サヤインゲン）	180
豆（インゲンマメ）	140
ブロッコリー	100
キャベツ	53
ヒヨコマメ	140
葉物野菜（ケール）	98
塩水漬けオリーブ	61
パセリ	330
エンドウマメ	31
ホウレンソウ	600
ネギ	140
クレソン	220
ベイクトポテト（大）	24
豆のトマトソース煮（350gの缶詰）	239

魚・肉

魚や肉にはほんの少量のカルシウムしか含まれていません。パイや魚のフライはほとんどが、小麦粉に含まれるカルシウムの量です。缶詰のマイワシ、サーディン、スプラット（ニシン属の小魚）、ホワイトベイト（イワシなどの稚魚）などの魚は、骨にカルシウムが含まれています。

エビ	150
カニ（缶詰）	120
マイワシ（缶詰）	300
サーモン（缶詰）	93
サーディン（缶詰）	460～550
スプラット（フライ）	860
魚のペースト	280
蒸した貝柱	120

くだもの

アプリコット（乾燥）	92
ブラックカラント	60
カラント	95
イチジク	280
レモン（1個）	110
ルバーブ	100
オレンジ（大1個）	99

ナッツ

アーモンド	250
ブラジルナッツ	180
ピーナツ（ローストして塩をまぶしたもの）	61
ゴマ	870

飲み物（乾燥重量で100gあたり）

ココアパウダー	130
コーヒー（粉）	130
インスタントコーヒー	160
麦芽乳飲料	230
紅茶（インド産）	430

小麦粉・焼き菓子

パン（白、玄米とも）	100
スポンジケーキ	140
堅いケーキ（フルーツケーキ1個）	390
小麦粉（プレーン）	210～240
小麦粉（ベーキングパウダー入り）	350
きなこ	210～240
小麦ふすま	110

調味料

カレーパウダー	640
マスタード（乾燥）	330
コショウ	130
塩	230
コンソメキューブ	180
ドライイースト	80

尿からカルシウムを奪う成分には次のようなものがあります。

- 塩—塩分を多量に摂取すると尿のカルシウムが失われます。
- タンパク質—動物由来のタンパク質を過剰に（1日4回以上）摂取した場合。
- カフェイン—コーヒー、紅茶などカフェインを含有する飲み物には排尿を促す効果があり、したがってカルシウムも失われます。

骨が必要とするもの——ビタミンD

ビタミンDにはカルシウムの吸収率を高めるはたらきがあります。リンゴ、クレソン、マグロ、サーモン、ニシンなどに含まれていますが、ビタミンDの最高の供給源はなんといっても日光です。日光にあたると皮膚で生成されるビタミンDが増加します。

骨が必要とするもの——マグネシウム

カルシウムの正しい代謝に欠かせないのがマグネシウムです。骨の構造を正常に保つためには、カルシウムの2倍のマグネシウムが必要になります。マグネシウムを豊富に含む食品は、濃緑色野菜、リンゴ、種や実、ナッツ、イチジク、レモンなどです。また、玄米や全粒小麦粉、全粒ライ麦などの全粒穀物にも多く含まれています。

骨が必要とするもの——ビタミンC、B6、K

骨の成分の90パーセントを占めるのがコラーゲン（線維質）です。そのコラーゲンを生み出すビタミンCは、骨の構造にとって非常に重要な存在です。ビタミンCを豊富に含んでいるのは、柑橘類（オレンジ、レモン、ライムなど）、緑の葉物野菜、ベリー類、ジャガイモ、サツマイモ、ヤムイモなどです。

ビタミンB6は骨の結合組織の強度を増すと言われています。全粒穀物、魚、ナッツ、バナナ、アボカドなどに含まれています。

ビタミンKはおもに血液の凝固に効果のあるビタミンとして知られています。また骨の硬度を高める効果もあり、緑の野菜に最も多く含まれています。

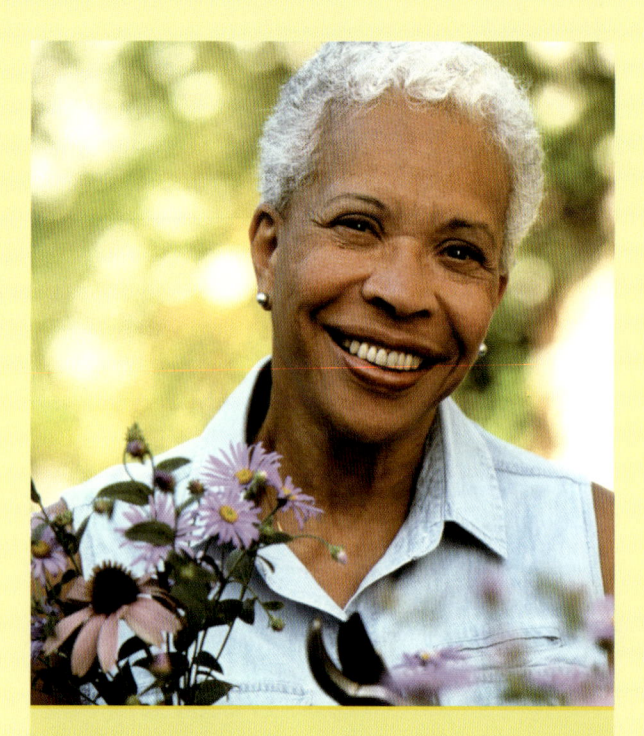

ご存じですか？

ガーデニングにいそしむことで、自尊心や自信が培われます。医師がガーデニング療法を勧めるようになる日は遠くないでしょう。
Thrive（旧・園芸療法協会）

骨が必要とするもの——エクササイズ（運動）

骨を強くするのに最適なのは、骨に重量をかけるタイプのエクササイズです。体を動かすと骨に重さがかかるような運動、たとえばウォーキングやなわとび、アイススケート、ランニング、スキップ、球技、階段を走って上り下りする、庭の土掘り、エアロビクス、テニスなどがおすすめです。1日20分、週3回のエクササイズを目標にしてください。

ほかにどんなことができるでしょう？

骨粗鬆症は治療することができます。骨粗鬆症と診断された、あるいは骨粗鬆症が原因で骨折した人は、治療を始めるのに遅すぎることはないと考えましょう。骨が失われるのを防いだり、こわれる速度を遅くしたり、骨折を予防したりする効果のある薬や治療法は、幅広い種類のものがそろっています。また、次のような選択肢も用意さ

れています。

ビスフォスフォネート

比較的新しい薬の種類で、非ホルモン系の治療法に使われます。骨を作る細胞がより効率的にはたらけるようにし、結果的に骨密度を高めます。

現在手に入るビスフォスフォネートは次の3種類です。
- リセドロネート（商標名：アクトネル）―骨密度を増し、背骨と腰骨を骨折するリスクや頻度を減らすとされています。
- アレンドロネート（商標名：フォサ（ボナロン）マックス）―骨密度を増し、背骨と腰骨を骨折する頻度を減らすとされています。
- エチドロネート（商標名：ディドロネル）―骨密度を増し、背骨を骨折するリスクを減らす（腰骨には効果がない）とされています。

SERMs

"選択的エストロゲン受容体調節因子（モジュレーター）"の頭文字をとった"SERM"は特別な薬の種類で、HRTにおけるエストロゲンと似た機能を数多くもっています。違っているのは、SERMは乳房や子宮の組織を刺激しないため、エストロゲンの有益な効果を骨に与えつつ、乳癌や子宮癌のリスクを増すことがないという点です。ただ

ヨーロッパにおける骨折

2001年12月にヨーロッパで発表された骨粗鬆症による骨折調査報告書の中で、1万人あたりの骨折率が明らかにされました。

スウェーデン	20.1	イタリア	13.6
デンマーク	17.9	ギリシャ	12.3
ドイツ	16.4	フランス	9.1
イギリス	14.4	ポルトガル	8.2

ご存じですか？

トップクラスの運動選手やダンサーにとって骨は"商売道具"ですが、実はあまりにも激しい練習は骨にダメージを与えます。練習と本番の内容を考えるときは、それぞれの体格や必要な栄養を考慮しなければなりません。肉体を支えている骨がこのうえなく健康であってこそ、最高の結果が生まれるのです。

し、ホットフラッシュには効果がないため、この症状に悩んでいる人にはほとんど役に立ちません。SERMsは乳癌のリスクがあるホルモンを用いないで、骨粗鬆症が健康におよぼす長期的なリスクを防ぎたい人には打ってつけでしょう。

ラロキシフェン（商標名：エビスタ）というSERMは1日1回服用の錠剤で、骨密度を増し、背骨の骨折のリスクを減らすとされています。乳癌のリスクに対するエビスタの長期的な効果は、すでに報告されています。

HRT

骨折の有無にかかわらず、女性の骨粗鬆症の治療法として、現時点で唯一の薬物療法です。HRTは骨の健康に効果がありますが、長期にわたって使用した場合のみです。フラーミングハム調査（アメリカで1948年に開始された長期の保健調査プロジェクト）によって1993年、このようなことが明らかになりました。

- 少なくとも7年間、HRTを受けていた女性だけが、受けていなかった女性にくらべて骨のミネラル密度がきわめて高かった。
- HRTを受けていた女性の骨のミネラル密度は、HRTを中止すると同時に、急激に低下した。
- 7年間HRTを続けていても、75歳以上になると骨折の予防としては充分ではないと思われる。

カルシウムのサプリメント

1日に必要なカルシウム摂取量を食べ物や飲み物（P.47の食品のカルシウム含有量一覧を参照）からとるのが無理な場合は、サプリメントで補うのがいいでしょう。

ビタミンD／カルシトニン

ビタミンDのサプリメントは、たとえば65歳以上の人で、家にこもりきりだったり老人ホームに住んでいたりして、栄養のバランスが悪い食事と充分に日光を浴びない生活の結果、ビタミンD欠乏症になった人に適しています。ただし、太陽の光を浴びすぎると皮膚癌にかかるおそれがありますから、注意してください。

カルシトロール（商標名：ロカルトロール、カルシジェックス）は腸のカルシウム吸収率を高め、骨の中に入るカルシウムの量を増やします。

簡単な解決法

オーストラリアのメルボルンで2001年、高齢者の転倒を防ぐ方法を広めるキャンペーンが行われました。対象者は70歳以上で、半数は一人暮らしの人でした。紹介された方法はグループでのエクササイズ、自宅での危機管理、視力改善の3種類。エクササイズを実施したグループはバランス感覚がいちじるしく向上しましたが、すべての方法に大きな効果が見られ、年間の転倒者数が14パーセント減少する結果になりました。

> 私の母はまだ69歳なのに、脊柱後湾症にかかっていて背中に激しい痛みがあるため、長時間座っていることができません。身長は6センチ低くなって、体に合う服がなかなか見つからず、ころばないようにと運動靴しかはけない生活です。母は閉経から20年近くたって、重度の骨粗鬆症だと診断されました。私はそんなリスクを背負いたくありませんから、HRTを受け、毎日カルシウムのサプリメントをとり、2年ごとに骨密度の検査を受けています。
>
> サラ（イスラエル在住）

このイラストで骨粗鬆症（こつそしょうしょう）が背骨に与える影響がはっきりわかります。

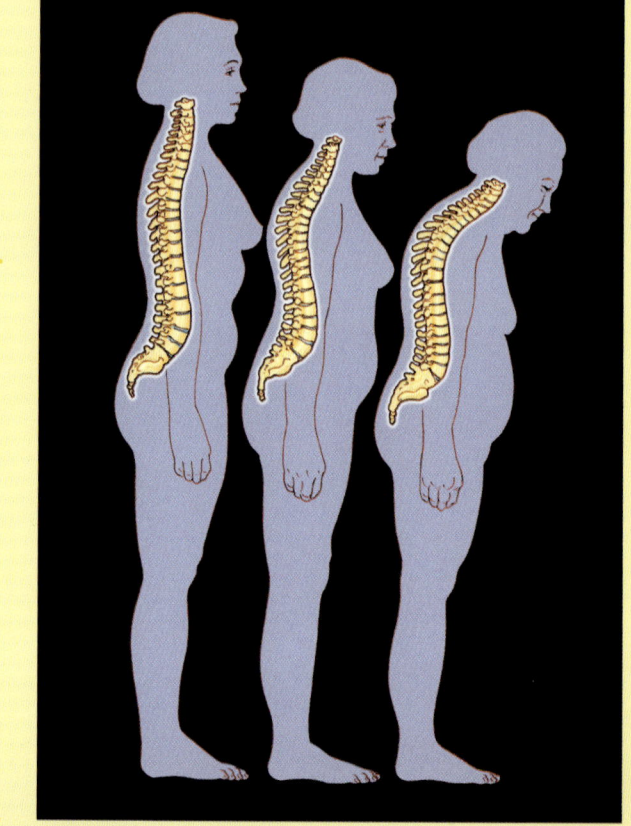

転倒とその予防

　骨粗鬆症がらみの骨折は、そのほとんどが転倒によるものです。60歳以上の人の3分の1が、少なくとも1年に1回はころんでいます。転倒しても大事に至らない場合もありますが、骨折に至るケースが多く、特に骨粗鬆症の女性はその確率が高くなります。

　下の表は転倒の一般的な理由を示し、それを防ぐ方法を提案しています。

リスクが大きいのはどんな人でしょう？

腰骨（大腿骨）の骨折のほとんどは80歳以上の人で、病気や死に至る確率が高くなります。リスクの大きいのはどんな人かを把握しておけば、そのリスクは効果的な治療で半減させることができるのです。

ガイズ・ホスピタル（ロンドン）　核医学教授

転倒の一般的な理由

理由	予防
筋肉の衰え、低血圧、耳の障害などの症状が原因で平衡感覚が悪くなっている	● エクササイズで筋肉を強化し、平衡感覚を改善する
視力が衰えて、床の上のコードや道のでっぱりなど、危険に気づきにくくなっている	● 自宅の照明をよくする ● 毎年視力検査を受ける ● 効果の高いサングラスをかけ、まぶしい光を避ける
靴などの履き物	● 足にぴったり合った靴をはく
自宅での危険 （ほとんどの転倒は自宅で起こっています）	● 床の表面―マット、カーペット、敷物はきちんと広げて端がめくれていない状態にしておく ● 足元に電気のコードがひっかからないようにする
照明	● 自宅はどこも明るい照明にし、スイッチはわかりやすいところにつける
バスルーム	● シャワーや浴槽の出入り、トイレを使うときに安全なように、手すりをつける ● 床が濡れてすべらないよう、すべりどめつきのマットを敷く
自宅外での危険	● でこぼこの舗道、ショッピングセンターのすべりやすい床、歩道の高い縁石などに注意する ● 落ちた枝やホースなどは片づけ、庭をすっきりさせておく

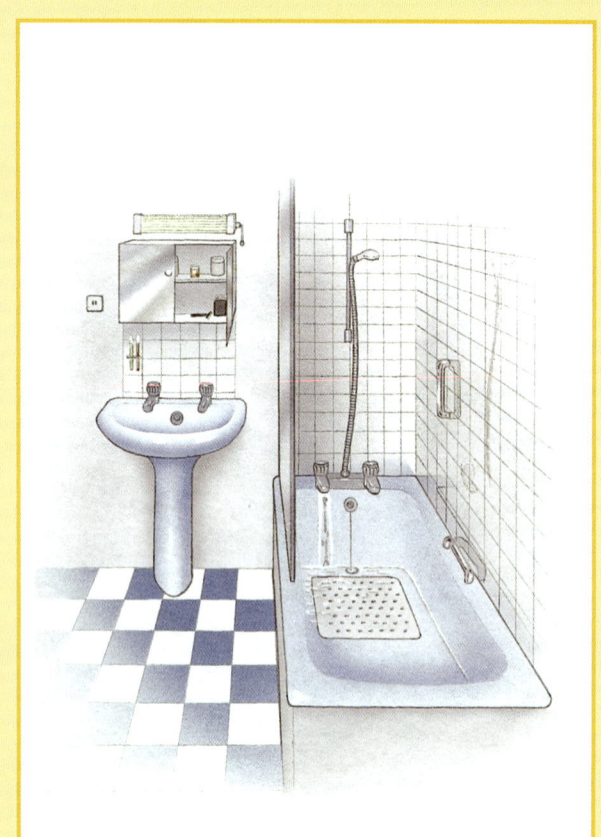

安全なバスルームにするために

バスルームでの転倒を予防するためにできる簡単な対策があります。浴槽の出入り用に手すりをつけ、かならずすべりどめつきのマットを使いましょう。

まとめ

　早い閉経や無月経症（妊娠以外で生理がなくなったり異常に少なくなったりすること）を経験していて、骨粗鬆症の家系であるか、あるいはコルチコイドを使用している場合は、骨のスキャンを受けるのが治療法を決めるのに役立つでしょう。

　これからの人生を健康な骨で過ごすために、あらゆる可能性を探ってください。あなたが骨を大切にすれば、骨もあなたを大切にしてくれるでしょう。

"
　49歳のとき、癌にかかって子宮を全摘出しました。50代後半で箱につまずいて転倒し、肋骨を何本か骨折しました。10年後にも肋骨を何本か骨折。そして1995年、63歳のとき、はしごから落ちて片脚と胸骨を骨折、鎖骨が砕けて肘の骨は欠けたうえ、またも4本の肋骨を折りました。そのときになってやっと、骨粗鬆症との診断が下されました。骨密度のスキャンで、腰骨と背骨を骨折する危険性がきわめて高いとわかったのです。

　担当医は骨量を増すために毎日のむ薬を処方してくれ、この4年間ずっとそれにしたがってきました。それなのに、いまだに私の骨はどうしようもなくもろいのです。先週、車から食料品を降ろして家に運んだとき、1リットルの牛乳パックが入ったスーパーのビニール袋を小指で持ち上げたら、小指がポキッと折れてしまったのです。

　私にとって、骨粗鬆症を抱えて生きるのがどういうことかをお教えしましょう。

- いつも注意していなければならない
- 急いではいけない。平らでないところを歩くときや雨の日は特にあわててはいけない
- 愛犬のジェミを毎日散歩させるときはひもを短くして、足にひっかかってこけないようにしなければならない
- ハイヒールは禁止
- 骨密度に影響があるので、アルコールの量は控えめにするか、本当をいえば禁酒するのが一番いい
- 食料品を車から家に運ぶときは少量ずつ、17段の階段を何度か往復して運ばなければならない
- 菜園を耕したり、木にのぼって枝を剪定したりすることはもうできない
- 床の上に立って手の届く範囲にあるものしか掃除できない

　何よりもつらいのは、孫たちといっしょに走り回れないこと。海に行っても潮だまりで遊ぶこともできず、浜辺でみんなの靴の番をしている——それが私の姿なのです。

ボニー（ニュージーランド在住）
"

HRTと心臓疾患

手のひらを上に向けてみると、手首の薄い皮膚の下に青みをおびた静脈が見えます。この血管は、体内に血液を循環させている複雑な"血管系"の構成要素です。

健康な血液は体内を自由に流れるものですが、ときには（血栓のように）じゃまなものができたり、血管の中にヤカンの内側のようにアカがたまったりすることがあり、そうなると脳卒中か心臓発作におそわれるリスクが出てきます。このふたつの病気は、心臓血管疾患（CVD）と呼ばれるカテゴリーに属しています。

心臓と循環器の病気、つまり心臓血管疾患には心臓と血管の病気がすべて含まれます。このカテゴリーの中の二大疾患が冠状動脈心疾患（CHD）と脳卒中ですが、先天性の心臓疾患（生まれたときからの心臓奇形など）や心臓弁膜症をはじめとする、心臓と血管のさまざまな疾患も含まれています。冠状動脈心疾患も脳卒中も、動脈が詰まって起こる病気です。

冠状動脈心疾患はおもに2種類の形で起こります。狭心症と心臓発作で、心臓発作は"心筋梗塞"としても知られています。

- 狭心症は、心筋につながる血管が狭くなって起こる病気で、運動や感情の動きによって胸に痛みを感じるという症状が出ます。痛みの程度は穏やかな場合も激しい場合もあり、たいてい10分以内で治まります。
- 心臓発作も同じような痛みが起こりますが、痛みが長く続いて死に至ることもあります。心臓発作は血管が血栓によって完全にふさがれた結果起こります。

ほとんどの国において冠状動脈心疾患は、女性の病気や死亡の原因として骨粗鬆症と癌を合わせたよりも多くなっています。60代以下の女性がこの病気におそわれることはめったにありません。

高血圧

血圧とは、動脈（つまり、心臓から体内のほかの部分に血液を運ぶ管）の中にある血液の圧力をさします。太い動脈の壁が柔軟性を失って堅くなったときと、細い血管が収縮し狭くなったときに高血圧の状態が起こります。高血圧の人は脳卒中や心臓発作のリスクが大きくなります。

末梢動脈疾患

この病気が起こるのは、脚に血液を送っている動脈が狭くなったり、完全に詰まったときです。心臓や首に血液を供給している動脈など、ほかの動脈も影響を受けます。

糖尿病と心臓疾患

世界中で最も多く見られる二大慢性病。ヨーロッパには1,000万人を超える糖尿病患者がいます。

血中コレステロール

コレステロールには、食物コレステロールと血中コレステロールの2種類があります。食物コレステロールは食品に含まれるもの、血中コレステロールは体内を循環しているコレステロールの量です。コレステロールは肝臓で作られ、アテローム性動脈硬化と呼ばれる現象によって動脈壁に沈殿することがあります。この結果、動脈が堅く、狭くなり、心臓疾患を引き起こします。

リスクの要因

次にあげる要因がある場合、心臓血管疾患のリスクが高くなります。

- 高血圧―脳卒中の最大のリスク要因
- 心臓疾患の家系
- 肥満―"肥満"の定義は体格指数（BMI）が30以上。BMIが26以上の場合は"体質増加"に分類される（P.56のBMI算出法を参照）。
- 座っていることの多いライフスタイル
- 喫煙―末梢動脈疾患と密接な関係を持つ
- 社会心理学的な要因―ストレスの多い環境、うつ、社会的孤立などがリスクにつながる
- 糖尿病
- 血中コレステロール値が高い―心臓血管疾患につながる

リスク要因がふたつ以上重なった場合、要因がひとつだけの場合よりも影響が強くなり、いっしょに現れることの多い要因もあります。たとえば、高血圧の女性は糖尿病のスクリーニングテストを受けたほうがいいでしょう。

女性と心臓疾患

年をとるにつれて、リスクのパターンも変化します。女性が心臓疾患をわずらう平均年齢は男性よりも10歳遅くなっています。冠状動脈心疾患の発病率は年齢が上がるほど男女の差は小さくなりますが、これは閉経後の女性の発病率が上がるためではなく、中年期の男性の発病率が下がることを反映しています。

男性と心臓疾患については大規模な調査が実施されていますが、女性の心臓血管疾患については、調査も分析も行われていないため、情報はあまりない状態です。長いあいだ、女性はエストロゲンを作れるうちは心臓病にはかからないだろうと考えられてきました。エストロゲンは血中コレステロールの代謝によい影響をおよぼすからです。そして、そのエストロゲンが失われる閉経後には、女性も心臓病のリスクが増すと言われてきました。

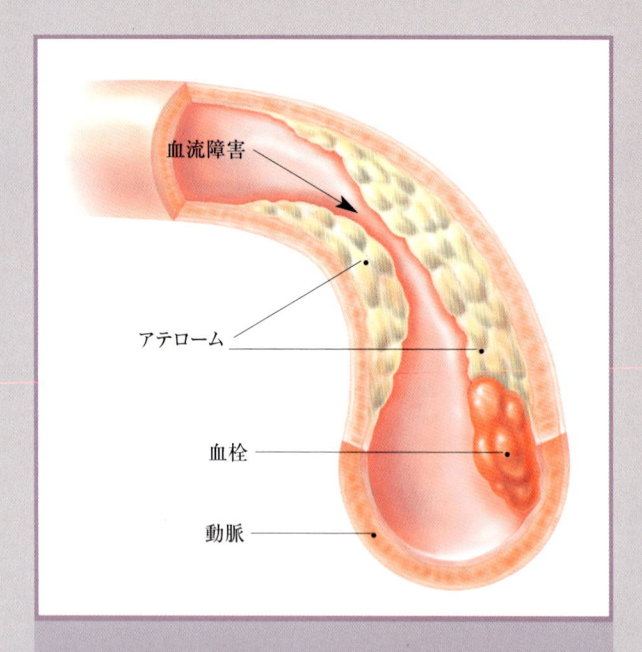

ふさがった動脈

冠状動脈心疾患は、冠状動脈壁に徐々にたまった脂肪物質（アテローム）のために、動脈が細くなったところから始まります。

中年の高血圧や高コレステロール値、特にこのふたつが組み合わさった場合は、アテローム性動脈硬化が誘発されて脳に血液が流れなくなり、中年以降のアルツハイマー病のリスクを大きくします。

ご存じですか？

EUでは毎年50万人以上が、喫煙が原因で平均寿命より21年も早く死亡しています。

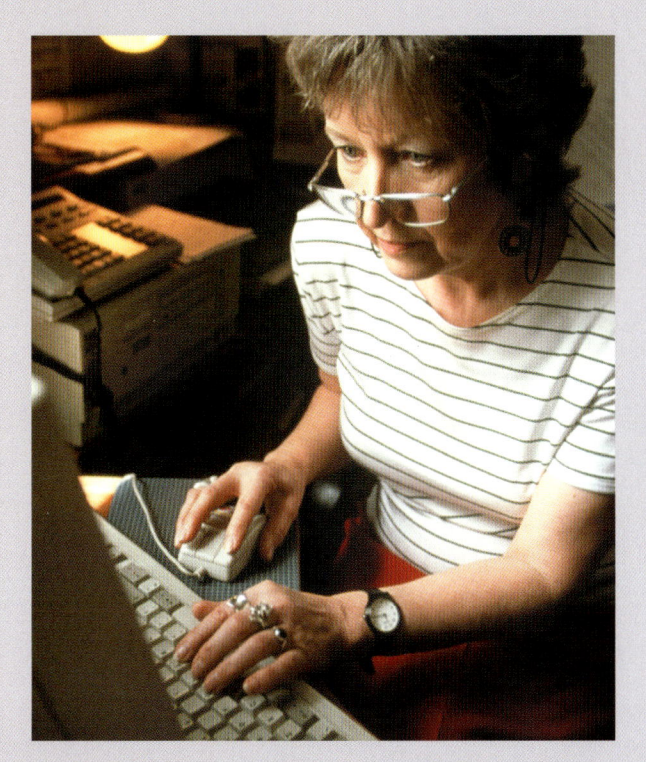

座ってばかりの生活は心臓疾患のリスクを高めます。
仕事で1日中デスクに向かっている人は、
仕事以外の時間には体を動かすように心がけましょう。

心臓血管疾患は
ほとんど防ぐことができます

このことをみごとに証明している例があります。フィンランドの北部カレリア地区で、地域ぐるみで心臓健康プログラムを実施したところ、心臓血管疾患の死亡率が20年間で約70パーセント下がったのです。

ヨーロッパの心臓事情

ヨーロッパでは75歳以下で亡くなる人の半数以上、つまり毎年400万人が心臓血管疾患に命を奪われています。ギリシャ人は喫煙率の高さ、心臓血管疾患の多さとも最高。ポルトガル人は運動量が最も少なく、脳卒中による死亡率はEUの中でトップ。アイルランド人は冠状動脈心疾患で死亡する確率が最高となっています。

　第1章で取り上げたように、たしかに女性は閉経期にエストロゲンを——約40パーセント——失いますが、閉経後も量はさまざまながら最長20年にわたって生成され続けるのです。

　閉経後の女性は心臓血管疾患の進行が早くなるとするなら、HRTでエストロゲンの量を維持すればそれを防げるという仮説が成り立ちます。そして実際に1970年、30の症例を研究した結果、エストロゲンを使用した女性は心臓疾患にかかる率が低いという報告が寄せられました。

" 　私の人生が180度変わったのは50歳のときです。海外出張から戻った私は、嘔吐と下痢がずっと治まらず、検査のために入院することになりました。当時、私はたばこを吸っていましたし、仕事でストレスがたまっていました。
　私は入院中に脳卒中を起こし、医師はHRTのせいだと言いましたが、私はそうは思いませんでした。それまで5年間もHRTを続けていて、何の問題もなかったのです。まもなく、最初の癲癇（てんかん）の発作におそわれました。
　その後2年ほど、ひどいうつ状態と、混乱して不安定な精神状態が続きましたが、担当医が再びHRTを始めてくれて、救われたのです。それから61歳の現在まで9年間HRTを続けていて、私を悩ませた症状はすっかり治まっています。

ローラ（イギリス　ブリストル在住）
"

体格指数（BMI）

　体脂肪の量は、体重そのものよりも大きな意味をもつことがあります。体格指数（BMI）は人の体重と身長の関係を表すもので、体重（kg）を身長（m）の二乗で割って算出します。BMIは自分にとっての理想体重を割り出すのに最適な方法です。計算機を使ってやってみましょう。正常なBMIの値は18から25。18より下、あるいは25より上になると健康がおびやかされます。

閉経前後の時期には体重に目を光らせましょう。太りすぎはあなたの心臓に悪影響をおよぼします。

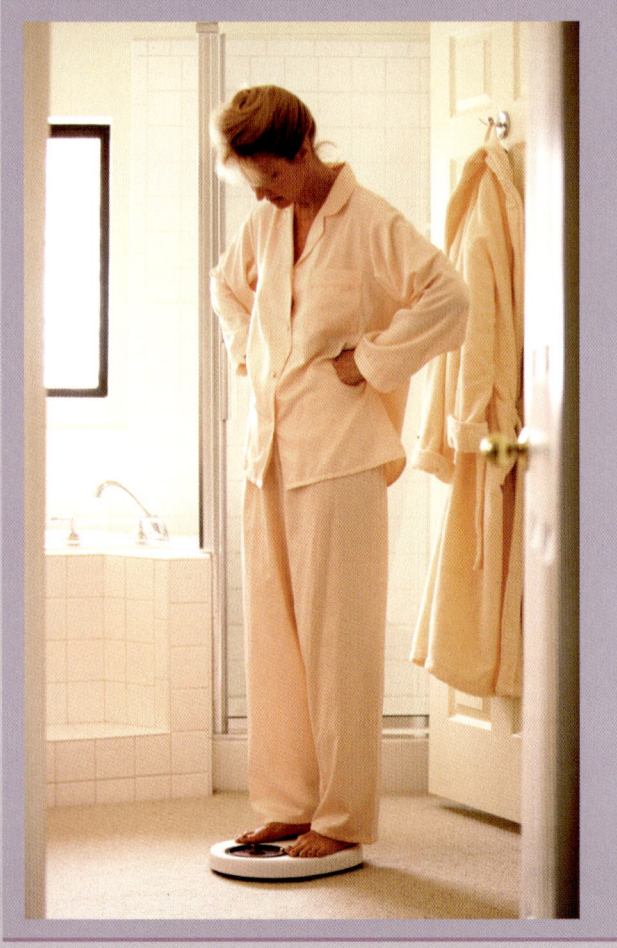

BMIを計算しましょう

算出方法：

1. あなたの体重（kg）をXとします。
2. あなたの身長（m）に身長（m）をかけます。これをYとします。
3. XをYで割ります。

例：
あなたの体重は61kg（X）、身長は1.6mだとします。

- まず身長に身長をかけます。
  1.6×1.6＝2.56（Y）

- 次に、体重を身長の二乗で割ります。（X÷Y）
  61÷2.56＝23.8

- あなたのBMIはだいたい24です。

健康な範囲内におさまっていますが、やや高めの数字です。あと5kg増えれば不健康な範囲に入ってしまうということを肝に銘じましょう。

しかし、こんな事実もあります。1997年以前に、閉経後の健康な女性を対象に、HRTを使用した場合、偽薬を使用した場合、何も治療をしない場合、ビタミンやミネラルを使った場合の効果を比較するため、無作為に選ばれた22の試験のメタアナリシスの結果では、HRTに心臓疾患を予防する全体的な効果は認められていません。

HRTが心臓疾患の予防に効果的だとする説の裏づけに最もよく使われるのが、「看護師保健調査」(P.43参照)の一部です。この調査では、エストロゲンの使用者は重大な、あるいは致命的な心臓疾患のリスクが減るという結果が出ました。しかし、この調査における心臓疾患のリスクの要因を詳しく見てみると、リスクの低下はHRTを受けていたこととはほとんど関係なかったことがわかります。

重症の拡張蛇行静脈は、血栓のリスクを生み出す要因となります。

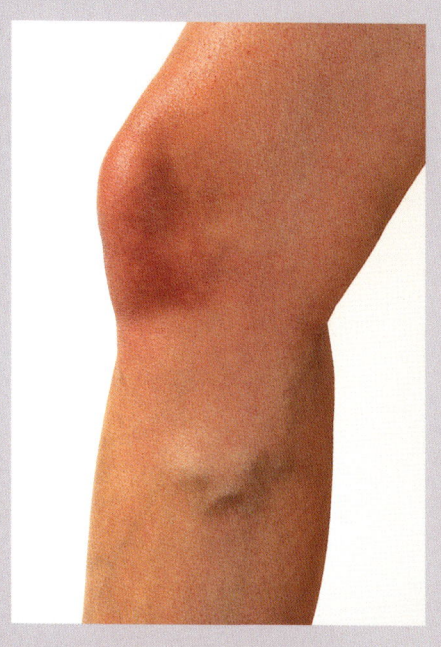

> 私はHRTを受けていたにもかかわらず、閉経を迎えたあと、5、6年にもわたってホットフラッシュに悩まされ続けました。HRTを受けてこれまでどんなメリットがあったかというと、判断がむずかしいですね。HRTの前からずっと肌は透明感があるし髪もつややかですが、たばこを吸いますから、HRTは心臓病を予防してくれたのだと思います。
>
> ジーン（イギリス　チェルトナム在住）

それよりも、調査の対象となったグループ構成の実体が大きく関係していました。もともと、重大な血管のリスクがあまりない女性がみずから名乗り出てできたグループであり、しかも彼女たちは予防薬を使用していたのです。

エストロゲンが健康な女性を作っていたわけではなく、健康な女性がエストロゲンを使用していたのでした。だいたい、HRT調査の対象になる女性はおしなべて知的水準が高く、何不自由なく健康なライフスタイルを楽しんでいるような人たちなのです。

「HRTが女性を心臓発作から守ってくれる効果は見られない」

これは1998年に行われたある調査の結論です。そのとき、心臓血管疾患に対するHRTの効果を調べられるだけの大規模な無作為実験が、はじめて実施されました。対象者は、心臓疾患のある閉経後の女性2,763名。アメリカの18の医療センターから集まった研究者たちが、平均4年間にわたって彼女たちの健康状態の追跡調査を行いました。この「心臓とエストロゲン／プロゲストゲン補充に関する研究」(HERS)では、HRTを受けている女性たちと偽薬を与えられている女性たちのあいだに、心臓血管疾患にかかる確率の差はなかったとの結果が出ています。

しかし、HERSの毎年の調査で、静脈血栓塞栓症のリスクは増加が確認されています。

HRTの適応症に関するこれまでの認識は、医療試験と観察データだけに基づいているようなものでした。臨床試験の結果によって新たな情報が生まれてきているいま、そういった認識には疑問が投げかけられています。

ご存じですか？

ある臨床実験で、"地中海風の食事"に、種やナッツに含まれるアルファリノール酸をおぎなうと、心臓病患者の再発のリスクが大幅に減少するという結果が出ています。

ビタミンE

イギリスのケンブリッジ大学とパップワース病院で1996年、科学者たちによってある調査が行われました。その結果、ビタミンEを毎日服用すると、心臓発作のリスクが75パーセント減ることがわかりました。この調査は、アテローム性動脈硬化症（P.53囲み参照）の患者2,000名を対象に、18か月間にわたってダブルブラインドの実験を行ったものです。ビタミンEを服用していたグループ内での心臓発作の回数は、偽薬を使用していたグループの4分の1でした。

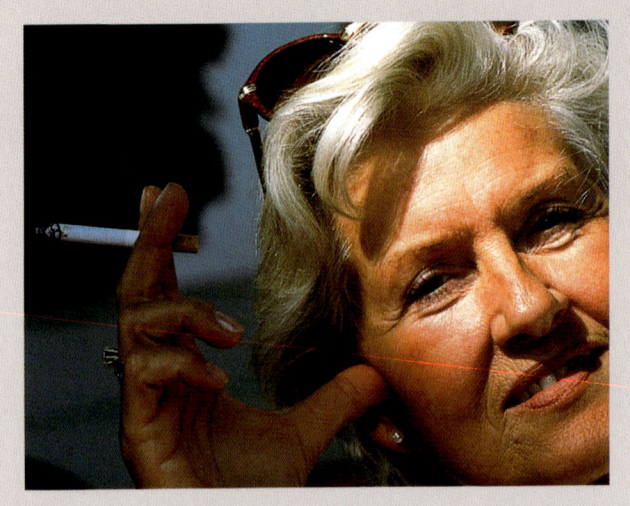

たばこを吸う人は心臓疾患のリスクが高くなります。

現在の認識

この問題に対する現在の見方は、HRTは心臓疾患を予防するというものですが、これまで行われてきた無作為の臨床実験の結果を見るかぎり、HRTに心臓疾患のリスク軽減の効果はありません。同様に、経口避妊薬とは違ってHRTは静脈血栓塞栓症のリスクを増やさないと言われていますが、臨床実験ではHRTを受けている女性の静脈血栓塞栓症のリスクは3倍になることが確認されています。

実験の結果によれば、血栓ができるリスクはHRT開始後1年間が最も高く、次のような要因が原因と見られています。

- 本人または家族に静脈血栓塞栓症の病歴がある
- 最近、外科手術、または精神的ショックを経験した
- 肥満
- 重度の拡張蛇行静脈がある
- 長いあいだ体を動かせない生活をしている

心臓疾患は生活習慣と関連した変性疾患であり、長年にわたって積み重ねられた問題が、心臓疾患という形で現れるのです。

リスクを減らすために

心臓疾患のリスクを軽減するために、生活習慣や食事を改善しましょう。できることはたくさんあります。

- 脂肪分の多い魚、種やナッツ類、油をたっぷり摂るようにしましょう。こういった食品に含まれる必須脂肪酸は心臓疾患を予防するはたらきがすぐれています。魚の油はコレステロールを減らし、血液をさらさらにして血管が狭くなる危険性を減らしてくれますから、週に3回、魚を食べると心臓疾患のリスクが低くなります。
- 自分の身長と骨格に応じた適正体重の範囲内にとどまるようにしましょう。
- 禁煙し、"間接喫煙"も避けましょう。

虚血性心臓疾患

"虚血"とは、血液の供給が充分ではなくなることで、心筋に血液と酸素を供給している冠状動脈が徐々に狭くなっていった結果起こります。

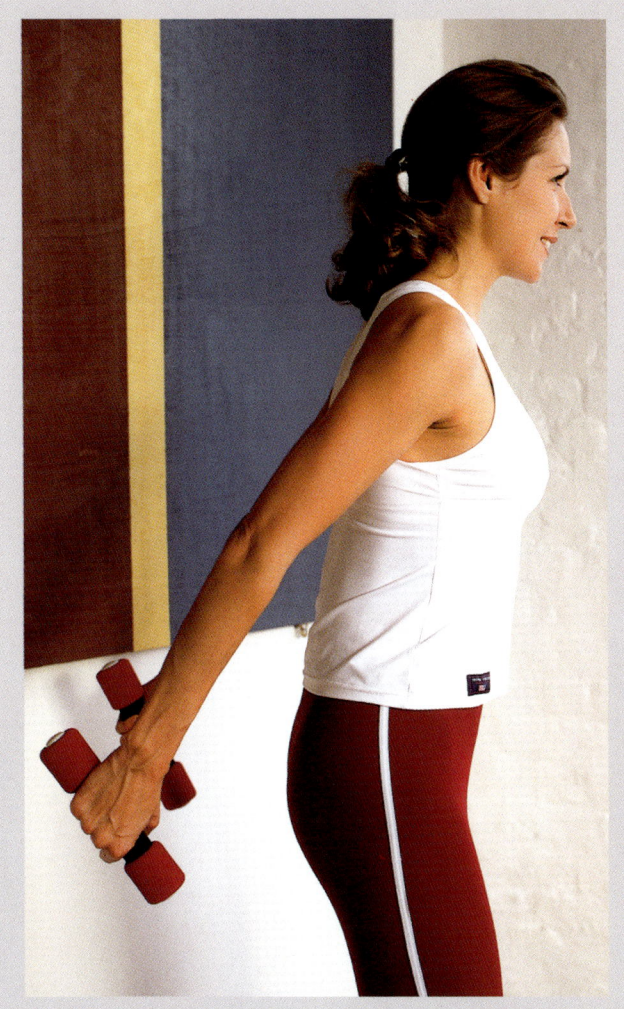

少なくとも週1回、ダンベルを使ったトレーニングをすることで、筋肉の量を維持することができます。

生の食材で健康な心臓に

1973年から1979年にかけて、イギリス人男女11,000名を集めて大がかりな調査が実施されました。対象者は健康食品店の顧客と、健康食品やベジタリアンの食事に興味のある人たちです。

調査の狙いは、6種類の食事内容と、食事との関連性が指摘されている死亡原因との関係を調べることで、6種類の食事内容とはベジタリアン料理、全粒粉のパン、オールブランのシリアル、ナッツと乾燥フルーツ、生のくだもの、生野菜のサラダ、それぞれを摂取する食事でした。

1995年まで続いた17年間の追跡調査の結果、生野菜のサラダを毎日食べていると、虚血性心臓疾患（P.58囲み参照）による死亡率が26パーセント減り、生のくだものの24パーセントをやや上回るという、心臓疾患との有意な関連性が明らかになりました。

- 大豆をたくさん食べましょう。大豆は必須アミノ酸8種をすべて含む完全タンパク質です。
- 乾燥フルーツとともに、生の野菜とくだものをたくさん摂りましょう。ジャガイモやニンジン、リンゴ、豆、オーツ麦に含まれる線維質は、コレステロールをまとめて体内から排出してくれます。
- ビタミンEのサプリメントを利用しましょう。
- 活発なエクササイズができないような障害のある人は、理学療法やマッサージ、水治療法などを定期的に受けましょう。

まとめ

この問題に対処するために必要なことを次に整理しておきます。

- 自分にどのような心臓疾患のリスクがあるのかを査定する
- そのリスク要因のうち、ふたつ以上を取り除くことでリスクを減らす
- 生活習慣を改善し、健康な食生活を心がける
- 体に重量をかけるエクササイズで心臓を守る
- HRTは心臓疾患を防いでくれないということを認識する

すでに心臓発作や脳卒中を起こしている場合、HRTで次の発作を予防することはできません。

糖尿病の特殊なケース

糖尿病は世界の二大慢性病のひとつで、ヨーロッパには1,000万人以上の糖尿病患者がいます。糖尿病の女性は虚血性心臓疾患をわずらう確率がきわめて高くなります。

真性糖尿病は、体がブドウ糖を正常に利用することができず、血液中のブドウ糖が過剰になっている状態です。

ブドウ糖は、砂糖などの甘味食品や、パン、米、ジャガイモ、ヤマイモ、オオバコなど、でん粉を含む食品を消化するときに作られます。また、肝臓でも製造されます。

糖尿病は大きくふたつのタイプに分類されます。

- タイプ1糖尿病はインスリン依存性糖尿病とも呼ばれ、通常、40歳以前に発病します。
- タイプ2糖尿病はインスリン非依存性糖尿病とも呼ばれ、閉経前よりも閉経後の女性によく見られます。

タイプ1糖尿病は体がインスリン(膵臓で作られるホルモン)を製造できなくなると起こり、インスリン注射で治療します。食事の改善が何よりも大切です。タイプ2糖尿病(中年期以降に発病することが多い)が発病するのは、体はインスリンを製造しているのだけれど量が充分でない

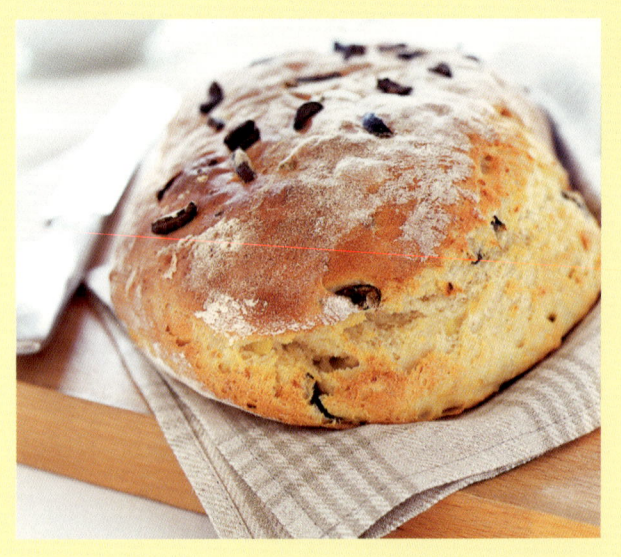

パンは複合炭水化物を含む世界共通の主食で、すぐれたエネルギー源になります。

とき、あるいは製造されたインスリンが正常に機能していないときです。治療法には、食事と運動だけ、食事と運動と錠剤を併用、食事と運動とインスリン注射の併用があります。

50歳から60歳の糖尿病の女性が心臓血管疾患で死亡する確率は、同年代の糖尿病でない女性の5倍にのぼります。冠状動脈心疾患は、タイプ2糖尿病(インスリン非依存性糖尿病)の女性の病気と死亡の大きな原因になっています。さらに、フラーミングハム調査(P.49～50参照)では、女性の糖尿病患者の心臓疾患による突然死は、男性の糖尿病患者の6倍になることがわかっています。

1998年にイギリスで行われたある調査で、冠状動脈心疾患が50パーセント減少したこととHRT使用に関連性があるにもかかわらず、HRTを勧められる閉経後のタイプ2糖尿病の女性は、糖尿病ではない女性とくらべて30パーセント少ないことがわかりました。なぜHRTを勧めないのかは明らかではありませんが、HRTは血栓塞栓症のリスクを増やし、ブドウ糖の量を低下させるという考え方によると思われます。

糖尿病と骨粗鬆症

タイプ1糖尿病の女性は、何年かインシュリン治療を受けると骨密度の低下が起こります。インシュリンは骨細胞の成長とミネラルの代謝に大きな役割を果たしていることが知られていますが、その一方で、糖尿病による骨量減少症の正確なメカニズムはまだ完全に解明されてはいません。

タイプ2糖尿病の女性は、骨が生まれ変わる周期は早くなりますが、骨密度は正常です。

将来的には、糖尿病の女性はすべて、心臓疾患のリスクを減らすためにHRTを受けることになるかもしれません。しかし、まだ充分な研究がされているとは言えません。実際、糖尿病の女性に関する調査で長期におよぶものはなく、タイプ1糖尿病の女性にいたっては何の研究もされていないのです。

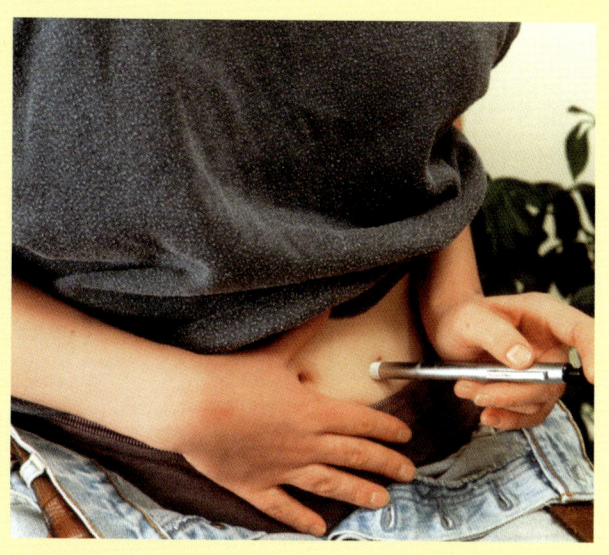

タイプ1糖尿病の治療にはインスリン注射が使われますが、タイプ2糖尿病の場合は注射が必要ない場合もあります。

外科手術と更年期

子宮か卵巣のどちらか、あるいは両方の摘出手術を受けた人は、手術後にHRTを勧められることになるでしょう。年齢や、なぜ摘出に至ったかによって理由はいろいろですが、次のようなことが考えられます。

- 若い（20-30歳の）女性で、子宮と卵巣の摘出手術を受けるため、激しい更年期症状を経験すると思われる場合
- 若い（20-30歳の）女性で、人工的な閉経を迎えることになっていて、骨粗鬆症のリスクがきわめて高い場合
- 閉経が近く（45-50歳）、更年期の症状が出ることを考えて子宮の摘出手術を受けようとしている場合
- 閉経が近く（48-52歳）、子宮と卵巣の摘出手術を受けようとしている場合

ほかにも、閉経間近か閉経後の女性、障害を持つ女性、あるいはそのどちらにも該当する女性に対しては、更年期の症状だけでなく骨粗鬆症の危険性も考慮してHRTが勧められるはずです。

糖尿病とHRT

糖尿病の女性に対し、更年期の症状を抑えるためのHRTを使った短期療法は安全ではないとする説には、何の根拠もありません。ほとんどの女性にはインスリンは必要ありませんが、ブドウ糖の量を適正に保つために少量のインスリンを補充したほうがいい場合も、たまにあります。HRTの長期的な使用こそ、議論の余地があるでしょう。

4人にひとり

子宮を摘出した女性の25パーセントは、卵巣のはたらきが低下し、2年以内に若年性の閉経を迎えます。そのようなことが起こる理由は不明ですが、卵巣に充分な血液が供給されないか、子宮摘出後に卵巣が重度の癒着を起こすからとも考えられます。

失われた
ホルモン――
天然
プロゲステロン

　1900年代のはじめ、女性ホルモンの謎を探る研究によって初めて、エストロゲンの存在が明らかになりました。さらに研究が進んで第2のホルモンが発見され、安全な妊娠のために必要なこのホルモンは、プロゲステロン（"妊娠前"の意）と名づけられました。

　それ以来、更年期関連の問題の研究といえばエストロゲンの減少にばかり目が向けられてきたといっても過言ではありません。プロゲステロンのおもな役目は生殖機能を助けることだと思われていたため、プロゲステロンの減少に注意が払われることほほとんどなかったのです。

　しかし現在では、この仮説に異議を唱える意見が数多く出てきています。その先鋒をつとめるのが、医学界に先立ってプロゲステロンの使用を世に提起し、私たちのホルモンに関する知識を大いに深めてくれた、ある医師です。

始まりは……

　1994年、ひとりのアメリカ人医師がロンドン病院での会議で、125人の医師を前に講演を行いました。テーマはプロゲステロンというホルモンでした。

　開業医歴30年のジョン・リー博士には、すでに乳癌や糖尿病や血管障害をわずらっているため、エストロゲンを使用することのできない老齢の骨粗鬆症患者がいて、彼女たちに対する心配は増すばかりでした。健康的な生活習慣を心がけるように勧めることはできるけれど、それだけでは骨粗鬆症に立ち向かうことはできません。
　1978年、ある医療セミナーでオレゴンの生化学者レイ・ピート博士と出会ったことが、リー博士の人生を変えました。

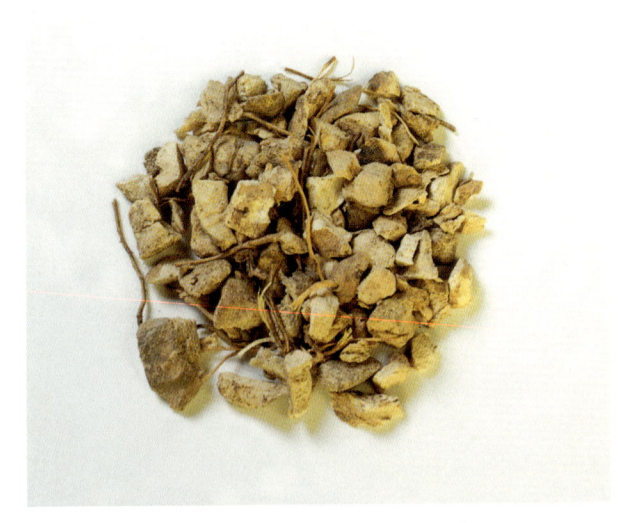

メキシコ産のワイルドヤム（学名*Discorea villosa*）にはジオスゲニンという成分が含まれています。

　ピート博士は何年も研究を重ねた結果、エストロゲンは骨が失われるのを遅らせるが、プロゲステロンは新しい骨の生成を促すことから、閉経後の骨粗鬆症患者にとってプロゲステロンが非常に重要なホルモンであることを確信していました。さらに、プロゲステロンはヤム（ヤマイモ）や大豆など、なんと5,000種類もの植物から作れるというのです。

　これを聞いて驚き、同時に大きな刺激を受けたリー博士は、その説をさらに推し進め、調査を1938年にまでさかのぼらせました。その年、ラッセル・マーカー博士がサポニンと呼ばれる油脂を含む植物を見つけ、その後、サポニンが"天然"プロゲステロンに転換できることを発見しています。一般的にサポニンはコレステロール値を下げるはたらきがあると考えられています。

　それからの3年間、リー博士は38歳から83歳の閉経後の白人女性（平均年齢65歳）100名をモニターとして、低タンパク質野菜の食事、適度な運動とビタミンのサプリメントにプロゲステロン・クリームの使用を加えたプログラムを実施しました。

　定期的な骨密度検査（6か月ごと、あるいは1年ごと）で、次のことが明らかになりました。

> 4年前の私は、情緒不安定、物忘れ、注力散漫、膣の乾燥や不快感といった更年期の症状に苦しめられていました。母が60歳で高血圧と脳卒中をわずらい、私自身も乳房のしこりと手首の悪性黒色腫という病歴があったため、HRTは受けることができませんでした。あるとき健康関連の雑誌でプロゲステロンのことを知り、何日もしないうちにプロゲステロン・クリームを使い始めていました。プロゲステロンの効果はすばらしく、私があれほど悩んでいた症状をすべて解決してくれました。
>
> フィオナ（イギリス　ケンブリッジ在住）

ワイルドヤムの効果は？

オーストラリアのメルボルンにあるベイカー医療研究所で、話題のワイルドヤムを含む製品を使い、更年期の症状を3か月にわたって治療し、偽薬使用グループとの対照研究をダブルブラインドでするという実験が行われました。その結果、偽薬とほんもののクリームに統計的な差は見られないことがわかりました。ただし、クリームを使用している女性たちの"情緒不安定"は実験中に改善したということで、これはクリームに含まれるゼラニウムの精油の効果だと思われます。

- 骨粗鬆症が改善され、骨密度が高くなった
- 特に腰の部分の骨密度が増した

女性たちの骨が改善されただけでなく、プロゲステロン治療にはほかの効果もありました。気分がよくなり、乳房の腫れと痛みが減り、甲状腺機能と高血圧が改善され、正常な性欲が戻ってきたのです。

可能性を感じさせるこの結果を見て、ひと儲けしようとみんなが飛びつくまで、長くはかかりませんでした。メキシコにはワイルドヤムを栽培する大農場が次々と現れ、さまざまな種類のステロイド性サポニンをはじめとする植物化合物が研究されました。商業的に使うだけの充分な量がとれるのが、メキシコ産のワイルドヤムに含まれるジオスゲニンという成分だということがわかったのです。ふつうのスーパーで売っているヤムイモは実際にはサツマイモのようなもので、これとは別物です。ワイルドヤムのようなヤマノイモ属の植物は、少なくとも5,000年前から慢性関節リウマチや仙痛から月経異常（問題や痛みがある）まで、幅広い病気の治療薬として使われています。

ジオスゲニンを体内で作られるプロゲステロンとまったく同じ分子に転換するのは、簡単でしかも安上がりだったことが、女性のお腹や内腿、胸などの柔らかい皮膚に塗ることができる天然プロゲステロン・クリーム（またはジェル）の誕生につながりました。

プロゲステロンで更年期の症状から解放されるという点は支持する人がいたものの、骨密度を増すという考えは半信半疑で受けとめられました。

かつてエストロゲンが、副作用も長期使用の結果もわからないまま"特効薬"として市場に出されたことを考えると、ある意味でこの反応は喜ぶべきことでしょう。しかし別の意味では、喜ぶなどとんでもないことなのです。このような説を裏づける臨床試験はほとんどなく、実際、リー博士は自身の論文『骨粗鬆症の改善—プロゲステロンのはたらき』を、「プロゲステロンが骨粗鬆症の治療と予防にきわめて有効であることは、プラセボ（偽薬）を用いたダブルブラインド試験などをせずとも明らかだ」と締めくくっていますが、これでは根拠を強めるどころではありません。

HRTを受けることができない女性たちを助けたいという、リー博士の人道主義的な願望はそれとして、研究結果を"対照"すべき、プロゲステロンを使用していないグループが存在しなかったのですから、博士の調査の結果には根本的な疑問を抱かざるを得ません。

人体はワイルドヤムに含まれるジオスゲニンをプロゲステロンに転換できるという仮説に対し、リー博士はのちに著書の中で「ヤム・スキャム（詐欺）」と題して異議を唱えています。プロゲステロン・クリームにはワイルドヤムはまったく含まれておらず、大手製造会社各社はワイルドヤムではなく大豆を使用しているということを確認した博士は、次のように話を進めます。

- プロゲステロン自体はワイルドヤムに含まれていない
- プロゲステロンは多くの化学処理をほどこされて植物質から作られた合成物質であり、したがって"天然"とはほど遠いものである
- ジオスゲニンからプロゲステロンが合成されるには化学的な転換が必要で、これは研究所で化学者だけが行えることである
- プロゲステロンはアルコール中での溶解度が低く、試された溶剤はすべて極度に有害なものだったため、ビタミンEの中で溶解させる方法で特許を取得した

> HRTを開始してから4日とたたないうちに、高熱など、インフルエンザのような症状におそわれました。症状は悪化する一方で、10日目を迎えるころにはベッドで寝たきりの状態になってしまいました。担当の女性医師は私の体調が最悪なのは承知のうえで、HRTを続けるようにと言いました。けれど結局は、とても耐えきれなくなってしまったのです。私はジョン・リー博士の著書"What your doctor may not tell you about menopause"（『更年期についてあなたの担当医が教えてくれないこと』）を読んでいましたし、ビジネスパートナーがプロゲステロンを試していたのを知っていたので、天然プロゲステロンを使うことに決めました。すると2週間以内に、インフルエンザのような症状はきれいに消えてしまったのです。
> 現在、私たちが経営する代替健康療法クリニックではプロゲステロンを扱っており、私は自分の経験を生かして、同じような状況にある女性のお手伝いをしています。
>
> モー（スコットランド在住）

実際は、博士が槍玉にあげたクリームまたはオイル状の製品は、アメリカでは化粧品として分類されていて、ほとんどの国で医師の処方なしに手に入れることができるのです。ただしイギリスでは、処方箋がなければ販売できないことになっています。手に入れるには、開業医に相談するか、メールオーダーかインターネットでの購入という形になります。

プロゲステロンの問題については、この何年か激しい議論が巻き起こっています。残念なことに、こういった製品の宣伝資料にはかなりあやしげなものがあります。あるパンフレットには、「子宮内膜症を改善する、骨の生成を活発にする、細胞内の適正な酸素量を維持する、亜鉛と銅の量、血糖値、血栓を正常にする、甲状腺ホルモンの分泌を促す」など、21の効能が並べられています。さらに、不安、目の下のくま、かすみ目、便秘から水分貯留、坐骨神経痛、疲労感、不眠症など、驚くべき広範囲にわたる20から30の症状を自信ありげに並べ立てることで、更年期の女性の不安な気持ちにつけこみ、人生のつらい時期に起こる問題に対して、根拠のない答を差し出しているのです。

別の調査では、ダブルブラインドで偽薬グループとの対照試験を行ったところ、プロゲステロン更年期の症状に対する効果が明らかにされています。この小規模な実験で、1日20mgのプロゲステロンを皮膚に塗られた25名の女性のうち、83パーセントがホットフラッシュの症状が緩和されたと報告しました。

天然プロゲステロン製品で企業が巨額の利益を稼ぎ出したことはさておき、ケンブリッジに住むフィオナのように、その製品がもたらしてくれる効果に満足している更年期の女性は数えきれないほどいます。

どんな形態のプロゲステロンが手に入るのでしょうか？

プロゲステロン含有の治療薬のおもな形態は、クリーム、細粒、オイルの3種類です。舌下タイプの細粒とオイ

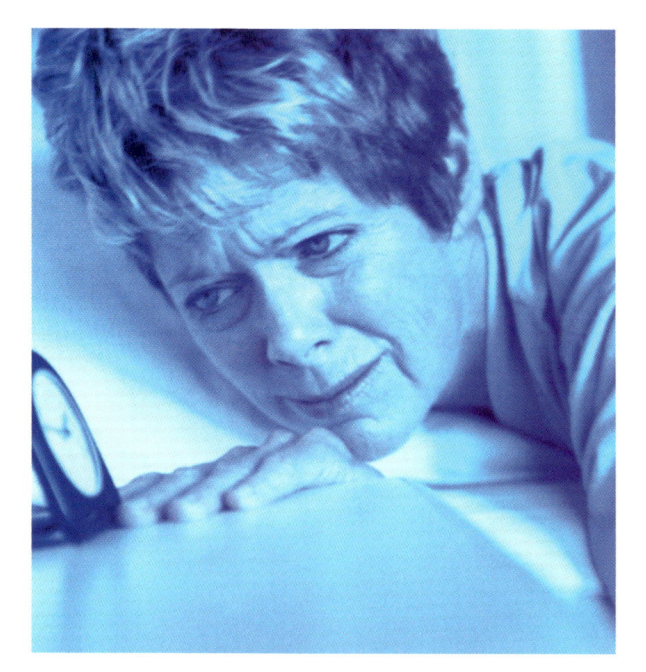

プロゲステロンを使えば、不眠症をはじめとする
更年期の幅広い症状を治療できると言われています。

ルは、プロゲステロンの濃度がクリームの少なくとも3倍になります。オイルを数滴、あるいは細粒を何粒か口に入れ、舌の下で5分から8分間そのままにし、口の内面から吸収させます。

舌下タイプのプロゲステロン・オイルはすみやかに血液中に入っていきますから、クリームよりもずっと迅速に作用します。クリームの長期的な使用は健康維持に効果的です。

閉経周辺期の女性はどのように
クリームを使えばいいのでしょうか？

この時期には不規則な出血があったり、生理のない月があったりというふうに、生理のパターンが変わってきます。そんなとき、正常な生理を取り戻し、やがて来る閉経のときまでそれを維持するのがプロゲステロン・クリームの役目です。

はじめてプロゲステロンを使うとき、"エストロゲン・リバウンド"と呼ばれる反応が起こることがあります。これは一時的なもので、乳房の痛みやPMSなど、既存の症状の一部が悪化するかもしれません。また、思いがけず生理が訪れることもありますが、これは体内のエストロゲンのはたらきによって増殖した子宮内膜が、充分な量のプロゲステロンが供給されたおかげで剥がれ始めるためです。

プロゲステロン・クリームは、生理周期の12日目か13日目から、26日目か27日目まで使用します。この時期に使うのは1か月で1瓶の半量ぐらいが目安ですが、症状の程度に合わせて量を調節してもかまいません。

26日目か27日目にクリームの使用を中止すると、ふつうは48時間以内に通常の生理が始まります。

クリームは
どこに塗ればいいのですか？

顔、お腹、胸、背中、太腿——皮膚が薄めで面積の広い部位なら、体のほとんどどこにでも塗ることができます。クリームを塗るのは1日1回か2回。今日はお腹に塗り、明日は太腿、あさっては胸、という具合に、塗る部分は毎日変えてください。

最初はクリームのほとんどが体脂肪に吸収されますが、脂肪組織が飽和状態になると、続けて塗ったクリームでプロゲステロンの血中濃度が高くなり、生理的な影響をもたらします。

ご存じですか？
イギリスの国立骨粗鬆症協会の医療アドバイザーたちは現在のところ、骨粗鬆症の予防のために天然プロゲステロン・クリームの使用を勧めるには、確実な科学的根拠が充分でははないと考えています。

どれぐらいの量を使えばいいのですか？

ほとんどの医師は、1日に小さじ4分の1から2分の1の使用を勧めています。どのぐらいの速さで吸収されるかを観察しなければなりません。症状が激しくなればクリームの量を増やし、症状が軽くなればクリームの量を減らしてください。

どれぐらいの期間で効果が表れますか？

これは本当に人それぞれです。使い始めてすぐにホットフラッシュが治まる女性もいますが、一般的には、3か月以内に更年期の諸症状が緩和されます。

膣の乾燥に効果はありますか？

会陰部（外陰部と肛門のあいだの部分）や膣内に天然プロゲステロン・クリームを使うと、たいてい膣の乾燥と外陰ジストロフィー（膣組織の萎縮）に効果があります。膣内にはオイルのほうが使いやすい人もいるでしょう。何滴か指に落として、指を膣に挿入して使用します。

閉経後にクリームの使用を継続できますか？

閉経後には1か月のうち2、3週間使用し、1週間中断して、少なくとも月に5―7日はホルモンなしの状態にしてください。

天然プロゲステロンに副作用はありますか？

一時的に生理周期が変わるケースや、多幸症のような気分になるケースはありますが、それ以外に副作用は知られていません。

ごくまれに、閉経後の女性が最初の1、2か月間、少量の生理を経験し、そのあと完全に生理がなくなることがあ

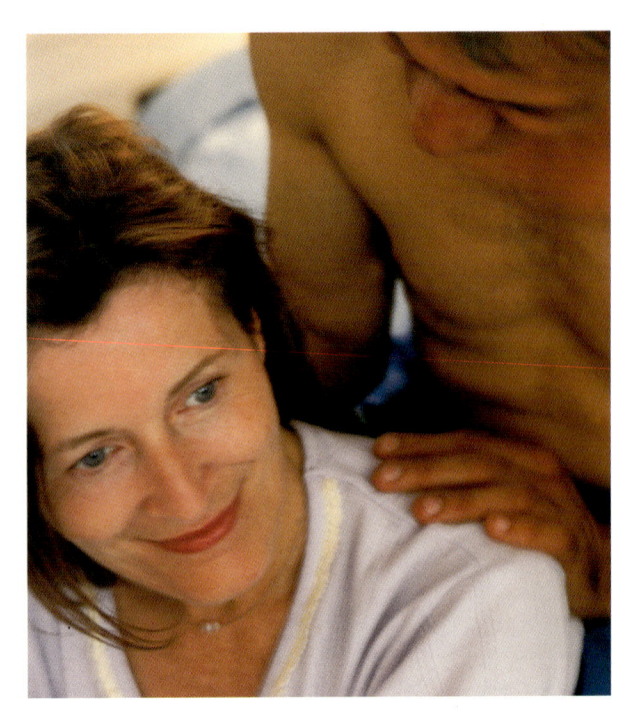

テストステロンは性欲や活力、心身の充足感をもたらします。

ります。このような現象は、子宮内膜の剥離、いわゆる"破綻出血"を促す過剰に蓄積されたエストロゲンを、プロゲステロンが体内から排除しようとしているしるしです。このような出血が3か月以上続いた場合は、かならず医師に相談してください。

医師の中には、天然プロゲステロンをHRTの一環として処方しようとしない人がいます。天然プロゲステロンが子宮に必要な変化を起こさせる能力について充分な研究が行われていないため、乗り気になれないというのがその理由です。しかし、たとえばPMSの家系であるために合成プロゲステロンを使用できない人は、天然プロゲステロンのほうが体質に合う場合もあります。そういう人は、量も回数も、合成プロゲステロンを使用した場合よりも増やして使用しなければなりません。

女性にとってのテストステロン

プロゲステロンの研究を重ねていた期間に、リー博士

はテストステロンが人間の全身にかかわるものであることを発見しました。神経から脳細胞、甲状腺、脂肪の代謝、エネルギー、筋肉の生成まで、すべてテストステロンが関連しているのです。博士はさらに、テストステロンのもつ効果にも研究を進めました。

テストステロンは男性のほうがずっと量が多いことから"男性ホルモン"として知られていますが、女性の体内でも生産されます。骨と筋肉を強化し、性欲や活力、心身の充足感を高めるはたらきをします。

女性の場合、テストステロンの大部分は卵巣の一部である間質（ストロマ）で作られ、生理周期を通して量はだいたい安定しています。周期半ばにわずかに量が増えて、排卵時の性欲を増進することがあるぐらいでしょう。30代後半から40代前半ごろになると量が減り始め、閉経後は50パーセントも減少してしまいます。テストステロンが不足すると次のような症状が起こります。

- 性欲減退、筋肉の衰え、心身の充足感の喪失
- 活力不足、神経過敏、物忘れ、激情におそわれる、エストロゲンだけでは効果のないホットフラッシュ
- 頭痛、または偏頭痛

最近の研究の焦点になっているのは、うつに対するテストステロンの役目で、自然に閉経を迎えた女性の情緒に、テストステロン療法が有益な効果をもつことが報告されています。

どのような形の
テストステロン治療がありますか？

注射、錠剤、クリームという形で使用することができます。大豆を主原料にした天然テストステロンには錠剤、ペレット（丸薬）、注射があります。さらにジェルとクリームもあり、このふたつは浸透性も血中濃度の安定度もほかの形態よりすぐれていて、肝臓も通りません。

ご存じですか？
アメリカで行われたある調査で、（子宮、卵巣の摘出手術で）人工的に閉経を迎えて性機能障害をわずらっている31歳から56歳の女性75名に対し、皮膚から吸収させるタイプのテストステロンを12週間にわたって使用したところ、セックスの回数、オーガズム、心身の充足感が増したという結果が出ました。

ひげが生えてきますか？

少量のテストステロン投与であっても慎重に管理されなければなりません。テストステロンは性欲を高めるはたらきがありますが、副作用のために使用をしぶる医師が多いのです。男性化（クリトリスが肥大する、声が太くなるなど）という副作用もあれば、女性にとって何よりの脅威である「多毛症」は5パーセントから20パーセントの女性に起こります。しかし幸いなことにこの現象は止めることができ、量を減らすとたいてい元に戻ります。

まとめ

エストロゲンとプロゲストゲンを使ったHRTは、更年期の症状の緩和に対しては、効果もリスクも短期的です。また、何か持病があってそれにともなうリスクがある人にも、長期的な効果があります。

プロゲステロン・クリームは更年期の症状を緩和する効果があると思われますが、骨に与える有益な効果については統計的な根拠がなく、心臓への効果を裏づけるものは何もありません。

テストステロンを少量投与すると性欲増進に効果があることがわかっています。卵巣を摘出した人にとっては特に大切なホルモンです。

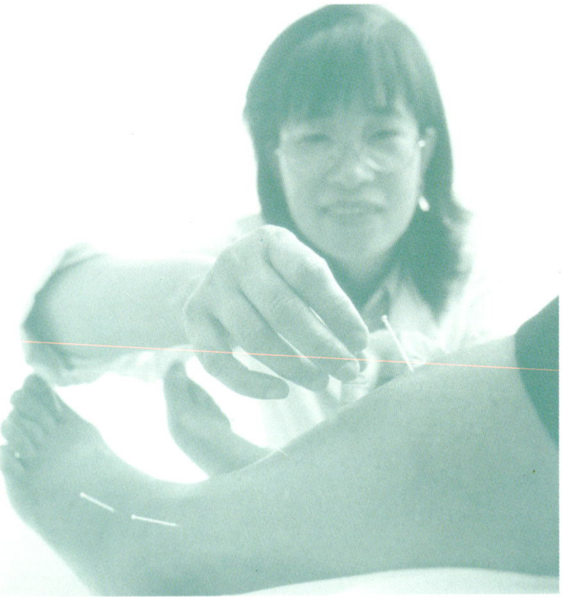
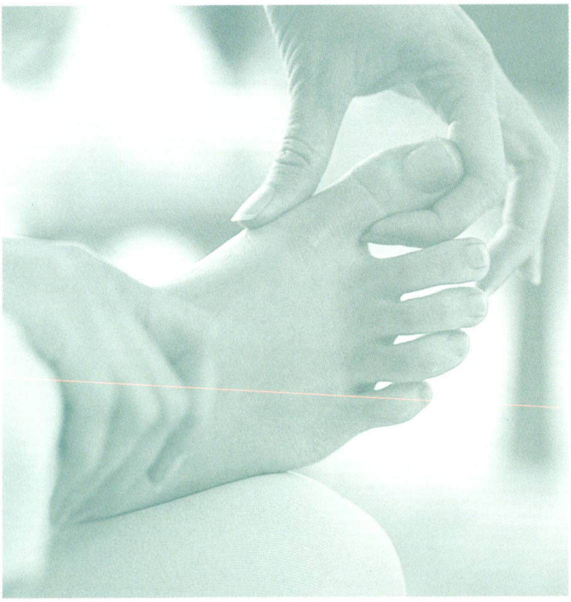

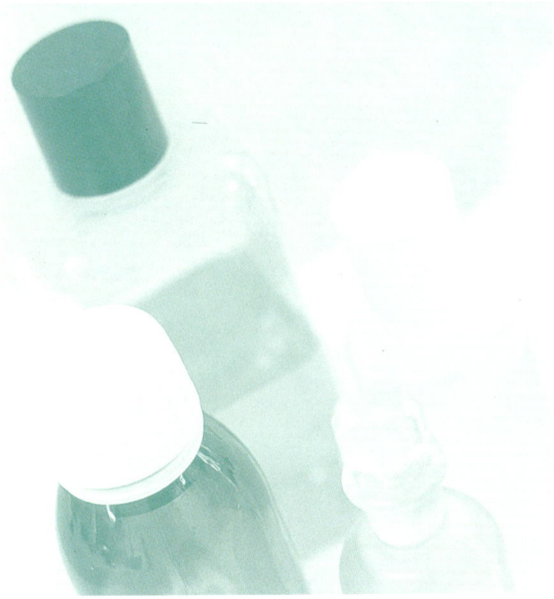
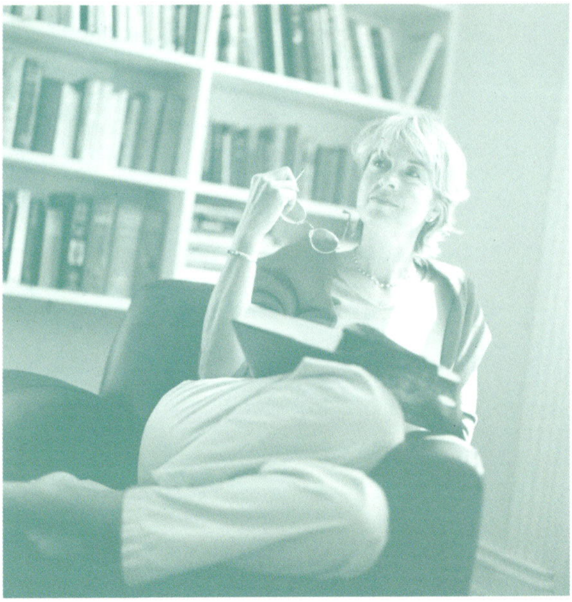
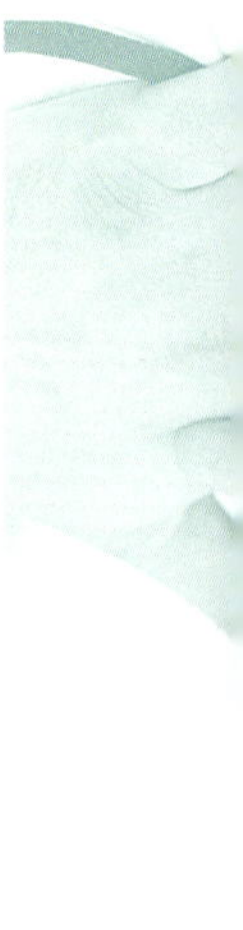
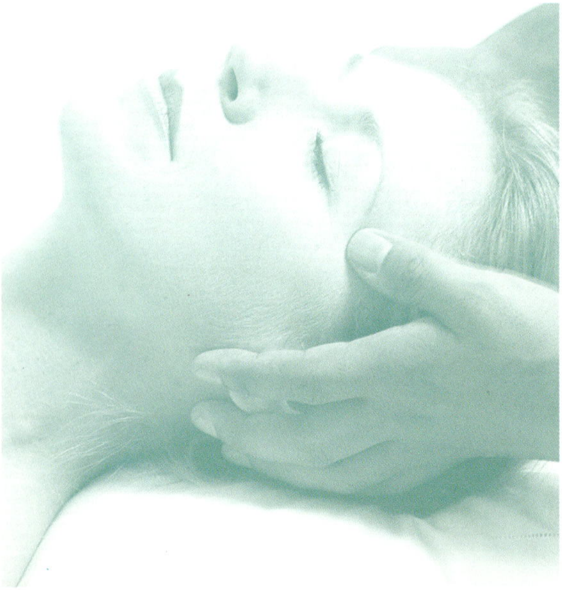
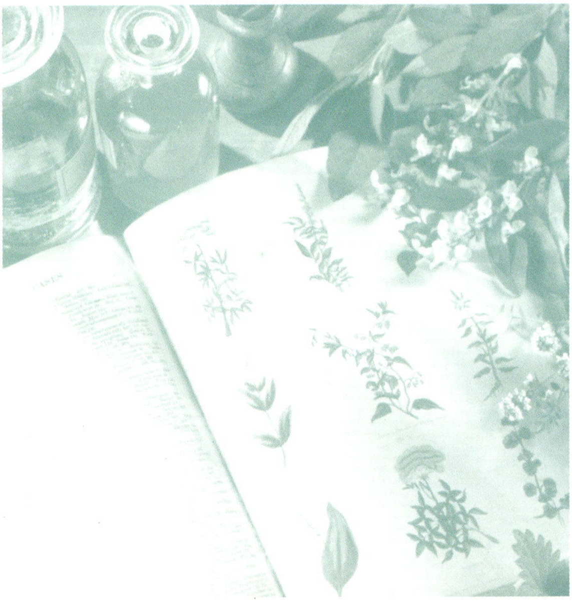

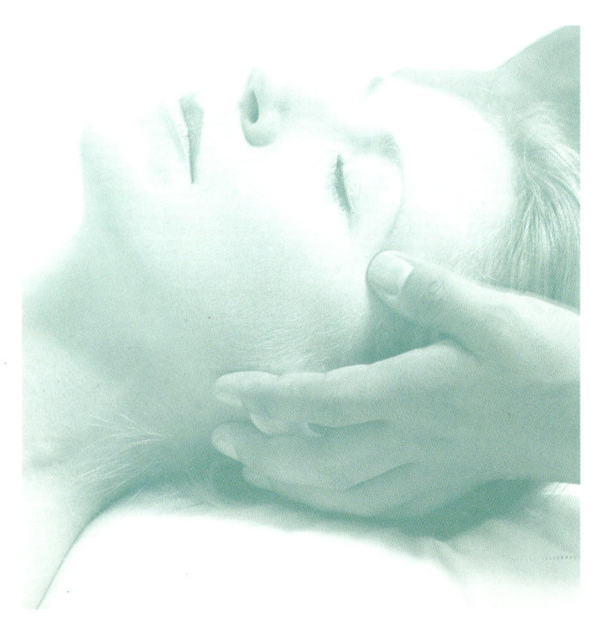

3

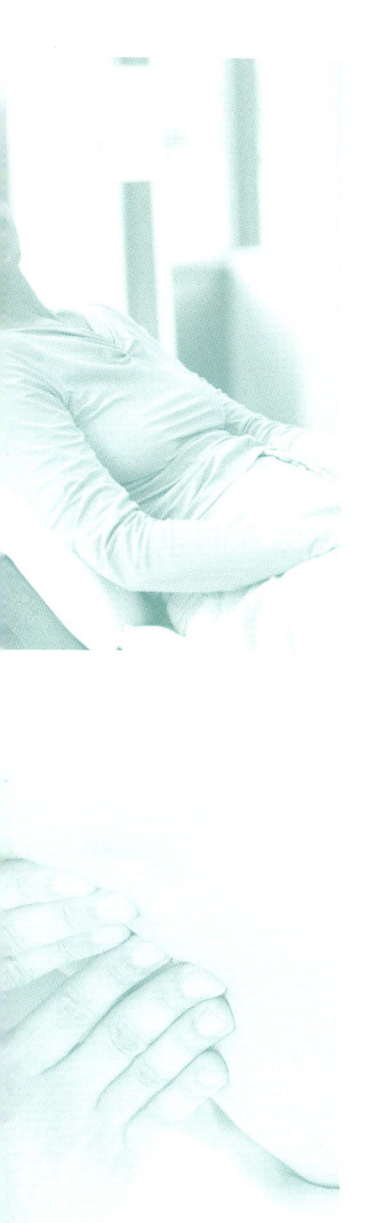

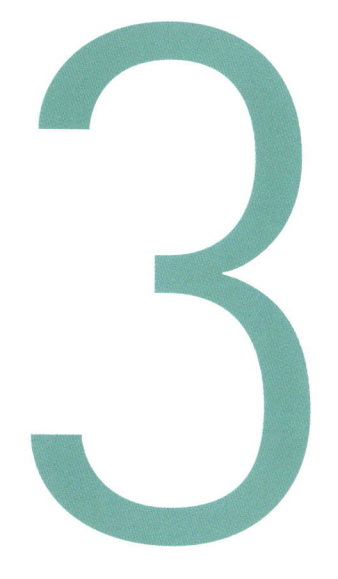

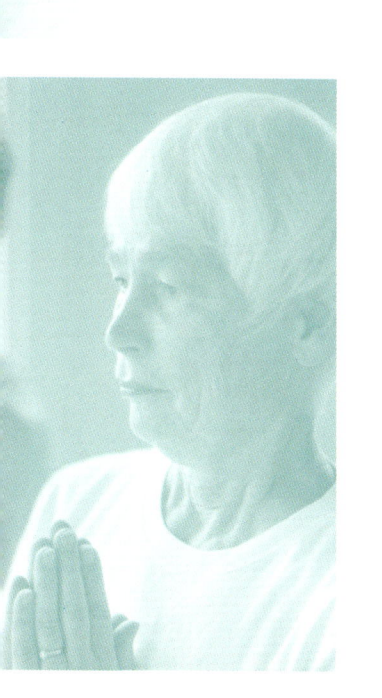

HRTの
代替療法

HRT（ホルモン補充療法）以外の治療法を模索する

　前章までをお読みになって、HRTとはどのようなものか、またその利点やリスクついてもよくお分かりいただけたと思います。ここからは、HRTが本当にあなたの体に合った療法かどうかをじっくりと検討していきましょう。

　まず、次のような場合なら、結論を出すのは簡単です。あなたにはやっかいな更年期の諸症状があって、そのなかでも特にもの忘れが激しくなっています。それに、「母も祖母も骨粗鬆症になっていたから、きっと私もそうなるに違いない」とずっと心配していました。「父親はアツルハイマー病を患っていたけど、HRTならこの病気も予防する効果があるらしい」ということもわかりました。月経が1年間まったくなくなって閉経を迎えるまで、重い出血や不正出血を毎月繰り返して悩まされるのはあまり歓迎しないものの、HRTの利点を考えれば、そのくらいの代償は安いものだと感じています。

　しかし、イエスかノーかをはっきりと決めにくい場合もあるかもしれません。たとえば、あなたはまだ昼間のホットフラッシュならなんとかなるけれど、夜の寝汗がひどくてほとほと困っています。そんな症状のせいで仕事場でも家庭でも大きな影響が出ています。将来、骨粗鬆症の危険はなさそうですが、あなたは万一の場合を考えて定期的に骨のスキャンをすることにしてみました。家族には脳卒中や心臓発作や大腸がんやアルツハイマー病にかかった人はいませんでした。いろいろ考えた末、あなたはとりあえず一時的な処置としてのみHRTを試してみることにします。

　身体に障害があって車椅子の生活を送っている場合は、また違ってくるでしょう。あなたはこのところずっと何をする気力もなくて、憂鬱です。ここ2、3週間でホットフラッシュが何度かあったし、どうも集中力に冴えがありません。それにいつも疲れています。そんな症状から、あなたは何かホルモンの働きにでも関係があるのかしらと考えます。しかし、家族には乳癌を患った人がいて、HRTにはあまり気が進みません。あなたは、もう少し待って、ほかにも何か更年期の症状が出てくるまで様子を見てみることにしようと決めます。ただ、いつもずっと座っている状態なので、心臓発作や脳卒中の恐れについては多少気になります。そこで、あなたは理学療法を受ける回数を増やして、水治療法も考慮に入れてみようと固く決心します。

　あるいは、こんな方もいらっしゃるかもしれません。あなたは、更年期の諸症状は起こって当たり前のことなのだから、科学的に治療しようとするのは少しやりすぎなのではないかと考えています。本書にここまで書かれていたことを読んでも、意見はまだ変わっていません。しかし、更年期の諸症状をただ苦笑いしながら我慢しようとも思っていません。このところ気分にむらが出て怒りっぽくなっているために、会社の同僚とぶつかって悲しい思いをしているし、何かしなければいけないとは思っているのです。あなたはほかにいろいろ方法を模索して、つらい時期を乗り越えていこうと決心します。

HRT以外の治療法にも、更年期の諸症状をやわらげて体を元気にし、心を落ち着かせてくれるものがあるかもしれません。

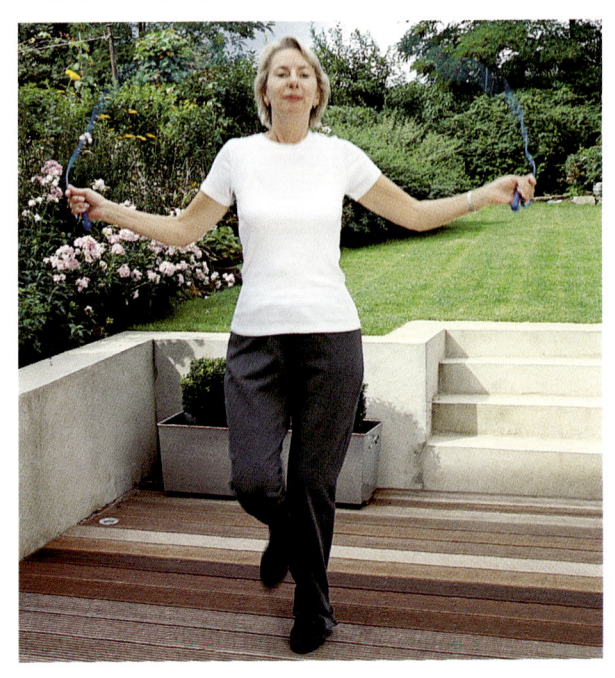

自然療法

　毎日、何千人もの人々が鍼、カイロプラクティク、整骨、ハーブや漢方薬、ホメオパシー（同種療法）、リフレクソロジー、アロマセラピーなどで体を癒しています。すばらしく発達した医療というものがある一方で、なぜこのような補完療法に注目が集まるのでしょうか？　もちろん、私たちはこれまで医療に科学の原理を応用することで計り知れないほどの恩恵を受けてきました。細菌性伝染病のほとんどは治療可能ですし、天然痘はすでに撲滅され、小児麻痺も少なくとも西欧諸国ではほぼなくなりました。医学の進歩はすさまじく、臓器移植、人工授精や試験管ベビー、股関節・ひざ・腕にいたるまでの人工移植、さまざまな癌の治療、遺伝子療法などが、メディアで毎週のように熱心に伝えられています。

　しかし、現実には、このような話は普段の生活からはほど遠いと感じている人がほとんどでしょう。女性にとっては、体の調子が悪くなる原因は月経異常である場合が多いのです。そのせいで憂鬱になったり、頭痛や腰痛、水分貯留や月経前症候群（PMS）が出たりもします。ところが、そうした症状を見てもらいに病院へ行っても、（たいていの場合）6分間ほど診察を受け、結局はっきりした原因がわからず、抗鬱剤か痛み止めか精神安定剤か睡眠薬を処方されるだけです。このような薬には一時的な効果はありますが、問題そのものを解決してはくれない場合が多いのです。そのうえ、長期に渡って服用し続けた場合、中毒や副作用を招く恐れさえあります。こうした点から考えると、HRTが閉経前後の体の「変化」と戦う女性にとって、誰もがよろこんで受け入れる万能療法となる可能性は非常に低いと言えます。

　医者が処方薬の安全性を保証しきれていないのは、これまでの薬剤事故の歴史を見ても明らかです。まず、1950年代後半にはサリドマイド被害がありました。つわりを和らげるために処方されたため、何千人という女性の赤ん坊が手足に重い奇形を持って生まれる結果となりました。1980年代のオプレン被害も同様です。精神安定剤のバリウムなどの中毒性も、患者を長い間苦しめました。その後、世間にアカウンタビリティー（説明責任）を求める風潮が広まると、医学もまた、その権力の回廊を変革の風が吹き抜けていくのを感じました。今では患者側にも薬のことをよく知っている人がたくさんいます。過去に薬害問題があったからというだけではなく、インターネットで簡単に情報を入手できるようになったことが直接関係しています。

　人々の薬に対する疑惑が高まり、従来の医学が「絶対」ではないと気づきはじめると、代替医療への道が大きく開けてきました。

　長い間、医学界は代替医療を進んで受け入れてはきませんでした。懸念する理由があったのです。診療室用に部屋を借りて革張りのカウチを置き、自分の名前とそれらしいもったいぶった職業名を刻んだピカピカの真鍮プレートを玄関に掛ければ、誰でも開業することができるのですから！患者にとっては危険がいっぱいです。しかし、これまで私たちには何も確かめる方法がありませんでした。

　こうした問題があったことから、臨床医の秩序を回復するためにさまざまな規制がひかれ、倫理が見直され、資格化が進み、私たちにとっての判断基準ができてきました。これによって代替医療は従来の医学と少しずつ共存していくようになったのです。

　1999年にBBCが行った調査では、イギリス国内で補完・代替医療を受けている人の数が過去6年間で倍増し、人口の21%にまで達していました。そのなかで、治療を受けた人の多くが、完治したか症状が軽くなったと答えています。治療に効果があるとして特に人気のあった代替医療は、鍼、漢方薬やハーブ、ホメオパシー（同種療法）などでした。

　このような療法には強力なプラセボ効果が働いているに違いないと結論づけるのは簡単です。特に補完・代替医療より従来の医学のほうに研究用の財源が多く振り分けられている国では、まだ補完・代替医療そのものについて信頼にたる調査や研究が進んでいないことが多く、勘ぐってしまうのも無理はありません。

しかし、こうした現状は変わりつつあります。アメリカでは1998年に、補完・代替医療を科学的に研究し業界や一般に情報を提供する機関として「国立補完代替医療センター（NCCAM）」が設立されました。ここでは補完・代替医療の研究者の育成も行われています。アメリカでは2003年の国家予算のうち、この研究に約1億ドルが割り当てられました。ただ残念なことに、補完医療による更年期の諸症状の治療効果についてはまだはっきりとした裏づけが取れていません。この結果は少し意外なようにも思えます。なにしろ、1997年には北米閉経学会によって、「更年期の諸症状に悩む女性の30％が鍼や天然エストロゲン、またハーブ・サプリメントや植物エストロゲンによって症状を抑えている」という調査報告が出されているのです。

補完療法の療法士を選ぶ方法には「推薦」があります。知り合いの経験者から話を聞いてみましょう。その療法士についてどう思ったか？　治療室は清潔できちんと設備が整っていたか？　治療費はいくらだったか？　治療の頻度はどのくらいか？　最近では、信頼の置ける療法士なら、特定の認定機関に登録していることを広告などに記載していますので、実際に治療の予約をする前に確認してみるのがいいでしょう。

補完医療には体だけではなく心も癒す目的がありますから、療法士は時間をとって親切に診てくれます。しかし、必ずしもみなそうだというわけではありません。初回の診察で腑に落ちないものを感じた場合は、自分の勘を信じて、そこに通うのはやめましょう。

この章では、補完療法が更年期の諸症状にどのように役立つのかを見ていきたいと思います。いろんな療法がありますが、それぞれの内容がお互いにオーバーラップしていることも多いのがお分かりになるでしょう。また、自分で学べる瞑想やリラクゼーションやヨガに対し、鍼療法などは専門家の手が必要です。

鍼療法（はり）

鍼療法が西洋で注目されはじめたのは1958年頃のことで、特に手術後の痛み止めに効果があることが伝えられていました。その後、手術中の麻酔の代替法として、最初は抜歯のような軽い手術に、その後は手足や腹部の手術用に使われるようになりました。

しかし、大がかりに鍼が使われはじめると、鍼療法の概念が間違って伝えられるようにもなりました。実は本来、鍼療法は「治療」よりも「予防」に重点が置かれているのです。そのため中国では「病気になってから鍼療法を受ける

滅菌した細い鍼をツボに打ちます。鍼は、症状によってすぐに抜く場合と、そのまま30分ほど置いておく場合とがあります。

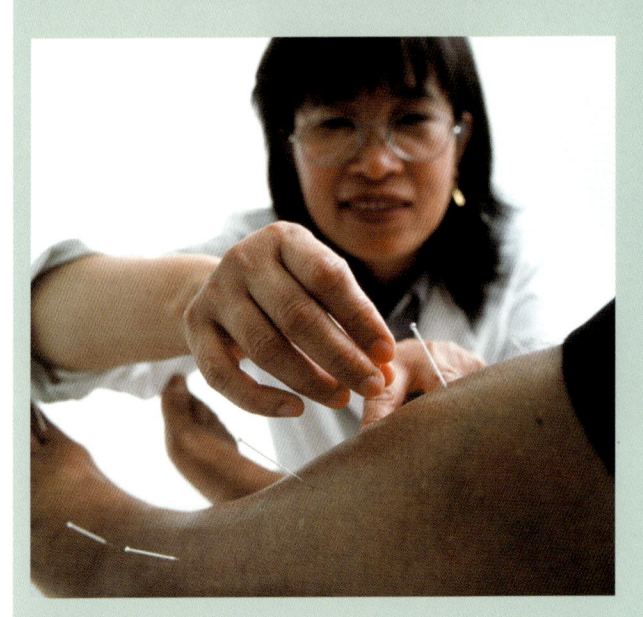

痛み止め
鍼療法は、矢を討たれて負傷した兵士によって発見されたという伝説があります。2本目の矢が体に突き刺さったとき、それによって1本目の矢の痛みがやわらいだというのです。

のは、喉が渇いてから井戸を掘るのと同じだ」と言われています。

　鍼療法が最初に広く使われるようになったのは中国で、その歴史は中国医学の発展と深くかかわっていると言われています。中国医学の論理は、孔子をはじめとする偉大な思想家が人生について熟考し、哲学的思索を巡らせていた時代に生まれました。病気の診断方法は「見る・聞いて匂う・尋ねる・触れる」の4つとされていて、これは紀元前200年頃に中国の医師、扁鵲(ヘンジャク)が昏睡状態の王子に鍼を打って目を覚まさせた時から現代にいたるまで、鍼療法の基礎になっています。

　鍼療法の基本概念は「人間の体には自己治癒力ある」というものです。つまり、体のなかにはエネルギーのネットワークが張り巡らされていて、そのひとつひとつが相互作用することによって自ら悪いところを修正していくというのです。エネルギーの流れのバランスがとれていれば健康が保たれ、流れが滞ると病気につながります。そうなったときに、鍼療法は体が持つ本来の治癒力を高め、エネルギーの流れをもとに戻す手助けをしてくれます。このエネルギーを中国では「気」と呼んでいます。

　「気」というのは生命力であり、これがなければ私たちは生きていくことができません。いわゆるエネルギッシュな人は、この「気」をたくさん持っています。反対に、いつも疲れていて元気のない人には「気」が不足しています。

　鍼療法は、「気」だけではなく、「気」が「経絡」と呼ばれる道筋を通って体のなかを流れる緻密なシステムにも着目しています。鍼のツボはこの経絡沿って並んでいるため、このツボに鍼を打つと、「気」が影響を受けるのです。「気」の流れは血管組織や神経網に似ていますが、目には見えません。

　人間の体はエネルギーの共鳴体であるという概念を受け入れ、この共鳴体が病気のさまざまな症状や兆候を引

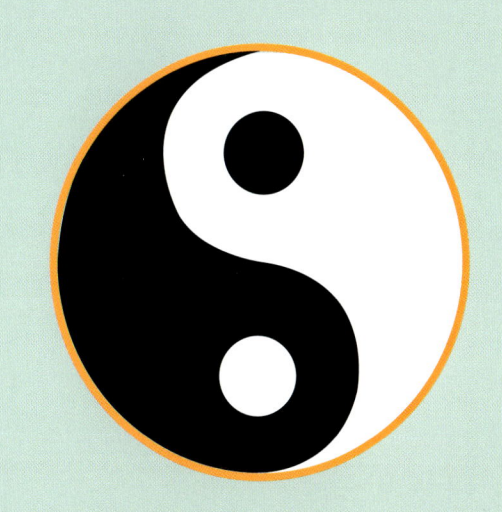

太極拳のシンボルは、陰と陽がお互いに正反対の存在でありながら、切っても切り離せない関係であることを示しています。

き寄せて、体だけではなく心にも「不調和のパターン」を生み出してしまうことがあるのだと考えれば、健康や病気に対するアプローチもこれまでとは変わってきます。

陰と陽

　バランスと調和という考え方は「陰陽」の基本概念です。陰と陽にはお互いに反発し合いながらも、同時に補い合おうとする力があり、その力が宇宙のあらゆるものに影響を与えていると考えられています。人間もこの陰陽の力に支配されていると信じられていて、これが中国思想の中心となっています。

　「陰」は暗く、消極的、女性的で、冷たく否定的です。それに対して「陽」は明るく、積極的、男性的で、暖かく肯定的です。何事にもこのようにふたつの相反する面があることは、あなたも普段から感じているでしょう。たとえば、楽しいと悲しい、疲れている状態とエネルギッシュな状態、冷たいと熱い、などといったようなことです。

前ページの太極拳のシンボルは「陰」と「陽」の力がどのように流れているのかを示していて、常に陰の一部が陽に入り、陽の一部が陰に入っているのがわかります。人間は、体も心も感情もすべてこの陰陽の影響を受けます。陰陽のバランスがうまくとれていれば健康な状態が保たれますが、どちらか一方の力が相手より大きくなると、バランスが乱れて病気を引き起こします。

鍼療法の目的には、こうした陰陽のバランスを元に戻し、その状態を維持することも含まれています。

ご存知のように、鍼療法は医学の一分野ではありません。従来の西洋医学とは健康に対する考え方も違い、それだけでひとつの総合療法だと考えられています。西洋医学の病院で診察を受ける場合、頭痛ならこの科、生理痛ならあちらの科、不眠症ならまた別の科という風になるのが当たり前ですが、伝統的な鍼療法ではそんなことはありえません。どの病気もみな根底でつながっていると考えられているのです。

現在では新しく分化して西洋化した鍼療法もあり、その分野では経絡を否定しています。鍼は神経組織に作用しているのであり、それは解剖学や生理学によって証明できると考えています。

あなたが鍼療法を受ける場合は、医師の資格を持っていない療法士か、正式な訓練を受けて医師免許を取ったうえで、さらに鍼療法を学んで開業している医師か、どちらを選ぶか考える必要があるでしょう。どちらのタイプも大勢います。

問題点を絞り込む

初回の診察では、あなたの体の状態を詳しく知るためにいろいろ質問されます。それによって肉体的・精神的な問題や「気」の兆候を探るのです。なかには症状とは関係ないと感じる質問もあるかもしれませんが、療法士にとってはどれもあなたの状態を完全に把握するために必要なものなのです。

鍼療法の承認

鍼療法は、その効果について2年間に渡る研究がなされた結果、2000年に英国医学協会より「国家医療制度（NHS）の援助でもっと多くの人が診療を受けられるようにするべきである」との承認を受けました。

また、舌を見せるようにも言われたはずです。療法士にとって、舌はとても重要な情報源であり、形・色・各部位の表面の状態などを診れば、あなたの内臓のコンディションがわかるのです。健康な舌は赤みがかっていて、舌苔はついていません。ついていたとしても、ほんの少しだけです。腫れたり痩せたりしているところもなく、表面にひびのようなものも見られず、側面に歯のあともついていません。

舌はあなたの内臓の健康状態を雄弁に語ります。

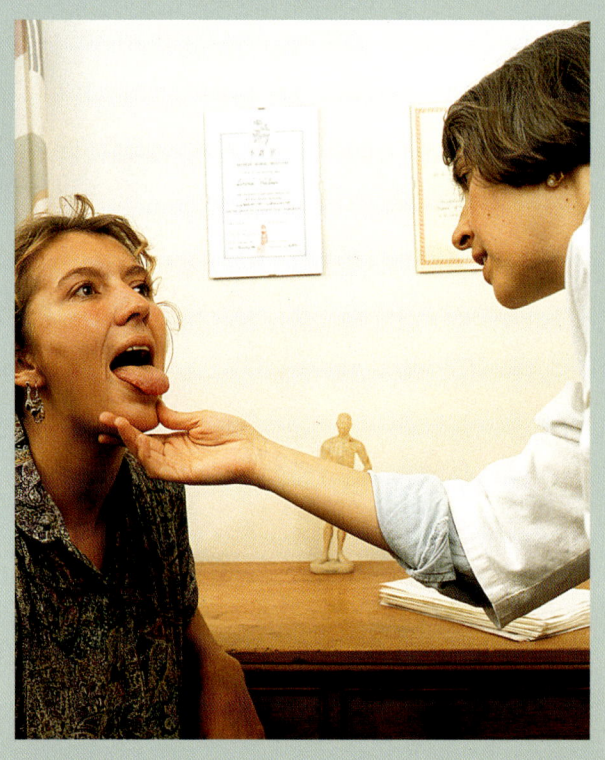

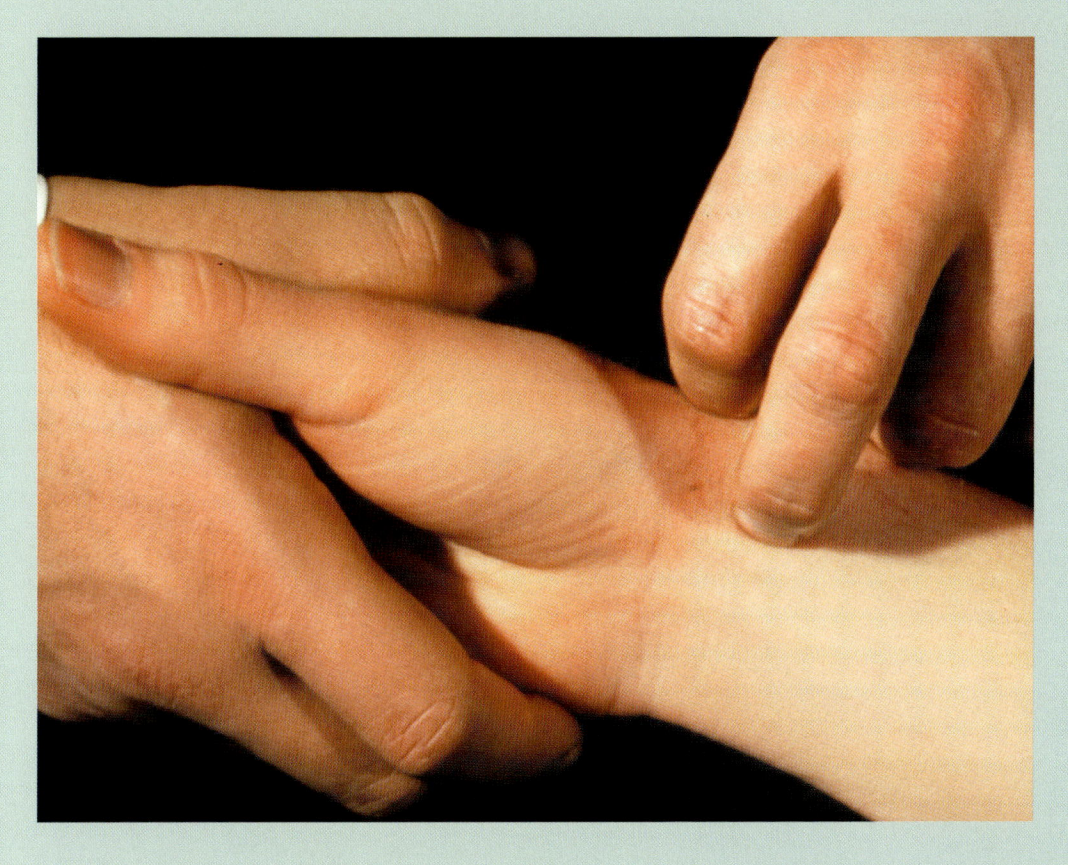

両腕から正確に脈をとるのは、診察のなかでも非常に重要な部分を占めています。

診察では既往歴もすべて問われます。そのほかの重要な質問としては、次のようなものが挙げられるでしょう。

- 食事や睡眠のパターン。
- 急に熱くなったり、寒くなったり、汗をかいたりしないか。また、そのような症状が起こるのは昼か夜か。
- 頭痛がある場合は、いつ、どの部位に起こるのか。
- 排尿の頻度。便秘や下痢の傾向があるかどうか。

鍼療法とホットフラッシュ

イギリスのスタフォードシャーでは1995年から1999年にかけて、38歳から59歳までの乳癌患者22人が、腫瘍専門医の勧めでホットフラッシュの軽減のために鍼療法を受けました。4年間に渡る調査の結果、鍼療法が終了した時点で、対象者の82%はホットフラッシュの症状が大幅に消え、全員にある程度の軽減が見られました。

安全第一

治療の前には、そのクリニックでは鍼にどのような滅菌処理をしているのか必ず確認しましょう。イギリスやほかの多くの国々では、登録鍼療法士は鍼を滅菌することが法律で義務づけられています。使い捨ての鍼もありますが、その分だけ治療費はもちろん高くなります。

> 46歳のとき突然生理がすごく重くなって、それが半年間続きました。その間は生理日以外の出血もありました。医者の診断は子宮筋腫で、子宮摘出手術を勧められたのですが、私は怖くなってしまって、鍼療法士の診察も受けてみたいと申し出ました。その病院では同じ敷地内に代替療法の療法士がいましたので、私はとても幸運だったと思います。そのまま廊下を歩いていって、予約を取れば済んだのですから。不正出血は鍼療法を2回受けた時点で止まり、生理も順調な状態が18か月続きました。でも、その後また不正出血がはじまったので、さらに鍼を続けたら90％は減りました。あとから気づいたんですが、私はその時ちょうど閉経を迎えようとしていたのですね。ですから、鍼療法は次の年も続けました。その間に閉経が来て、生理は完全に止まりました。
>
> キャロライン（イギリス　サマセット在住）

ご存じですか？
1998年、中国の天津の第一病院では、閉経後の女性300人が鍼療法を受けたところ、そのうち50％強の患者の更年期症状が完全に消えました。

　更年期の諸症状のために鍼療法士の診察を受けに行くと、まず生理周期とそれまでの詳しい症状について尋ねられます。その後、下着だけになって触診を受け、痛みのあるところ、熱く感じるところ、冷たく感じるところ、腫れているところ、こわばっているところ、肌色の悪いところなどを調べます。ツボをいくつか触って、特にお腹や脊椎の両側などに痛いところがないかどうか診ることもあります。

　あなたは、鍼療法士が人差し指・中指・薬指の3本指で脈を診るのに驚かれるかもしれません。脈は両腕からとります。鍼療法士は3本の指でエネルギー（気）のバランスをみて、あなたの体の中の状態を推し量っているのです。治療の間にも、時々脈を診てエネルギーの変化があるかどうかをチェックすることがあります。

　ここまでの診察で集めた情報を参考にして、鍼療法士はあなたに適した治療法を考えます。どのツボに鍼を打つのかは患者ごとに異なります。エネルギーのバランスが整うまで同じツボになんども鍼を打つこともあります。

治療
　鍼療法は皮膚の微妙な神経ネットワークを、ときにはもう少し深部にある神経を刺激します。神経を刺激すると、それが中枢神経系に作用して、痛みをブロックしたり、ほかの臓器の神経系の働きを変えたりします。患者のなかには鍼に対してあまり敏感ではなく、どこに打たれても何も感じないという人がいる一方で、特定のツボに打たれときに痛みが強いという人もいます。しかし、たいていの場合、鍼療法は痛いものではありません。たとえ鍼を打たれた瞬間に痛みがあったとしても、数秒もすれば消えてしまいます。通常はチクッとするだけか、鍼の鈍い感覚があるだけです。

　最初のうちは週1度程度の処置がいいでしょう。その後、体がどう反応するかによって間隔を広げていきます。あなたの考えや「不調和のパターン」次第です。鍼療法の効果が単なる思い込みだという人もいますが、それは偏った考え方だと思います。実際に小さな子供や動物でも効果が証明されているのですから。牛が思い込みで元気になったりはしません！

中国伝統療法

鍼だけが中国の伝統療法ではありません。薬草療法、食事療法、マッサージや運動、生活習慣の改善など、さまざまなものがあります。漢方薬はほかの中国伝統療法と併用すると効果が上がるようです。

中国伝統療法は常に体と心とを総合的に見るため、患者ひとりひとりのニーズに非常に細かく対応します。たとえば、5人の女性がホットフラッシュを訴えてきた場合、症状や兆候はそれぞれに違います。ふたりとして同じになることはありません。ですから、治療プランも患者ごとに一番適したものが考えられます。漢方薬の種類も、鍼療法の内容も、生活習慣の改善方法も、すべてひとりずつ異なるのです。

中国伝統療法では、ホットフラッシュは、肝臓の「陰」が低下し、心臓の血液が弱まり、腎臓の水分が枯渇しているしるしだと考えられています。

腎臓の水分不足は体の余分な熱によって引き起こされます。この熱は肝臓の「陰」のバランスを崩して「陽」を放出します。病理学では次のように説明しています。

- 腎臓の欠陥、肝臓の活動過多、心臓の熱上昇の3つが重なると、動悸、不眠症、めまいが起こります。
- 脾臓と肝臓とのバランスが悪くなると、憂鬱になったり、イライラしたり、かんしゃくを起こしたり、胸に圧迫感を感じたりします。

矛盾する実験結果

中国では何世紀も前から更年期の諸症状の緩和に薬草療法が使われていて、実際に非常に効果があるという臨床結果もいくつか出ています。

しかし、1998年から1999年にかけてオーストラリアで閉経期の女性55人を対象に漢方薬のプラセボ実験を行ったところ、ホットフラッシュやひどい寝汗の軽減に関しては、プラセボを与えられた人々と実際に漢方薬を与えられた人々との間に効果の差は認められませんでした。

漢方薬は中国伝統療法のほんの一部にすぎません。

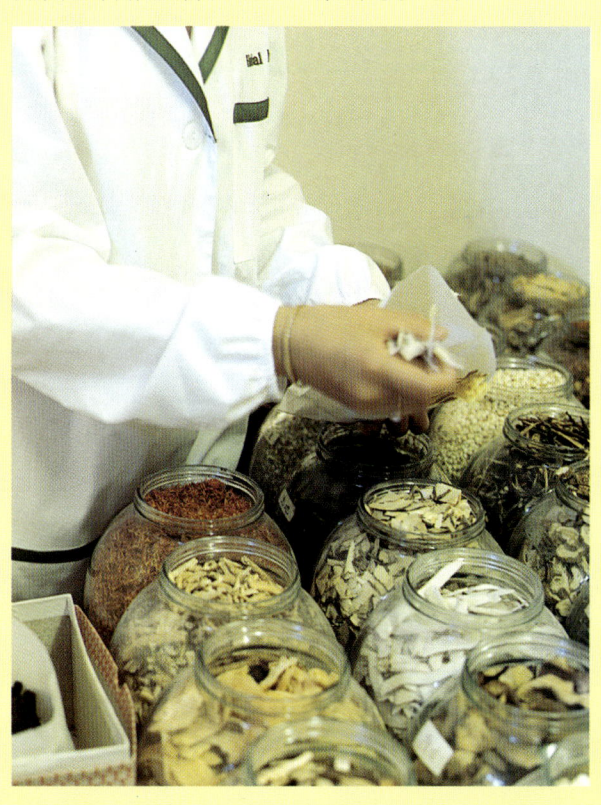

ハーブ（薬草）療法

薬の最初の原料が植物であったことにはほぼ疑いの余地はありません。病気の治療に薬草を使うのは、歴史上どの国の文化にも見られます。古代の人々は、矢じりが刺さってできた傷を癒すのにどの葉がいいか、熱さましにはどの葉を煎じれば効くのかということを経験から知っていました。資料によれば、穴居時代早期にケシが吐き気や痛み止めの薬として使われていた形跡が見つかっているようです。おそらく、ケシの種を麻酔剤がわりに使っていたのでしょう。

何世紀にも渡って、人々はどの植物が食用に適しているのか、またどんな薬用効果があるのかということについて、ずっと模索してきました。ケシから採取したアヘンのエキスが子供の夜泣きを止めたり、ヒマの実から取った油がほんの少量なら下剤に適していて、実をそのまま食べれば2、3粒でも毒のせいで数時間のうちに死んでしまう、などということをいったい誰が発見したのでしょう。しかも、その油がやけどや傷口の感染予防に効き、さらにランプの燃料にまでなるということを発見したのは？　いずれにしろ、ケシもヒマもこうした用途のために何千年も前から一般的に使われてきたのに違いありません。実際に、紀元前1500年頃のエジプトの墓のなかから種子が発見されています。

古代社会にとってこうした薬草の知識は非常に重要で、聖職者兼医者など高い階級の人々が管理していました。その後、医学は魔術や宗教や占星術と深く関わりあうようになります。紀元前460年になると、ヒポクラテス学派が薬草療法を宗教から切り離し、患者を詳しく診察することが必要だと説きました。処方や治療の方法は患者それぞれの状態に合わせて決めるべきだ、という概念を生み出したのはヒポクラテスだったのです。そして、この概念は現代の薬草学の基礎となりました。また、植物は花も葉もすべてまとめて処方するべきだというのも同じように基本原理となっています。薬草療法士は、植物は一部だけを使うのではなく全部まとめて使ってこそ、自然な状態でバランスも取れており、安全だと考えているのです。

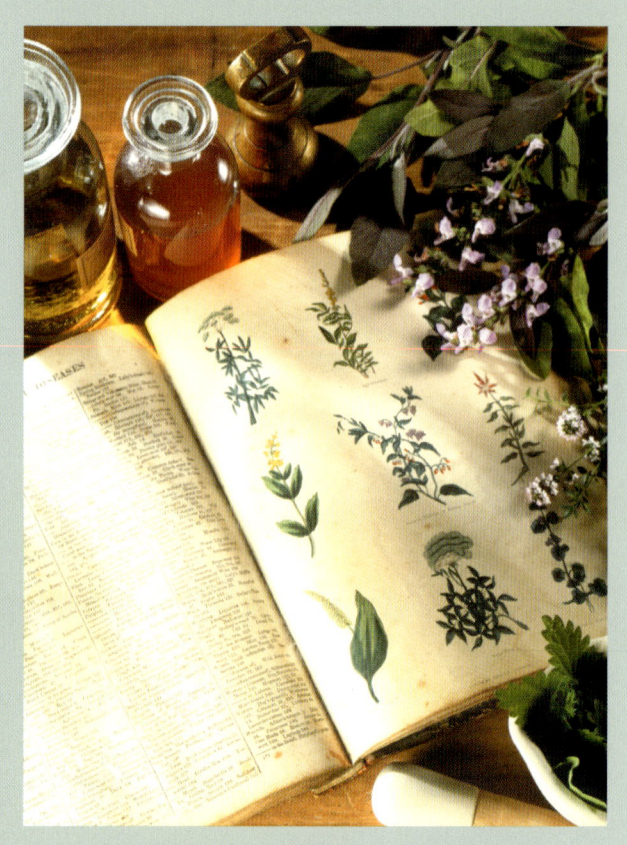

ハーブの処方にはさまざまな種類のものが組み合わされます。この複雑な処方こそ、ハーブ療法の大黒柱です。

ルネッサンス時代に入って印刷技術が発明されると、それまでより情報が入手しやすくなったため、古代の薬草療法は多くの人々に知られるようになりました。しかし、17世紀には理論と実験とに重点を据えた医学が発展し、薬草療法の概念に異議を唱えはじめました。そして、人工的に作られた治療薬が出現すると、古代薬草療法の威信はさらに傷つけられ、少しずつ表舞台から遠のいていきました。

しかし、先史時代から地方社会には薬草療法のプロと呼ばれる人（たいていは女性呪術師(ワイズ・ウーマン)）が必ずいて、産婆などの仕事をしながら、基本的な健康管理、傷や病気の治療などを引き受けていました。また、そのような人物はたいてい、地方だけに限らない女性同士のもっと広いネットワーク組織にも属していたため、そのなかで薬草療法が伝承されていきました。このネットワークには何百万人

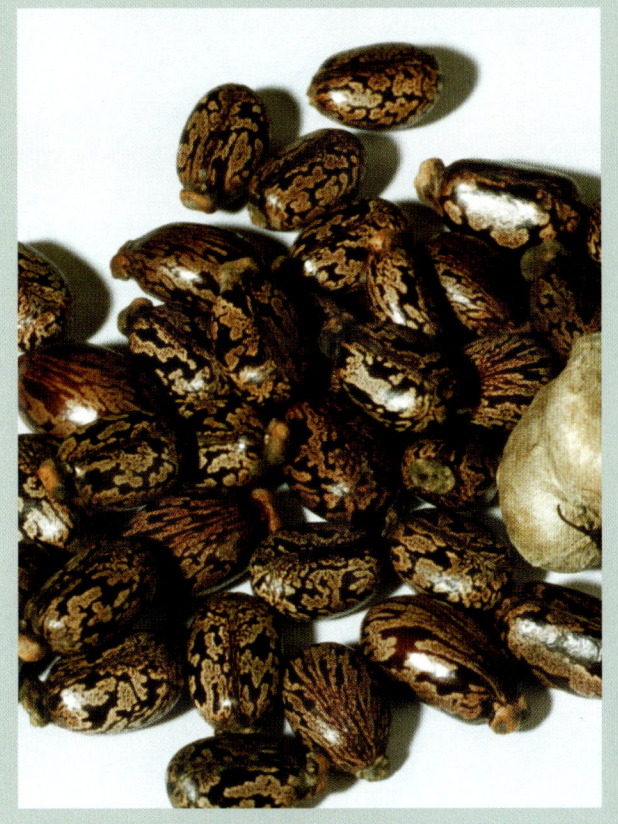

ヒマの実は何百年も前から下剤として使われています。

> 去年の秋に開業医の診察を受けました。ホットフラッシュがひどくて、わらにもすがる思いだったのです。そこで出してもらったハーブはびっくりするほど効き目がありました。セージ・エキスを1日に3回と、レッドクローバーのタブレットを1日1回摂っています。ここ数年の間にはじまったりひどくなったりした症状が別に2、3あったのですが、サプリメントと塗り薬を出してもらったら、それで軽くなりました。
>
> リンダ（イギリス　ロンドン在住）

　現在では、薬草療法を受けるのにワイズ・ウーマンを探す必要はありません。ハーブは健康食品店やインターネットなどで手軽に買えます。イギリスのハーブ市場は堅調で、今や約6500万ポンド市場となっていて、そのなかで開業している有資格処方師の数は500人にのぼります。あなたはそのなかからひとりを選んで診察を受けるのです。最近の調査によると、ヨーロッパのハーブ市場は32億ユーロ規模にまで達しているそうです。

という女性患者が加わっていたこともあります。18世紀から19世紀には、このような地方の薬草療法が北米のアメリカ先住民の民間療法と混ざり合って新しい薬が生まれ、それを「メディシン・マン」や「スネーク・ドクター」と呼ばれる行商人が各地に出向いて売っていました。

　ところが、19世紀から20世紀には、薬草療法はそれ自体が迷信的だと思われたり、行商人が山師的だったりしたことに加え、さらにルイ・パストゥールなど偉大な科学者らによって医学が発達したことにも影響を受け、ふたたび脇役にまわることになります。しかし、20世紀末になると、医薬品やその副作用に懸念を感じる人々の間で、薬草学への注目が高まりはじめます。

薬草療法を受ける

　ハーブ処方師はあなたを詳しく診察して、既往歴や食事・生活習慣も確認します。血圧もチェックして、筋骨格系、神経系、内分泌系など体全体のバランスを見て、潜在的な不調和がないかどうかを調べます。

　ハーブ（薬草）療法では、あなたが今感じている症状だけではなく、心と体を全部一緒に治療します。ですから、たとえ訴えている症状が同じでも、患者が違えば処方内容も違ってきます。

　あなたの状態が常に観察の必要のあるものでない限り、診察はそれほど何度も行うことはありません。ハーブが足りなくなったときは処方師に電話すれば済みますし、必要なら処方の調整もできます。

閉経前後期間および閉経期の諸症状に用いるハーブ

ハーブの名前	緩和する症状	摂取方法
レモンバーム（セイヨウヤマハッカ）	緊張感、ストレス反応、憂鬱感	2～6mlを1日に3回。または、ティースプーン2～3杯の乾燥ハーブに1カップの沸騰したお湯を注いで浸出したものを1日に2回。
ブラック・コホシュ	ホットフラッシュ、不安感、憂鬱感	40～200mgを毎日。ただし、6ヵ月を超えて摂取しないこと。
チャスタベリー	ホットフラッシュ	一日分のエキス数滴は、生の果実20mgに相当。実を煎じる場合は1日に30～40mg。
イチョウ	もの忘れ、むら気、不安感、注意散漫	イチョウ葉抽出エキス（標準化品）を1日に120～160mg。
チョウセンニンジン	疲労感、能力減退、集中力の低下	1カプセル（500mg）を1日に3～6回。ただし、3ヵ月を超えて摂取しないこと。
セントジョーンズワート	憂鬱感	ヒペリシン含有（2～4mg）カプセルを1日に1～2回。または、1カップのお湯で10分間浸出したもの。
バレリアン（カノコ草）	不眠症、緊張感	不安感の軽減には、2～3gを1日に1～3回程度取るのが望ましい。

　患者の多くには、ハーブを取りはじめてから1か月と経たないうちに目に見えて効果が現れてきます。しかし、慢性的な症状がある場合は、1、2か月様子を見る必要があります。

安全性

　一般的に、ハーブ療法は100％安全で副作用がまったくないと信じている人が多いようですが、それは間違いです。治療に使われている植物には、もともと毒をもっているものがたくさんあるのです。しかし残念ながら、植物の毒素が体にどれほど影響を与えるのかを完全に調査するのは困難です。イギリスで1968年に出された医薬品法では、毒素を持つ植物のうちごく一部（トリカブト、ベラドンナ、マンドレイク、ドクニンジン、ブリオニア）についての

み処方量の上限を定めたうえで、処方師が治療用に使用することを認めました。一般的に販売することについては、同じ植物でもまだ認められていません。イギリス以外の国でも同様の規制を設けています。

　1978年にはドイツで「コミッションE」が設立され、1400種以上のハーブの安全性が調査されました。上の表にある8種類のハーブはコミッションEによって「閉経周辺期の不定愁訴に効果があり、かつ安全である」と認められたものです。

　現在、イチョウについては、ドイツだけでも毎年1万人を超える医師によって1千万件もの処方箋が書かれています。

ハーブの準備

ハーブにはさまざまなタイプがあり、そのまま使えるものもあれば、準備の必要なものもあります。

既成のハーブ製品を買う人が多いなか、原料の状態で手に入れて自分で準備するのを好む人もいます。以前は、乳鉢と乳棒で何時間もかけてハーブを細かくしていたので、それが準備のなかでも一番大変な作業でした。しかし、今ではフードプロセッサーがさまざまな仕事を的確にこなしてくれます。

通常はハーブに水、あるいは水とエチルアルコールの両方を加えます。酢酸やグリセロール(またはグリセリン)やシード・オイルを使うこともあります。そのハーブの成分を一番うまく抽出できるものが選ばれるのです。樹皮や根など木に関するものからエキスを出す場合は、熱湯にしばらく浸します。

ハーブは自然の植物ですから、その製薬の作用の強さはまちまちです。個々の含有成分の量はさまざまで、準備の方法もそれに合わせて変わってきます。含有量は気候などその植物が育った環境によって左右されますし、ハーブの扱い方や、ほかに何をどのくらい混ぜるのかといったことによっても準備の方法は違ってくるのです。さらに、あなたが摂取する量も、どう準備をしたかによって変わります。たとえばお茶にする場合、お湯に浸しておく時間が長ければ長いほど成分は濃く出ます。

病院の薬との併用

あなたが医者の処方箋で飲んでいる薬があっても、処方師はそれをやめるようには言いません。薬での治療が必要なものであれば、通常は併用していきます。しかし、患者の方で、病院でもらう薬の服用のほうをやめたいと考える場合も多いので、ハーブの処方師も病院薬の必要がなくなるように、あるいは少なくて済むように治療の計画を立てていきます。

漢方薬／ハーブのタイプ別用途

タイプ	用途など
植物まるごと	生・乾燥ハーブのビン詰め──お茶、 抽出エキス──パウダーにしてカプセル化、タブレット
オイル	塗布用のみ(口に入れると死に至るものもある)──アロマセラピー
タブレット、カプセル	保存・輸送が容易
お茶	沸騰したお湯で抽出する。方法は次の3通り。 お茶──1〜2分間浸す。 浸剤──10〜20分浸す。 煎剤──10〜20分弱火で煎じる。
抽出エキス	アルコール抽出──高濃度で、蓋にスポイトのついた小さな入れ物に入っている。通常は数滴使う。

安全性に対する懸念

ハーブ療法の安全性や効果、品質については、むやみに心配する必要はないかもしれません。2002年にハーブについてのEU指令が出されており、これによって製造業者は適切な薬品製造工程を守り、製品の認可登録をするように求められています。

ブラック・コホシュ

現在、更年期の諸症状の緩和にもっとも効果を発揮しているハーブはブラック・コホシュ（あるいは、ブラック・コホシュの抽出エキスを主成分とするサプリメント「レミフェミン」）で、これまで2度の臨床試験にかけられました。安全性については肯定的な結果が出ています。毒性は低く、副作用もほとんど認められず、あっても緩やかで許容範囲内にしっかりと収まっていました。レミフェミンはドイツで1950年代から飲まれています。

賢明な措置

更年期の諸症状を緩和する場合、ハーブ療法は短期的な症状には効果がありますが、長期的なもの、特に骨粗鬆症の予防や治療には有効とは言えません。7週間経ってもはっきりとした症状の改善が見られないときは、その時点で療法を中止しましょう。ハーブ療法では症状によって差はあるものの、たいてい1か月以内に効果が現れます。1か月経ってもなんの効き目もないと感じたら、迷いがあってもしばらく中止してみて、その間に本当にそれが必要かどうかを考えてみましょう。

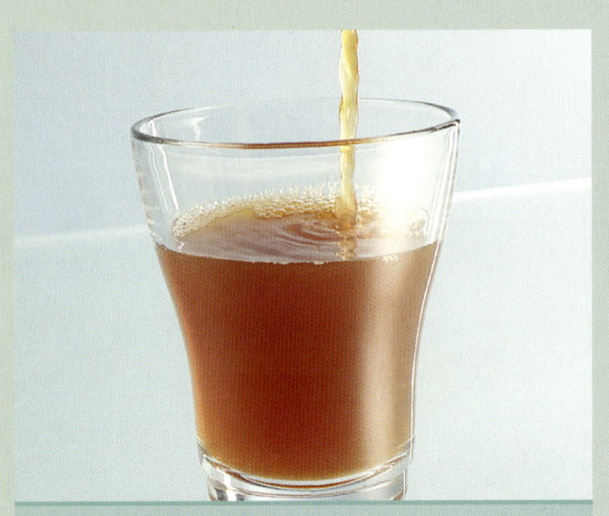

ハーブを煎じる

木の根や皮、実や種を使います。分量はどれも浸出するときと同じですが、ここでは水を使います。ハーブと水を入れた鍋を火にかけて沸騰したら、火を少し弱めて10分間煎じます。あとはハーブを濾してホットで飲みましょう。

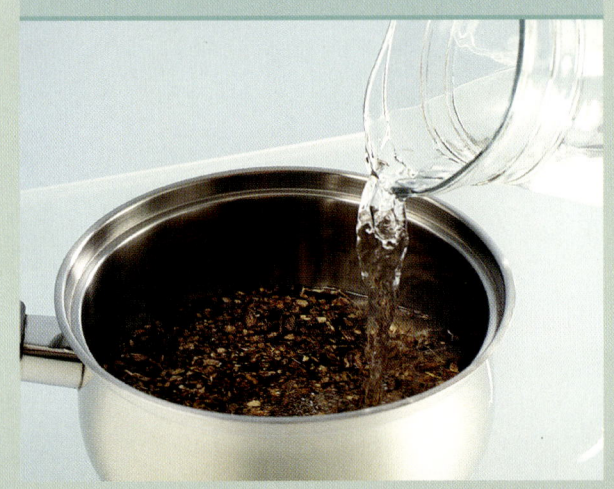

ハーブを浸出する

ティースプーン1杯の乾燥ハーブをカップ1杯の熱湯の中に入れます。10〜15分そのまま浸しておき、ハーブを濾してホットのまま飲みましょう。お好みで蜂蜜を入れて甘くしてもかまいません。

ホメオパシー（同種療法）

　200年近く前のこと、あるドイツの高名な医師が、自ら開発した新しい治療法の治療成績をはじめて発表しました。自分自身と家族とを被験者にして行ったものです。医師の名前はサミュエル・ハーネマン。ハーネマンは新しい治療法をギリシャ語の「ホモイス（同種）」と「パソス（病気、苦痛）」とを組み合わせた「ホメオパシー（同種療法）」と名づけました。

　ある意味で、ハーネマンは科学者でも形而上学者でもありました。見る人にとっては神秘主義者と映ったかもしれません。「人生は生命力によって維持されており、人が病気になるのは外界からの影響が原因で、そのために生命力のエネルギーがスムーズに働かなくなり、結果としていろんなつらい症状が出る」と考えていました。そして、「問題の原因を知り、さらにそれを取り除くことができれば、生命のヒーリング力が刺激されて患者は元気になる」と信じていました。

　実験をはじめたきっかけは、ハーネマンが「もしマラリア治療用のキニーネを自分で摂取してみたらどうなるだろう」と思いついたことにありました。実際に試してみて、ハーネマンは驚きました。マラリアになどかかっていないにもかかわらず、熱などマラリア特有の症状が出てきたのです。そして、その後ハーネマンがキニーネの摂取をやめると、症状はすべて消えました。しかし、ふたたびキニーネを摂取すると、そのたびにまた症状が出るのです。これはヒポクラテスの唱えていた「ある病気に苦しんでいる人がいる場合、それと似た症状となるようにすることで、その人の病気は癒される。そして、症状の程度と回復の速度は人によってみな違う」という説を裏づけたとも言えます。

　この「毒をもって毒を制する」という原理はホメオパシー（同種療法）の基礎となりました。従来の西洋医学の「病気は解毒して治療する」という「アロパシー（異種療法）」に対して、まったく逆の立場をとっているのです。しかし、ハーネマンの考えが同時代の医者から一線を画していたのはこれだけではありませんでした。

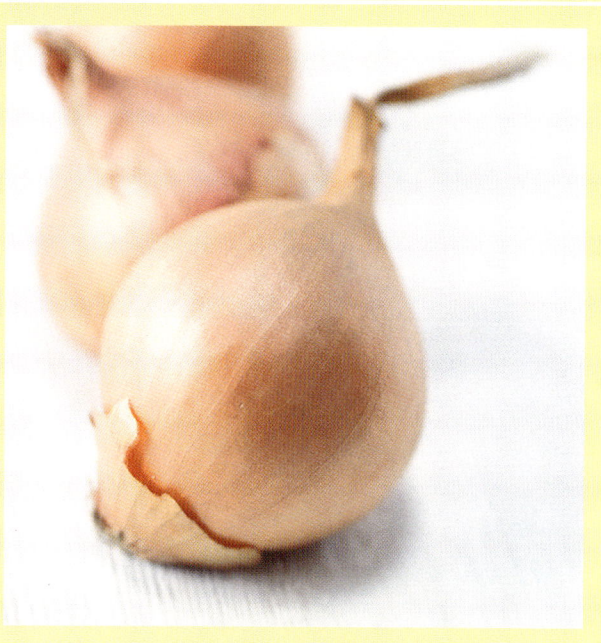

ホメオパシーでは、たまねぎのほかさまざまなものを使います。

　当時の医療といえば瀉血くらいで、ハーネマンはそれに満足していませんでした。しかも、その頃は薬の投与量が非常に多く、薬そのものも安全ではありませんでした。そこで、ハーネマンは投与量を減らしてみることにします。すると驚いたことに、治療薬は希釈すれば希釈するほど、体に活発に作用することがわかったのです。

　従来の西洋医学界はこれに動じることはありませんでした。おそらく、薬を減らせば減らすほど効果が高まるというパラドックスは、当時の科学者にとってどうしても受け入れがたいというほどのものではなかったのでしょう。怪しげな薬を極端に薄めて患者に投与すること自体に疑問を感じている現代の懐疑論者にとっても、同じなのかもしれません。いずれにしろ、現在では毎年アメリカの成人の4％がホメオパシーを受けています。イギリスではその割合はさらに倍増し、8.5％にも上っています。

　ハーネマンと、彼の学説を信じて協力していた人々は、嘲笑の的になりました。しかし、彼らはその後も植物・動物・ミネラル（鉱物）などから採取したさまざまな物質をテ

ストし続け、その試験作業を「プルービング」(証明)と呼びました。長い時間をかけて、彼らは一般に「毒」だとされている物質を少しずつ摂取し、どのような症状が出るのかを慎重に調査しました。そして調べたものと類似した症状を持つ患者にその物質を投与して、みごとに成果を上げたのです。

こうして膨大な量の情報が蓄積され、ホメオパシーに必要なデータベースができあがっていきました。ハーネマンが亡くなる1843年には、99の物質のプルービングが終了していました。1900年までにさらに600種が加えられ、現在では3000種にまで達しようとしています。そのなかに含まれているものには、たまねぎ、インド大麻、ミツバチの毒液、ヘビの毒液、クモのほかに、砂、炭、食塩、鉛筆の芯などがあります。ハーネマンはまた、薬はあれこれ複雑に組み合わせるのではなく1種類だけを使うべきだとも主張していました。何種類もの薬を一度に使った場合、なにがどう効いたのかはっきりと識別できないからというのがその理由でした。

今日のホメオパシーは2種類に分類できます。ひとつは、高度に希釈した薬品を使い、疾患とその因果関係について哲学的に(ときには神秘主義的にまで)考えることに重点を置くもの。もうひとつは、もっと現代的なものですが、実にオーソドックスな薬理学の概念を基礎にしていて、哲学的な考えはおおよそ無視しています。しかし、ホメオパシーの根本的な概念は今も「病気ではなく人を治す」であり、それは変わっていません。

ホメオパシーの「レメディー(薬)」

レメディーには、プルサチラ(アネモネの花)、シイピア(ヤリイカの墨)、硫黄(ミネラル)などさまざまな種類の物質のなかからひとつが選ばれ、希釈度も選択されます。こうした物質は何千種類もあり、ホメオパシーの療法士はそのなかから用途に一番あうものを選び出します。選択の方法は患者ごとに異なります。レメディーのうち、薬局や健康食品店で売られているのはほんのひと握りですが、次のようなものがあります。

閉経期の女性とホメオパシー

1994年、ドイツでは77人の療法士によって、閉経前後の不定愁訴を訴える657人の女性の治療研究が3か月間行われました。

被験者には「ミュリメン」が投与されました。ミュリメンはホメオパシーに用いるハーブ混合物で、チェストベリー、ブラック・コホシュ、アンバーグリス、セントジョーンズワート、イラクサ、シイピア、カルシウム、カリウム、ゲルセミウムを含んでいます。

被験者の3分の2は症状が明らかに軽くなっている状態が続いていると報告しています。完全に症状の消えた人はいなかったものの、全員がこのままミュリメンの服用を続けたいと答えました。

深刻な病気

信頼のおけるホメオパシー医は、癌など深刻な病気にも伝統的なホメオパシーがぜひ必要であるという意見に賛成しています。

- ラケシス──記憶力減退、注意散漫、不安感、憂鬱感
- プルサチラ──憂鬱感、涙もろい、むら気、頭痛
- 銀、サルビア──ホットフラッシュ
- グラファイト──イライラ、注意散漫、憂鬱感、涙もろい、興奮しやすい

しかし、自分で自分の状態を明確に判断するのは大変です。ホメオパシー療法士の診察を受ければ、プロの意見であなたに一番合った正しいレメディーを選んでもらえるでしょう。医師の資格を持っていない療法士もいれば、正式な訓練を受けて医師免許を取ったうえで、さらにホメオパシーを学んで開業している人もいます。

ホメオパシー療法を受ける

初回の診察は2時間ほどかかるかもしれません。まず正しく診断することが治療のカギなのです。一次元的な見方ではなく、あなたのことをさまざまな方向から知る必要があります。

- あなたのこれまでの健康状態と生活状況、家族の既往歴、現在のあなたの状態。
- どんな症状がありますか？ どういうときに症状が改善・悪化しますか（暑いとき、寒いとき、食事をしたとき、なにか飲んだとき、動いているとき、横になっているときなど）？
- 今の状態をどう感じていますか（頭にくる、恨めしい、落ち込む）？
- 心のなかで恐れていること（怒っていること、不安に思っていること）はなんですか？

このように必要な情報をすべて集めたら、（ほかの医師などの意見も聞いておく必要がない限り）、療法士はあなたの答えを分析して適切な処方をします。処方箋があれば、薬は近所の薬局でも手に入るかもしれません。薬剤師が普段調合している薬とはまったく違いますが、形状は一般的な薬と変わりありません。錠剤やタブレット、蓋の裏にスポイトがついた容器に入っているもの、顆粒、粉末、液体などがあります。

安全性

ホメオパシーのレメディーは100％安全です。有毒性も中毒性もありません。

病院の薬との併用

レメディーと抗生物質を一緒にとってもまったく問題はありません。ただ、抗生物質の副作用によって症状が複雑になり、レメディーの選択が難しくなることがあります。

レメディーのなかには、用途が非常に細かく決まっているものがあります。「消化不良の改善」「傷口をふさぐ」といような効能を持つものもたくさんあるので、年齢や性別などにこだわらず広い範囲の人を治療できます。たとえば、アルニカ軟膏は術後の傷口をふさぐのに非常に効果があります。

通常なら1週間と経たないうちに、たとえ症状がまだ残っていても、なんとなく体の調子がよくなってきた感じがします。しかし、治療をはじめてから2週間以内に症状が改善しない場合は、レメディーを選びなおしてもらうほうがいいでしょう。

> 私は登録ホメオパシー医の診察を受けました。1時間半かけて、体の調子や現在の状況、今までに起こった大きな出来事などについて質問されました。ほかに更年期障害とは全然関係ないようなことも。「カエルをどう思いますか？」とか「雷雨はどうですか？」とか。その療法士は、私がイライラしたり、気分にむらがあったり、性欲に変化があったり、重い不正出血があったり、突然すごく汗をかいたり、体重が減ったり、眠れなかったり、動悸がしたりするのは、どれも閉経前後の女性がよく経験することなのだと教えてくれました。念入りな診察が終わって処方してくれたのは、プルサチラでした。
>
> 最初の週は、気分のむらやイライラが恐ろしいほど激しくなって、もうほとんど自分が自分でなくなってしまうような感じでした。でも、あと1週間だけ頑張って療法を続けてみることにしたんです。それでもよくならなかったらやめればいいと思いながら。そうしたら、もうすべてが嘘みたいに変わりました。眠れるようになったし、生理も以前より規則正しくなって出血量も減りました。気分のむらもなくなったので、それまでより明るくなりましたよ。家族も私といるのが楽しくなったようです。もちろん、わたし自身も。 ホメオパシーは、人生のこの時期を迎えている女性にぜひお勧めします。
>
> ヴィッキー（イギリス　ブリストル在住）

ストレスと快適につきあうには

ストレスの多い状況、うつ、社会的孤立といった心理社会的な要因は、心臓血管疾患（P.53—59）のリスクの高さと結びつけられてきました。日々の生活で何をし、どんな環境にいようと、ストレスを感じない日はありません。人間にとってストレスとのつきあいは、生まれる前から始まっています。母親の子宮の中にいる赤ちゃんがストレスの徴候を示すこともあるのですから。子どももおとなも、独身の人、離婚経験者、結婚している人、妻や夫に先立たれた人、どんな人もストレスから逃げることはできません。

ストレスは興奮や刺激やモチベーションを与えますから、変化を起こすための触媒になってくれます。ただし危険なレベルまでエスカレートすることがありますから、人は誰でもストレスとのうまいつきあい方を学ばなければなりません。

- 感情的なストレスが強いと、病気にかかりやすくなります
- 慢性的なストレスは免疫システムのはたらきを抑え、その結果、病気にかかりやすくなります
- 感情的なストレスも免疫システムのはたらきを抑え、ホルモンのバランスを乱します

せめて更年期が平穏で落ち着いた、充足感にあふれたものであれば心強いのですが、現実にはそんな更年期はほとんどありません。それは私たち自身が、他人からの要求や期待を前にして無力感に負けてしまうからで、しかもその原因は自己評価がしっかりできていないからなのです。

20年を超えるカウンセラー生活の中で、私は何千人もの不安を抱えた中年期の女性と、彼女たちのストレスだらけの生活について話し合ってきました。モリアという52歳の女性は、最初のうちは自分のことを「ジェットコースターみたいにめちゃくちゃ」だと表現していました。「木を見て森を見ない」状態にあるとき、モリアのように自分を評価する人はおおぜいいます。人生にあまりにもいろいろなことが起こっている時期には、自分という人間を見失ってしまうのです。

脳が休むことなく活動しているために充分な睡眠がとれず、そこから連鎖反応が始まることもあります。昼間の行動は一貫性を失ってとぎれとぎれになり、体も頭も心も正常に機能しなくなってしまいます。心当たりのある人は、自分で解決できるのだということを知ってください。まず、30分間、じゃまが入らず静かに過ごせる日を作って、次のことをしてください。

- 自分がどんな状況にいるのかを認識する
- どんな選択肢があるのかを、じっくりと考える
- 生活の中のストレスを取り除くこと、あるいはもっとうまく管理することについて、もしくはその両方について考える

"

私が人生の岐路に立ったのは48歳のときでした。娘たちを大学に行かせるために不動産会社でパート勤務をしていたのですが、何かほかのことをしてみたくなったのです。20年間続けていたヨーガのインストラクターになるために、バハマでコースを受講するように勧められ、きびしいコースでしたが最後まで粘り、いまは週に3回教えています。私の夢は、2階にヨーガセンターがあり、代替療法も受けられるヘルシーフードのレストランを持つこと。

単なる生活の手段ではない仕事を、やっと手にすることができました。ヨーガが与えてくれる喜びを心から楽しみ、その喜びをほかの人に伝えることを楽しんでいます。

ジャネット（イギリス　ロンドン在住）

"

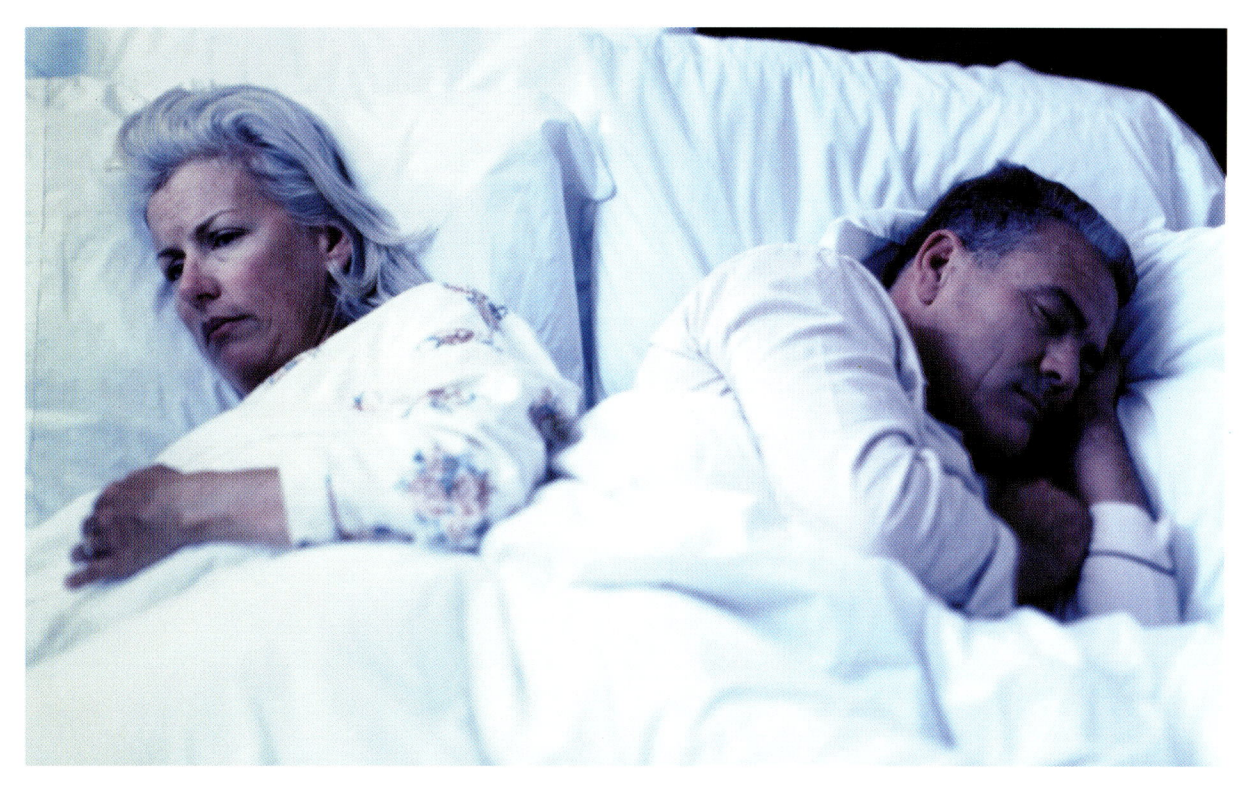

閉経前後の時期には、パートナーとの性的な関係にも変化が起こることがあります。
よい関係を取り戻すには、忍耐と思いやりが必要です。

混沌から平穏へ

ステップ1

　大きなメモ帳とペンを用意してください。1枚の紙を4つのセクションに区切り、各セクションのいちばん上に次の言葉を書いてください。

　私がいまいるのはどこ？
　私が行きたいのはどこ？
　そこに行く方法は？
　行けない理由は？

　質問を見て頭に浮かんだ言葉や考えを各セクションに記入してください。5、6分で終えてください。

　「いま、ここ」に集中することで、ストレスの多い状況から抜け出して、舞台の中央に身を置きます。何をしようとしているのか曖昧にしかわからないまま、自分の選んだ舞台に立って、運命に身をゆだねます。そして精神を集中すると、心の中に隠されていた希望や願望が姿を現し、同時に悲しくみじめな気持ちがおもてに出てきます。

　まだ完全な平穏は訪れないかもしれませんが、自分の書いた言葉や文章に考えを刺激され、気がつくともう1枚紙を使ってほかの言葉や考えを書いているでしょう。つまり、自分が抱えている"ジェットコースター"を正しい方向から見るためのプロセスに入ったのです。

ステップ2

　第1ステップでさまざまな感情を揺り動かされたことでしょうから、この第2ステップは、落ち着いて心の準備ができるまで待って取りかかってください。

自分が書いたものすべてに目を通し、特に注意を向ける必要のあるストレス要因にしるしをつけます。次の見出しをつけて、その要因を整理してください。

プライベートな人間関係
家庭外での仕事

上のどちらかを選び、次のことを行ってください。

- 自分にある選択肢を探る。
- 変化を起こすためにできることをリストにする。とてもできそうにないことも含めること。
- それを実行するための計画を立てる。

前に進むためにどんな方法が最適なのか迷いがある場合は、カウンセラーに相談してその迷いを解決しましょう。

P90からP.103で紹介している活動や治療法のうち、ふたつ以上を生活に取り入れて役立てるのもいいでしょう。まず、次のページのエクササイズを使って、リラックスするための正しい方法を身につけてください。

リラックスの方法を身につける

リラックスするなんて簡単。毎日、仕事から帰ってきたら靴をそのへんに脱ぎとばして、お気に入りの飲み物を手に、ゆったりした椅子に体をしずめてリラックスしているもの――そう思っていますか？　たしかに最初は、そんな受け身の方法でただなんとなくリラックスしていても、ある程度の緊張をゆるめることはできます。しかし、心身の緊張がすべてなくなるわけではありません。たいていの人は、いつも活動し、いつも何かを生み出していなければならないのだという考えがしみついていて、頭の中はいつもあれこれと重要な問題でいっぱいの状態なのです。

リラックスは自然にできるものだと多くの人が思っていますが、実際はそうではありません。次のページの2種類のエクササイズを行うための時間をとることが、完全に心身をリラックスさせるためのスタートになります。はじめは少し妙な感じがするかもしれませんが、心身を解放し、元気を回復する効果があります。ベッドに横になって眠りに落ちる前に行ってもいいし、深くリラックスした状態になりたいと思ったらいつでも行ってかまいません。

このエクササイズには3つの特徴があります。

正しい方法でリラックスすると、全身の緊張が解き放たれてくつろいだ状態になります。

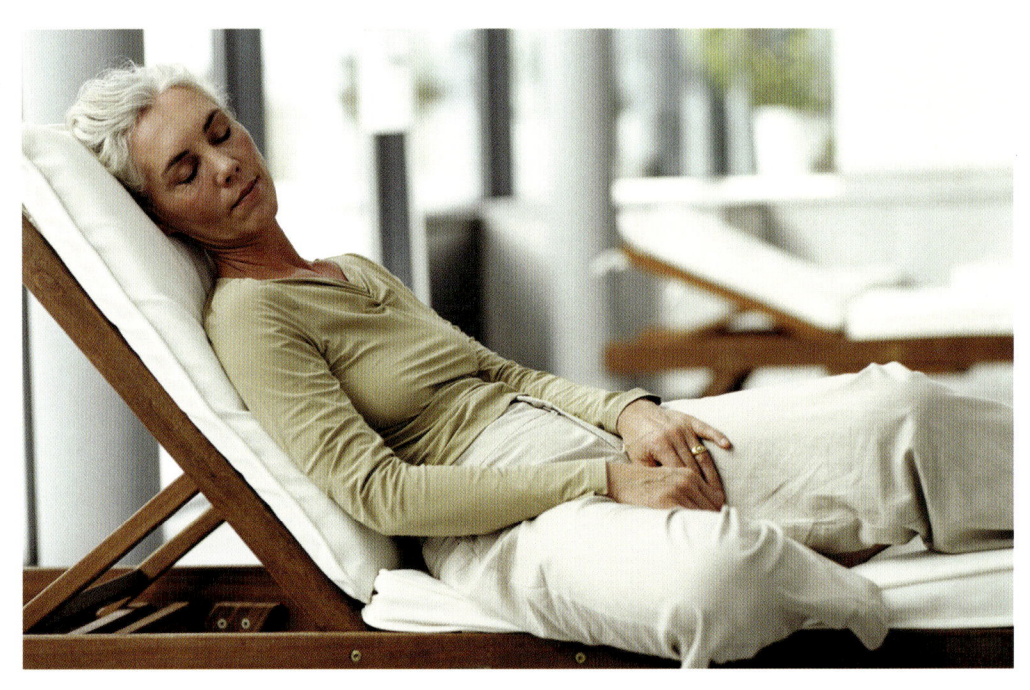

- 特定の筋肉に焦点を合わせる
- その筋肉に緊張感を持たせる
- リラックスする

エクササイズ 1：呼吸のスペース

暖かく快適な場所で、ゆったりした服を身につけて臨んでください。床の上で行う場合は、大きなフォームラバーか、フトンやキルトなどを敷いてください。

1. 好きな姿勢をとって、目を閉じます。
2. 呼吸に意識を集中します。空気が肺に入り、出ていくようすを感じてください。
3. 自分の体の重さと温かさを感じましょう。徐々にリラックスしながら自分の中に沈みこんでいくと、温かさがあなたを包み始め、体は重さを増したように感じられます。
4. 深呼吸をして横隔膜と肋骨をふくらませ、2秒間そのままじっとしたあと、静かに息を吐き出し、肺の空気を残らず外に出しましょう。

肩から肩へ

どのポーズも、止めた状態で5つ数えてください。

5. 両肩をできるかぎり高く持ち上げます。その位置で止め、5つ数え、力を抜きます。
6. 上腕部に力を入れます。そのまま止めて──力を抜きます。
7. 腕全体に力を入れます。そのまま止めて──力を抜きます。
8. こぶしを握りしめます。そのまま止めて──力を抜きます。

次は下半身です

9. お尻に力を入れます。そのまま止めて──力を抜きます。太腿とふくらはぎの筋肉も同じようにしてください。
10. 両足を上げて上半身のほうに向けます（足を見ようとして背をかがめるような感じで）。そのまま止めて──力を抜きます。
11. つま先を曲げます。そのまま止めて──力を抜きます。

これですっかりリラックスし、眠りに落ちることでしょう。あるいは、10から1まで逆に数えて、徐々に意識をはっきりさせるのもいいでしょう。

エクササイズ 2：リラクゼーションとメンタル・イメージ

メンタル・イメージはビジュアライゼーションとも呼ばれ、心の中でイメージを形作り、そのあと、自分が起こってほしいと思っていることを心の中で明確に描写する方法のことです。世の中には"ビジュアル（視覚）"型の人がいます。五感や触感に頼る人もいれば、言葉で考える人もいますが、ビジュアル型の人はおもに頭の中にイメージを描いて考えるのです。こうなればいいなと思うことを視覚化するときは、自分にとっていちばん自然な感覚を使わなければなりません。

たとえば高血圧の人は、血管壁の小さな筋肉が引き締まり、圧力が高まって血液が勢いよくほとばしるところをイメージします。次に、薬でその小さな筋肉がゆるんで、抵抗が少なくなった心臓が規則正しく脈打ち、体じゅうをめぐる血管の中を血液がスムーズに流れるのをイメージしてください。

1. 精神面でどのようなことを実現したいのかを決めます。（例）繰り返しおそわれる不安感から解放されること
2. 上のリラクゼーション・エクササイズを行います。
3. 心の中でどこか特別な場所にリトリート（P.102参照）します。熱帯地方の浜辺などがいいでしょう。すべての感覚を注ぎこんで、その場所を調べてください。照りつける太陽の熱さを感じ、植物のにおいをかぎ、小鳥の声に耳を傾け、体じゅうに吹き出た塩やつま先をくすぐる砂を感じましょう。
4. 特別な場所のイメージが完全にできあがったら、目標を実現するために、そのイメージの中に自分自身を置きます。リラックスした頭は、あなたが差し出すものをすべて受け入れる態勢になっています。
5. 心の中で自分自身についてポジティブなことを言います。（例）「私はいま、平静で落ち着いた気分です」
6. 特別な場所からだんだん遠ざかります。目をあけたとき、リラックスして気分が一新しているはずです。すぐに立ち上がると、血圧が下がっていてめまいがする場合がありますから、しばらく時間をおきましょう。

瞑想

　瞑想の目的は、体をリラックスさせることと、意識を崇高な領域に高めることです。定期的に瞑想を行うことで、考えや感情が落ち着いて心身ともに満たされた状態になり、その結果、周囲の世界から遮断されて、自分の内にやすらぎを見出します。

　私たちが頭で考えることが、体の機械的な営みや、健康を左右する化学物質のバランスに影響を与えるということは、いまでは広く認められています。心配ごとや不安、憤りなど、否定的な考えや感情で頭の中がいつも乱れていると、エネルギーが低下し、それが病気の症状として体に表れてきます。

　瞑想には数々の利点があり、次のような効果をもたらすことがわかっています。

- 血圧を調整する
- 血液の循環を促す
- 苦痛を緩和する
- 筋肉の緊張をやわらげる
- ホルモンの活動をゆるやかにする

　瞑想というと、修行僧のように宗教的な生活と結びつけて考えられがちですが、あなた自身の信仰を捨てる必要はありません。毎日のエクササイズの一要因としてとらえ、ストレスからの解放であれ、心身の健康を改善することであれ、安定した充足感であれ、必要なものは何でも瞑想から手に入れればいいのです。

　はじめて瞑想に臨むときは、これから瞑想を行いやすい態勢をととのえることが大切です。具体的には、まず正しい姿勢、そして呼吸の調整ができるようになることです。瞑想を始めたばかりの人は考えが散漫になりがちですが、このふたつが集中力を高めてくれます。

姿勢

　この本でご紹介しているさまざまなポーズはどれを使ってもいいのですが、まずひと通り1週間ずつ試してみて、自分に合ったものがひとつかふたつ見つかったらそれに決めるのがいいでしょう。

横になる

　仰向けになるときは、かならずクッションで首を支えましょう。両腕をゆったりと体の横に置き、両脚をまっすぐ伸ばします。脚を組んだり手を体の上に置いたりしてはいけません。

座る

　まっすぐな背もたれの椅子を使うと、体が支えられ、横隔膜が締めつけられません。両足は肩幅に合わせてわずかに

リラックスするのに向いている姿勢です。床の上にひざまずき、膝の裏にクッションをはさんで腰を落とせば準備完了です。

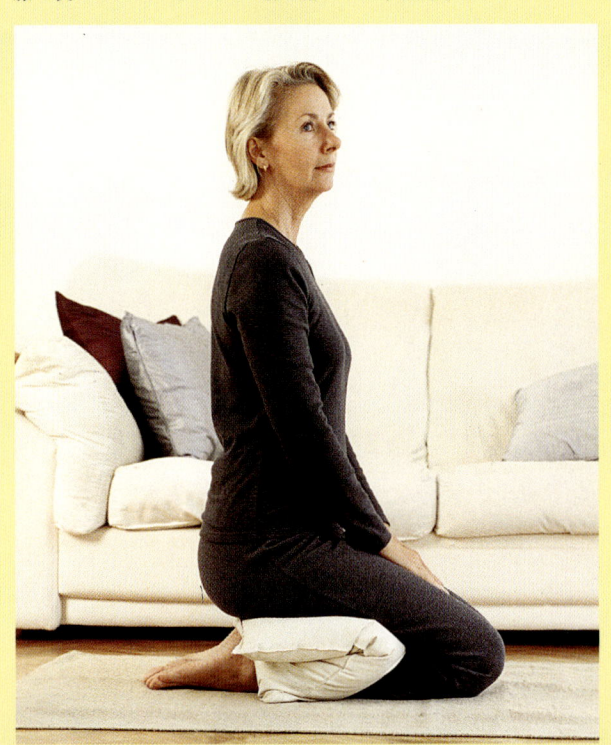

開き、足の裏を床にぴったりつけます。両手のひらを下にして、膝の上に置きます。あるいは、寛大さを象徴するポーズである、手のひらを上にした形で置いてもいいでしょう。

正式なポーズ

ヨーガで使われるような、あぐらをかいた正式なポーズをとるには、体がかなり柔軟でなければならず、ふつうの人にはむずかしいでしょう。かわりに、日本人がするように、お尻の下にクッションをはさんで、かかとの上に座る方法があります。

瞑想を始めましょう

はじめて瞑想に取り組むとき最も困難なのは、まちがいなく、心を静めることです。最初のうちは、瞑想をやるより先にあれをしなければ、これもしなければと、瞑想の時間を無期限に延期してしまいがちです。

瞑想の習慣をしっかり身につけるには、簡単なエクササイズから入ることが大切です。キャンドル・ゲイジングはロウソクを見つめるというシンプルなエクササイズで、静寂の中でじっと座っていることに慣れ、エクササイズの対象物に考えを集中する訓練にもなります。1日2回、6日間キャンドル・ゲイジングをしたあと、1日あけてほかの瞑想(P.92)に移ってください。

キャンドル・ゲイジング

1. 自分の前にロウソクを置きます。眉間の延長線上に来るようにしてください。
2. ロウソクを見つめ、炎のゆらめきやロウソクのサイズなど、あらゆる面から観察します。
3. 30秒から60秒したら目を閉じ、ロウソクの炎の姿を可能なかぎりまぶたに焼きつけてください。炎の残像が消えていき、やがて何も見えなくなったら、ふたたび目をあけて、同じことを繰り返します。すると、心の中にロウソクと炎のゆらめきのイメージが現れます。
4. まぶたの裏で炎のゆらめきが消え始めたら、炎に対して消えないように念じます。これが集中力をやしなう訓練になります。最初はイメージをとどめることなど不可能に思えますが、続けているうちに簡単にできるようになります。
5. ひとつの考えに注意力を集中し、その状態を保ちながら深呼吸を続けます。
6. 炎と一体化し、炎と自分とのあいだに少しのすきまもない状態になります。ゆったりと満たされた感覚を楽しみましょう。
7. これでいいと思ったら、ゆっくりと意識の目覚めた状態に戻って、目を開きます。

ロウソクの揺れる炎に気持ちを集中する訓練をし、瞑想の方法を身につけましょう。

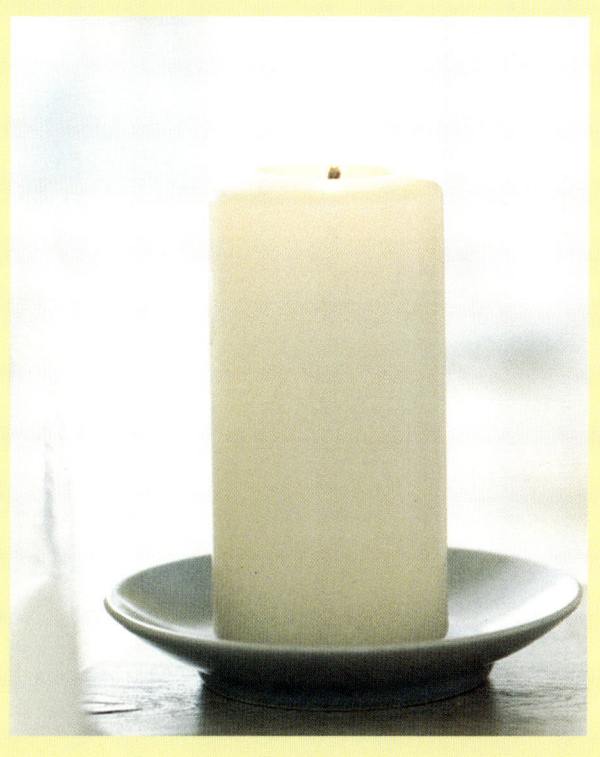

ほかの形の瞑想

自分のいまの状態に合わせてでき、役に立つ瞑想には次のようなものがあります。

痛みを軽減する瞑想

頭痛などの痛みがある人は、瞑想が役に立つはずです。痛みを軽減する瞑想は、自分の痛みがどんな姿をしているのかをイメージするメソッドを使います。

1. P.89のリラクゼーション・エクササイズを行います。
2. 痛みに注意を集中します。その痛みは何色ですか？色や形、大きさをはっきり見てください。赤いボールかもしれません。大きさはテニスボールぐらいかもしれないし、グレープフルーツぐらいかもしれません。
3. 心の中でそのボールを空間に浮かせます。体から2メートルほど離れたところがいいでしょう。
4. ボールをサッカーボールのサイズぐらいまで大きくし、次にエンドウマメぐらいに縮めます。そのあと、ボールがなりたがる大きさにならせてください。
5. 今度はボールの色を変えます。ピンクにしたあと、明るいグリーンにしましょう。
6. グリーンのボールを手にとって、最初に見た場所に戻します。このとき、痛みが消えているかどうかを確認してください。

気持ちの動揺を取り除く瞑想

1. 好みのリラクゼーションのポーズをとります。
2. 目を閉じ、自然に呼吸をして、充分にリラックスできたと思ったら、自分が机に向かって座っているところをイメージします。机の上にはペンと紙、封筒、ロウソク、マッチ、水の入った鉢があります。
3. 何も書いていない紙を見おろし、ペンを手にとります。
4. 自分の気持ちを動揺させたと思う相手に向けて、いまの感情を表現し、自分から見た現在の状況を説明する手紙を書きます。このエクササイズのおもな目的は自分の感情と向き合い、解き放つことですから、感情を表現しなければならないのです。怒りを解き放ってしまえば状況を見る目も冷静になりますし、そうなれば、「許し、忘れる」ことができる気分になるはずです。
5. 手紙を書き終わったら、封筒に宛名を書いて手紙を中に入れるのをイメージします。
6. ロウソクに火をつけるところをイメージします。封筒を炎の上にかざし、めらめらと燃えて灰になったら、鉢の中に落とします。
7. これでいいと思ったら、ゆっくりと意識の目覚めた状態に戻って、目を開きます。

人間関係のトラブルを解決する瞑想

どんな人間関係も、一方のせいだけでこじれることはありませんが、相手を責める習慣を断ち切るのはなかなかできないものです。

1. 好きなポーズをとります。
2. 目を閉じ、自然に呼吸をして、充分にリラックスできたと思ったら、トラブルの相手をイメージします。
3. あわれみの気持ちに集中して、心の真ん中を穏やかにします。
4. 相手のことを、自分と同じような誤りをおかす人間として見ます。
5. 相手を引き寄せ、包みこみながら、次の言葉を繰り返して自分の気持ちをたしかなものにします。「あなたと私は、ポジティブですばらしい関係を楽しんでいます。私たちのあいだにはあふれんばかりにエネルギーが流れています」。そして相手を放し、遠くに消えていくのを見守ります。

緊張は消え去り、穏やかな気持ちで問題について話し合えるでしょう。

手紙を書くことで怒りを発散できるでしょう。

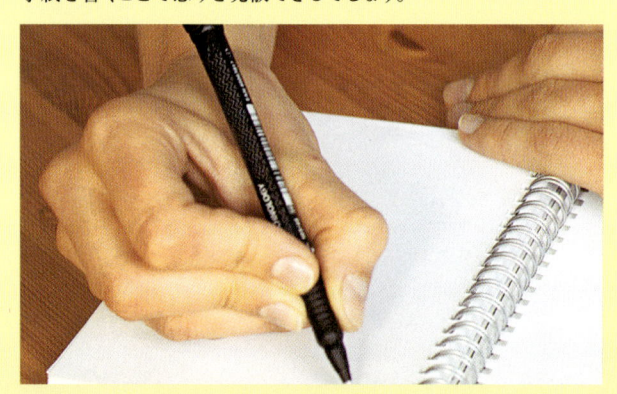

ヨーガ

柔軟な体と自由自在に動かせる関節を持った人にしかできない、こみいったポーズを使う神秘的な東洋のリラクゼーション法——ヨーガといえばこんなイメージがもたれています。しかし多くの人が経験しているように、実はごく簡単な動作で行うこともでき、9歳でも90歳でも、関節がきしんでいる人も、病気の人も障害のある人も、いい効果を手にすることができるのです。

ヨーガの創始者は、4000年前のインドで隠者として暮らしていた"ヨーギ"と呼ばれる哲学者たちでした。いまではヨーガがもたらしてくれる恩恵は世界的に広がり、西欧の国々でも、村の公民館の社会人講座からヨーガを専門に扱うセンターや組織まで、宗教や文化を切り離してクラスで実践されています。ヨーガという古代の健康法が、年齢も経歴も問わず、多くの人に受け継がれているのです。

ほとんどのクラスは"ハタヨーガ"と呼ばれる自然のヨーガを基本にしています。"ハ"は男性のエネルギーを象徴する"太陽"、"タ"は女性のエネルギーを象徴する月"という意味を持っています。

基本的な知識を覚えましょう

ハタヨーガの三大原則とは
- プラーナーヤーマ（呼吸）：肺を最大限に活用できるようにし、体内の男性エネルギーと女性エネルギーのバランスをとり、エネルギーを高める呼吸法です。
- アーサナ（姿勢）：耐久力をやしなうため、そして体内のエネルギーに変化を起こすために、できるだけ長く同じ姿勢を保ちます。
- ディヤーナ（瞑想）。

ストレッチは筋肉の緊張をときほぐすとともに、全身の健康に効果があります。ヨーガのエクササイズにおいて、ストレッチはどの動きにもかならず含まれています。ストレッチの名人といえばネコですが、柔軟さでネコにまさる動物はいないといっていいでしょう。

ヨーガという穏やかなエクササイズは、肉体、頭脳、精神を統一し、その3つのバランスをととのえると考えられています。まず、筋肉をほぐし、柔軟さと健康と身体機能を高めること。頭をリラックスさせること。そして、ストレスやネガティブな感情をコントロールする方法を身につけることです。ヨーガの効果を持続させるには定期的に行うことが必要で、1時間から2時間のクラスで教えられています。

クラスではどんなことをするのでしょう？

さまざまな構成のクラスがありますが、90分のクラスであればふつう、10分間の呼吸のコントロールから入り、穏やかなウォーミングアップのエクササイズを15分から20分間行います。ヨーガのポーズをマスターするには時間がかかりますが、講師はあなたがどのレベルまで到達できているかを明確にし、無理をしすぎないように指導してくれるでしょう。通常、25分ほど続けてポーズをとったあと、リラクゼーションのエクササイズが20分ほど行われます。最後に5分から10分、反省の時間があり、講師から「通気がよく、暖かく静かな自宅の部屋で練習しましょう」というアドバイスがあってクラスが終了します。

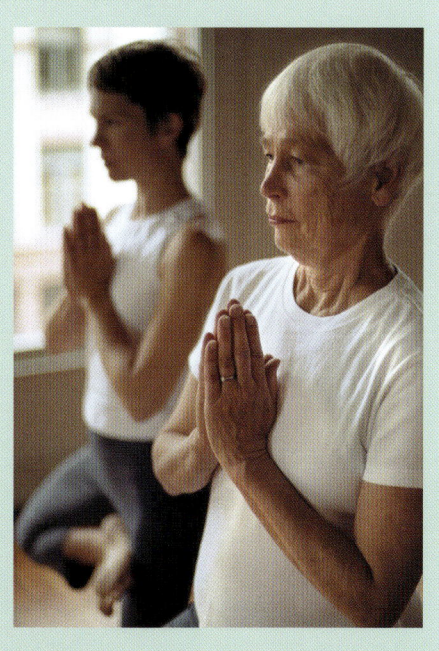

ヨーガのクラスでは通常、25分間ポーズを続け、そのあとの20分間はリラクゼーションにあてます。

マッサージ

　3000年前、ギリシャとローマの富裕層が毎日の「入浴」という習慣を始めました。早朝、長い時間をかけて体の手入れに励んだのです。自分で入浴することもあれば、おつきの者が入浴を手伝うこともありました。体を鍛えるために念入りなエクササイズのプログラムが作られ、特にこりのひどい筋肉には温かいオイルを使ったマッサージがほどこされました。熟練の腕を持つ奴隷の手で行われる全身マッサージは、神経を目覚めさせ、停滞した血液の流れを刺激し、関節の動きをなめらかにする効果がありました。そして、肌の張りとしなやかさがその日1日続くよう、上等のオイルで全身をマッサージして仕上げるのでした。

　2時間をかけた朝の入浴は、私たちが住む高度文明の社会では、"シャワー"と呼ばれる5分ほどの習慣に姿を変えています。なんと嘆かわしいことでしょう。基本的に、マッサージの治療効果というものは、とても心地よい体験であるという一点にかかっているのです。触れたい、触れられたいという願望は人間の強い本能です。人が互いに触れ合うのは、愛情を示すためや安心感を与えるためですが、同時に気持ちよくなるためでもあります。人が生きていくのに必要でないものはたくさんありますが、肉体的なふれあいがなくては生きていけません。

　脳を別にすれば、体の中で最も複雑な器官は皮膚です。1平方センチの皮膚には、触覚、痛み、圧力、熱、冷たさを感知するレセプターが無数にあります。

　近代のマッサージの基礎を作ったのは、元体操教師のセラピスト、スウェーデンのペール・ヘンリク・リング教授（1776～1839）でした。リング教授が作り上げた原則は、のちにスウェーデン式マッサージとして知られることになりました。

　いまではマッサージはセラピールームや美容室、スポーツクラブ、病院、自宅など、さまざまな場所で行われています。

マッサージ治療を受ける

　マッサージ療法を受けるとき、最初は療法士が次のようなことについて詳しくメモをとるでしょう。

- あなたがマッサージを受けにきた理由
- 現在の健康状態
- 病歴
- 利用している薬すべてについての詳細
- 全般的な生活習慣についての質問

　服を脱ぎ（たいていは部屋にほかの人はいません）、マッサージ台に横になってくださいと言われます。服をすべて脱ぐ必要はなく、パンティはそのままでもかまいませんが、全裸になったとしても、療法士はタオルであなたの体をすっかりおおって、マッサージする部分だけめくってくれます。

　療法士はまず体の裏側をひととおりマッサージしたあと、仰向けになってくださいと言い、緊張している部分やこり固まっている部分に特に注意を払いながら、体のおもて側に取りかかります。マッサージされて心地よく感じるはずですが、こった部分には痛みを感じるかもしれません。激しい痛みはないはずですから、あまりにも痛いときはそう伝えましょう。

　全身マッサージは90分の場合もありますが、たいていは1時間です。マッサージ治療を受けたあとの反応は人それぞれです。リラックスする人もいれば、エネルギッシュになる人、かすかに疲れる人、そして翌日少し痛みを感じる人もいます。マッサージを受けている最中に大声をあげてしまう人もいますが、感情を抑えている人にはよくあることです。

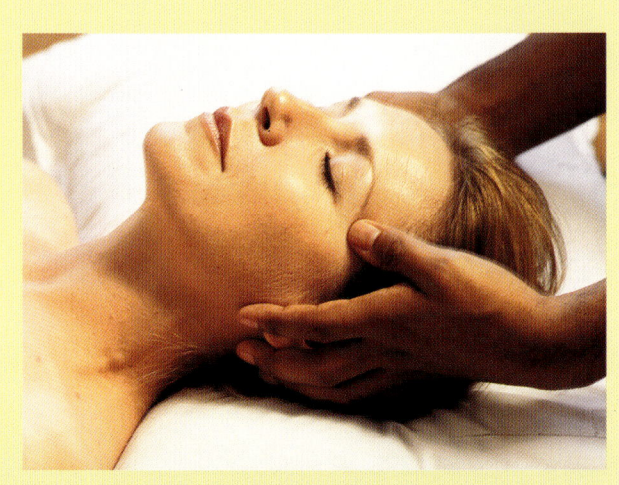

マッサージにはリラックス効果があります。

更年期のためのマッサージ

腹部には更年期の諸症状をやわらげてくれる治療のツボがあります。
友人かパートナーにしてもらえるマッサージをご紹介します。

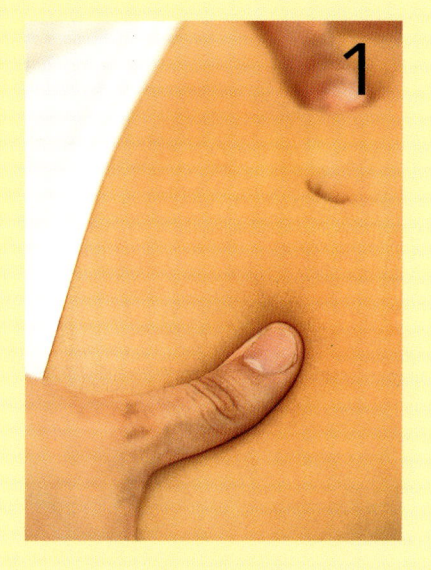

1 両親指の腹をおへその両脇7センチぐらいのところに置き、体重をかけながら親指をへそに向けて皮膚に押しこむようにし、5秒間そのままにします。2、3回これを繰り返します。

2 親指どうしを近づけ、1と同じように指の腹を使ったマッサージを、おへその真下から下に向かって、腰が終わるあたりの部分まで行います。次に、その部分から上に向かって同じことを繰り返し、両親指をへその両脇7センチのところまで戻して終わります。

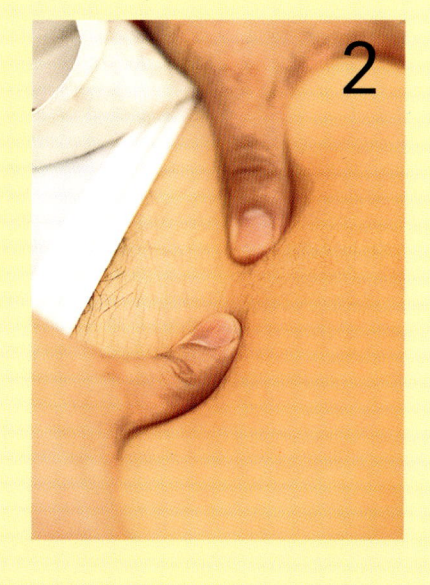

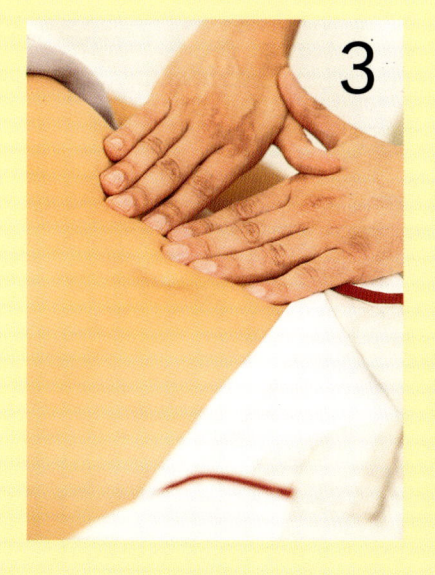

3 両手を寄せて力を抜き、お腹の中央部、おへその横あたりに置きます。とても軽いタッチで脚の付け根に向かってやさしく撫でていき、次に下から上へ同じ動作で戻ります。かならずおへその両側ともマッサージしてください。

マッサージはストレスの多い生活にどんな効果があるのでしょうか？

撫でる、もむ、ねじる、叩く、げんこつで押すといったマッサージの基本テクニックは、摩擦反応と反射反応というふたつの方法で、体と感情のストレスを発散させてくれます。

マッサージの摩擦効果

柔組織（骨以外の組織）を押したりねじったり動かしたりした結果、肉体に表れる効果のことです。リラックス効果、刺激効果の2種類があります。たとえば、筋肉が緊張すると血管が収縮して、血液の循環がとどこおる原因になります。

マッサージをすることで、このような筋肉の緊張がほぐれて血液の循環が促されますから、血液は体内を自由に流れて、必要な部分に酸素と栄養を運んでくれます。また、血圧を正常にし、動脈と静脈にかかる圧力を緩和します。

マッサージはリンパ系を刺激して老廃物を体外に排出するのを促し、感染症から体を守る効果もあります。

反射反応

体のある部分に刺激が与えられたとき、ほかの部分にも起こる反応のことです。人は肉体と頭脳と精神で構成されている複雑な生命体であり、エネルギーの経路や入り組んだ神経系によって皮膚のレセプターとつながれていますから、体の一部に加えられた刺激は、ほかの何ヵ所かにも影響をおよぼします。たとえば背中をマッサージでほぐすと、脚の痛みも楽になります。

マッサージ治療の効果　4段階

マッサージで癒されていくプロセスには、緩和、矯正、強化、維持の4つの段階があります。

1. 緩和
最初の何回かの治療は、痛みと緊張を軽減し、消耗した神経を鎮める効果があります。問題が解決されるとはかぎりませんが、症状を緩和して体調と気分をよくしてくれます。

2. 矯正
問題の再発を防ぐために、根本的な原因の解決に取りかかります。矯正の作業には、筋肉を再調整する、リンパ系の停滞を解消する、もつれたり傷ついたりした繊維をほぐして修復するなどがあります。

3. 強化
大きなけがをした部分がある人には、大切なプロセスです。マッサージでその部分の組織を強化すると、傷が癒えた部分を組織が守ってくれます。

4. 維持
療法士から、歯医者と同じように定期検診を勧められるでしょう。

マッサージのパワー

1990年、ロンドンのセント・メアリー病院で外科手術を受けた患者30名を対象に、痛みの緩和と不眠症についての調査が行われました。患者は背中、顔、足などにマッサージをほどこされ、そのあと、肉体的、精神的な変化をすべて観察されました。ほとんどの患者は痛みや不安感、筋肉の痙攣（けいれん）がやわらぎ、よく眠れるようになったし、充足感が増したと報告しました。マッサージをほどこした2名の看護師も、患者との信頼関係が深まったと報告しています。

リフレクソロジー

体の中でも特にはたらき者の足と手は、いつの時代もマッサージの対象とされてきました。リフレクソロジーの起源は古代エジプトにまでさかのぼると思われます。高名な医師であったアンクマホール博士の墓の壁には、博士が患者の足と手をとって何かしているようすが掘られているのです。書き添えられたヒエログリフは、「痛いことはしないでくださいよ」という患者の言葉に、博士が「だいじょうぶ、あとで私に感謝したくなりますよ」と答えたということを示しています。つまり、これは美容術ではなく医療行為がほどこされている光景だと考えられます。

リフレクソロジーの治療をほどこす場合、セラピストはおもに親指、ときにほかの指を使い、さまざまな部位に圧力をかけて血行をよくします。

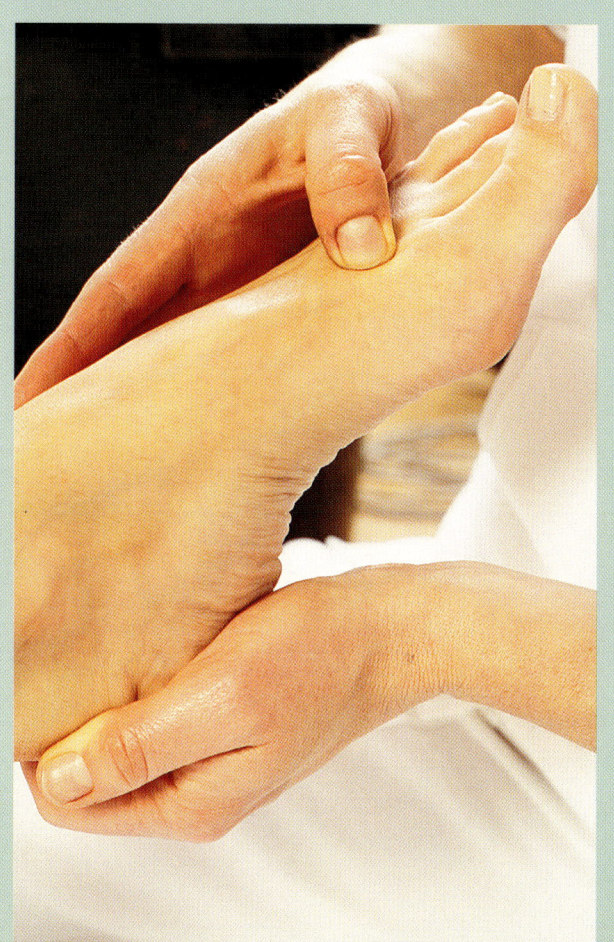

日本やインド、中国の医師が独自のフットセラピー（足指療法）を考案し、その東洋の治療法が、中国の医療体系のすばらしさを書き記したマルコ・ポーロのような冒険家によって、西洋に持ち帰られたのかもしれません。

現在知られているリフレクソロジーは、アメリカのボストン大学の耳鼻咽喉科専門医、ウィリアム・フィッツジェラルド博士が、ゾーンセラピーで大切に守られてきた原則を使って20世紀に開発したものです。ゾーンセラピーによれば人の体は、つま先から頭のてっぺんに上がって手の指先までおりてくる、縦に区切られた10のゾーンに分かれていて、ひとつのゾーンにある体の部分はすべてつながっているといいます。体のひとつの部分に圧力を加えると、同じゾーン内のほかの部分の痛みをやわらげることができるのを発見し、フィッツジェラルド博士は喜びました。

最近のゾーンセラピーは、どの部分を治療すべきかを判断するとき、ゾーンだけに頼っていますが、リフレクソロジーではゾーンとともに解剖用の模型を使って、治療の対象とすべき部分を決定しています。

リフレクソロジーの治療を受ける

最初はおそらく90分程度で、あなた自身についての質問と、治療を受けに来た理由を質問されるでしょう。

- 子ども時代の病気や事故、手術も含めた、詳しい病歴を尋ねられます。
- いま現在、病気や慢性症状のために医者にかかっていたり薬を服用したりしている場合は、セラピストに知らせなければなりません。
- 自分自身について、また、仕事や余暇の過ごし方、飲食の習慣や生活習慣など、自分の人生についてどう感じているかを質問されるでしょう。

靴や靴下、ストッキングなどは脱ぎ、リクライニングチェアに腰かけるか、治療台に横になるように言われます。マンサクエキスに浸した脱脂綿で足を拭き、治療がしやすいようにクリームかタルカムパウダーをつけます。

問題のある部分にかかる前に、まず片足、次にもう一方の足の全体を指で押していきます。どこか痛みを感じる部分があれば、そことつながっている体の部分や器官に、血液の停滞や何らかの不均衡があることを示しています。痛い思いをさせようとして治療するわけではありませんが、痛みを感じるのはエネルギーが停滞しているサインなのです。その部分の皮膚の下に砂糖の粒のような感触の結晶物があったり、反射点がぴんと張りつめている場合もあれば、とてもやわらかい場合もあります。

椅子に座ってくつろぎながら治療を受けているのなら、セラピストのテクニックを見ることができます。テクニックには次のようなものがあります。

- サム・ウォーキング——親指(おやゆび)の腹を使って、痛みのある部分に圧力をかけます。数秒後、圧力をある程度ゆるめ、親指を(芋虫のような動きで)ずらし、止め、そこに圧力をかけます。

- フィンガー・ウォーキング——サム・ウォーキングと似ていますが、人さし指の側面を使い、残り3本の指と親指をサポートに使います。

- 回転させる——親指を押しあて、反射点に向けて回転させます。

- 曲げる——片手で足を持ち、もう一方の手の親指を反射点に当てます。次に足をやさしく下向きに曲げたり、反対にそらしたりして、親指がリズミカルにツボを押さえつけたり離れたりするようにします。

リフレクソロジーが、足の神経終末を物理的に刺激する以上のどんな仕組みではたらくのか、誰にもわかりません。わかっているのは、片足には7万の神経終末があって、この神経終末は刺激されると、自律神経系の経路にそって体と脳のすべての領域にメッセージを送ることができるということです。セラピストは反射点、あるいは反射点を含む部分に圧力を加えることで、そことつながっているゾーンのエネルギーを刺激したりバランスをととのえたりすることができます。たとえば左の腎臓は左手のゾーン2にあり、左足のゾーン2の同じポイントに反映されます。左の腎臓に問題がある場合、左目にも問題が出てくる可能性がありますが、これは、目と腎臓はどちらもゾーン2でエネルギーによってつながれているからです。

ホットフラッシュに効果はありますか？

リフレクソロジーは、生理不順、ストレス、疲労、痛みといった、取り除くべき症状、調整が必要な症状にはすべて効果があります。更年期の症状についてリフレクソロジーのセラピストに相談すれば、内分泌腺に特に注意を払いながら両足全体を治療し、仕上げに両足の太陽反射点を押してくれるはずです。

効果の証明

1993年にアメリカで実施された無作為の対照調査で、PMSをわずらっている35名の女性の耳、手、または足に、リフレクソロジーか、または偽の治療(誤った反射点を治療したり、圧力が強すぎたり弱すぎたりする治療)のどちらかがほどこされました。30分の治療を8回受けた2か月間とその前後の期間、全員が症状の日記をつけ、39の症状の改善具合を4段階で評価しました。リフレクソロジー治療を受けた女性はPMSの症状と不安感が46パーセント減少したのにくらべ、偽治療を受けたグループはわずか25パーセントの減少にとどまりました。

更年期のためのリフレクソロジー

リフレクソロジーの治療には驚くべき効果があります。体調をととのえるとともに、フットマッサージのリラクゼーション効果もあり、生殖機能と甲状腺などの内分泌系にはたらきかけて、閉経期を無事に通り抜けることができるようにしてくれます。

1 まず、足の親指の付け根にある甲状腺の反射点を見つけます。手の人さし指を使って、この反射点に5秒間、圧力を加えます。

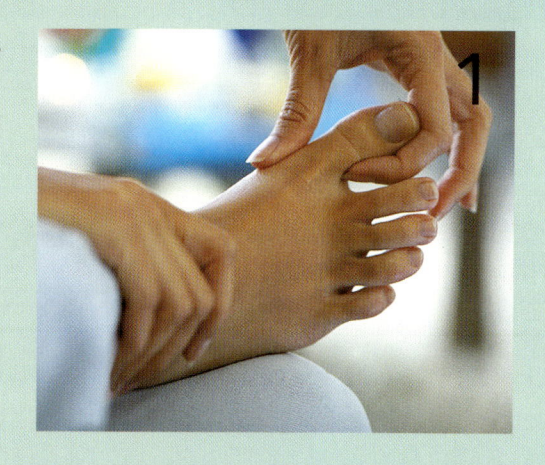

2 次に、かかとのうしろと足首の骨のあいだの範囲を、やさしく治療します。親指以外の4本の指を使って、穏やかに行います。卵巣の反射点を見つけ、5秒間押してください。

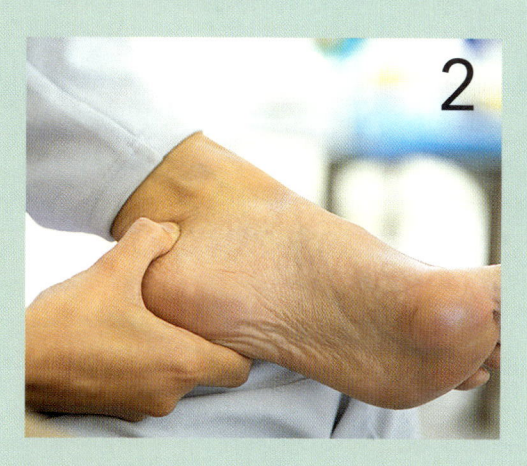

アロマセラピー

　全身マッサージが好きな人は、アロマセラピストが使用する精油を使えば、さらに心地よさが増すでしょう。精油は、植物や花、樹、くだもの、樹皮、草、種などから抽出された香りのエッセンスです。精油の種類は約150種類。それぞれが独特の香りとヒーリング効果を持っています。

　すべての精油には殺菌効果があります。また、精油によって抗ウイルス性や抗炎症性のもの、鎮痛効果、抗うつ効果、痰を体外に出す効果のあるものなど、さまざまな特質があります。ほかにも、刺激効果、リラクゼーション効果、消化促進効果、利尿効果を持つ精油があります。

　研究によれば、精油の香りは人の頭脳と感情に治療効果をもたらすと考えらます。精油の分子は非常に微細なために皮膚の毛穴から吸収され、皮膚そのものにはもちろん、血液の流れや、脳を含む全身に影響をおよぼします。また、温かい手でマッサージしたり熱いお風呂に入ったりすると、熱によって吸収が高まります。

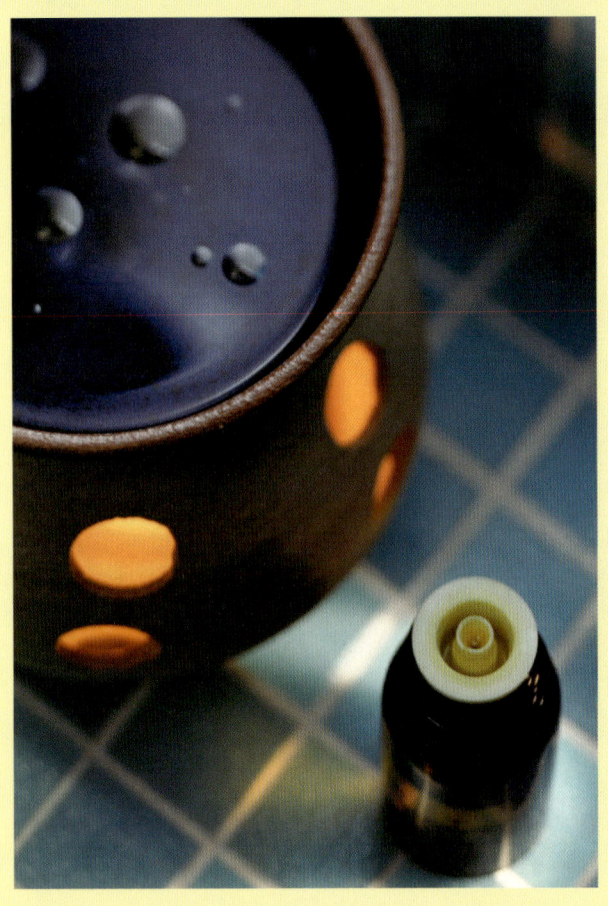

オイルバーナーが精油の香りを空気中に広げ、
部屋を自然のフレグランスとともに治療効果で満たします。

アロマセラピーを受ける

　最初は1時間か1時間半をかけて、ほかのホリスティック医療と同じように、アロマセラピストから次のことについて質問があるでしょう。

- あなた自身について。病歴と、アロマセラピーを受けに来た理由。
- あなたにとって最適な精油と、避けるべき精油。血圧に問題がある人や癲癇の人、最近手術を受けた人などには安全でない精油もあります。
- 何かの薬を服用していないか。あるいは、ホメオパシーのレメディを使用していないか。強い香りはホメオパシーの効果をなくしてしまいます。
- いまどんな気分で、きょうがどんな1日だったか。

　服を脱いでマッサージ台に横になり、体にタオルをかけるよう言われます（もしもいやなら全裸になる必要はありません）。

　あなたが寒くないように、また恥ずかしくないように、アロマセラピストは治療をほどこす部分だけタオルをめくります。

　アロマセラピストはあなたにぴったりの精油を作るためにブレンドしたり、あなたの好みの精油を尋ねたりします。そしてブレンドしたオイルを使って、30分から45分のマッサージに取りかかります。

人の手で触れられることと精油の治療効果がいっしょになって、血液の循環を高め、筋肉に閉じこめられていたエネルギーを解き放ちます。それに加えて、精油の香りが心をやすらかに満たしてくれます。効果を最大限にするため、マッサージのあと何時間かはシャワーやお風呂を避け、精油を残らず吸収させるようにアドバイスされるでしょう。

役目を終えた精油は、さまざまな形で体外に出ていきます。尿や大便という形で蒸発したり排出されるものもあれば、汗として出ていくものもあります。このプロセスは健康な人であれば6時間以内に行われますが、不健康だったり重度の肥満だったりすると、14時間もかかることがあります。

更年期のための精油

ベルガモット　不安、うつ、ストレスに絶大な効果があります。子宮を浄化するはたらきがあります。

イトスギ　頭を平静にし、怒りやフラストレーションをやわらげる効果があります。

クラリーセージ　生理の諸症状、うつ、不安に使用されます。

フェンネル　不規則な生理、PMT、セックスに対する興味の低下など、更年期の問題に効果を発揮します。

ゼラニウム　PMT、更年期、不安によく効きます。

ラベンダー　不眠症、頭痛に効果があります。

アロマセラピーの溶剤を自宅で使うこともできます。

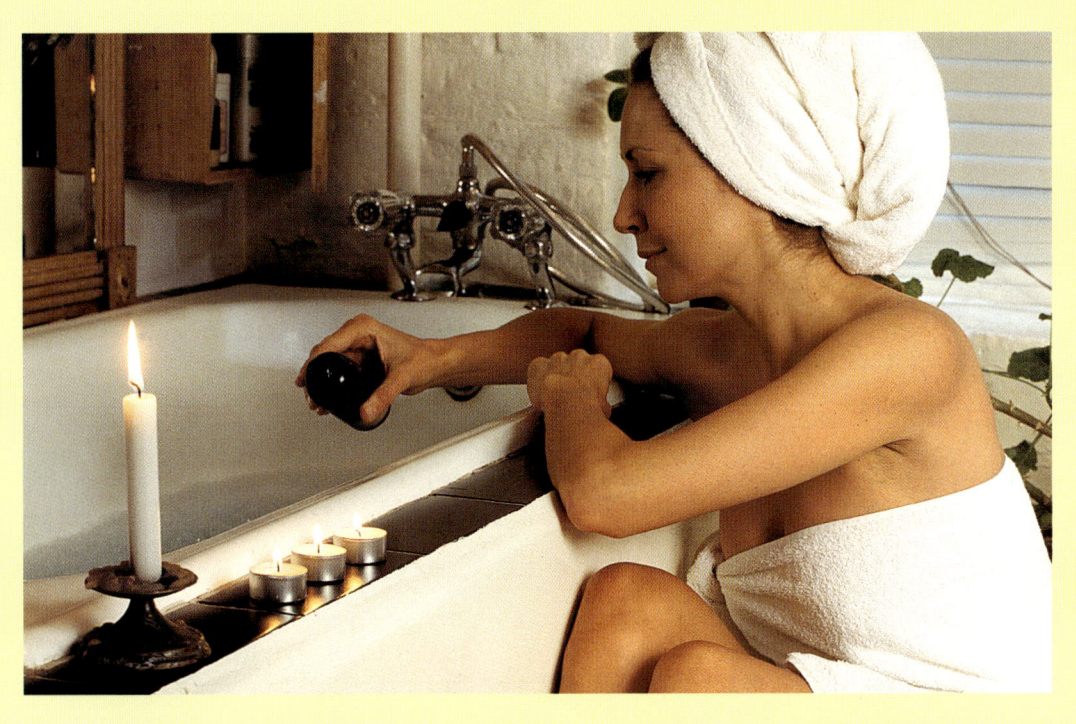

全てを離れ、自分を見つめなおし気分を一新する：リトリート

自分ではコントロールできないできごとに次から次へと押し流されて、穏やかな生活を送るどころではない——こんなふうに感じている更年期の女性はおおぜいいます。いつも考えなければいけないことが山ほどあるし、じゃまは入るし、責任も重い。穏やかに暮らしたいとどんなに望んでも、そのための時間と空間は作れそうにもありません。

"リトリート"（隠遁）は、そんな日常生活から抜けだし、心を乱されることの極力少ない、穏やかで静かな場所と時間を作り出すことです。自分自身について、そして自分の人間関係について、どう感じ、どう考えているのか、じっくり見えるためのスペースを設けるのです。私たちはいつも、自己という感覚のフィルターを通してものごとを感じたり考えたりします。このフィルターとはつまり、自覚や自己認識、自意識といった、人間に本来そなわっているものです。

しかしときには、自己の意識がまったく消えて驚くことがあります。そんなときあなたは、それまで存在すら知らなかった、意識の外にある空白の領域にいます。友人も子どもたちもいない、ペットもテレビも仕事も忙しく動き回る人たちも存在しない。噂話も不平不満も聞こえない、会議もなければ、決断することも干渉されることもないスペース——向き合うのは、自分自身だけです。体も心も感情も減速を始め、今までとは違う考え方をし始めます。いわば"人生の棚卸し"がリトリートなのです。

リトリートをするのはどんな人でしょう？

リトリートを利用して豊かな人生を送っている人たちは、年齢も経歴もさまざまです。学生、主婦、おじいちゃん、おばあちゃん、ビジネスマン、ビジネスウーマン、億万長者の有名人、名もない貧しい人。あらゆる宗派の男性と女性たち。どの宗教も信じていない人たち。みんなリトリートを実践しています。

雑誌やインターネットを見ると、いろいろなタイプのリトリートが宣伝されています。そのほとんどは、自己発見を体験しましょうというタイプで、期間も1日だけのものから1週間以上のものまであります。

- **デイ・リトリート** 内容はかなり柔軟になっています。静寂の日もあれば、何かテーマを基礎にした日、いろいろな活動をする日、グループでのディスカッションやおしゃべりの日、瞑想のテクニックを教わる日などもあります。

- **ウィークエンド・リトリート** このタイプはだいたい次のような構成になっています。到着は金曜の夜。部屋に入って荷物を片づけたあと、リトリートのリーダーとほかの参加者に会います。夕食後、この週末の予定を簡単に話し合い、予定表を渡されます。そこからは、リーダーに話しかけるときか、グループ・ディスカッション、または全員で祈りを捧げるとき以外は口を開いてはいけません。散歩や読書の時間、ただ休息するだけの時間もあります。シンプルで、気楽で、平和な時間です。

読書や休息、静かにものを考えるための時間をたっぷり手にできるのがリトリートです。

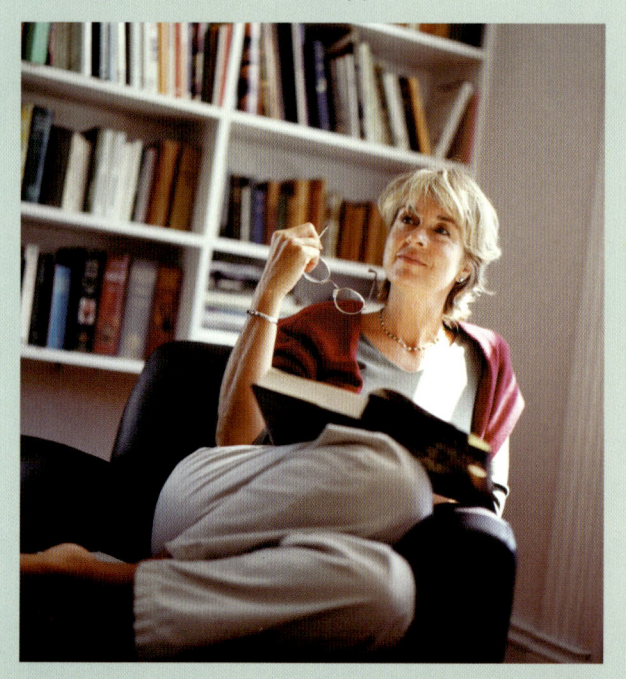

- **ヒーリング・リトリート**　祈り、瞑想、お経、按手（頭に手を置く信仰治療）などが行われます。肉体的な不満に関するヒーリングと、人間性と精神性を高める上での障害となっているものを取り除くために、全人的にほどこすヒーリングがあります。

- **レズビアン・リトリート**　レズビアンとして社会の中で生きることに直接かかわることや、精神性につながることがテーマになっています。

- **プライベート・リトリート**　ひとりで参加するタイプです。反省と休息と瞑想のためにひとりきりになる、無言の時間を過ごします。修道院やリトリート・ハウスの多くでは、この無言の状態に徹するために、食事をとるのは個室か、ほかの人とは別にということになっています。

- **刺繍、書道、絵画のリトリート**　テーマを決め、手工芸や芸術という形を通して個人の創造性を引き出すのが狙いです。ほかにも陶芸や詩作、音楽、ガーデニングなどのテーマがあります。

見知らぬ人のあいだに身を置くと、すぐに好きになれる人にも、あまりつきあいたくない人にも出会います。何か問題を抱えていて、そのことを一から十まで誰にでも話さずにはいられず、嫌がられている人もいるでしょう。同様に、信仰こそが人生でいちばん大切なものと確信をもっている人たちにも出会うでしょう。そんな話は聞きたくないと思えば、立ち去ればいいのです。あるいはその人の話に耳を傾けて、少しも共感しないのだけれど、何と慈悲深く教訓に満ちた話だろうと思うかもしれません。自分の信仰や気持ちについて何も話したくなければ、それでかまいません。

リトリートをするということは、気分を一新し、リラックスし、自分の内面の奥深いところまで旅をするということ。自分の

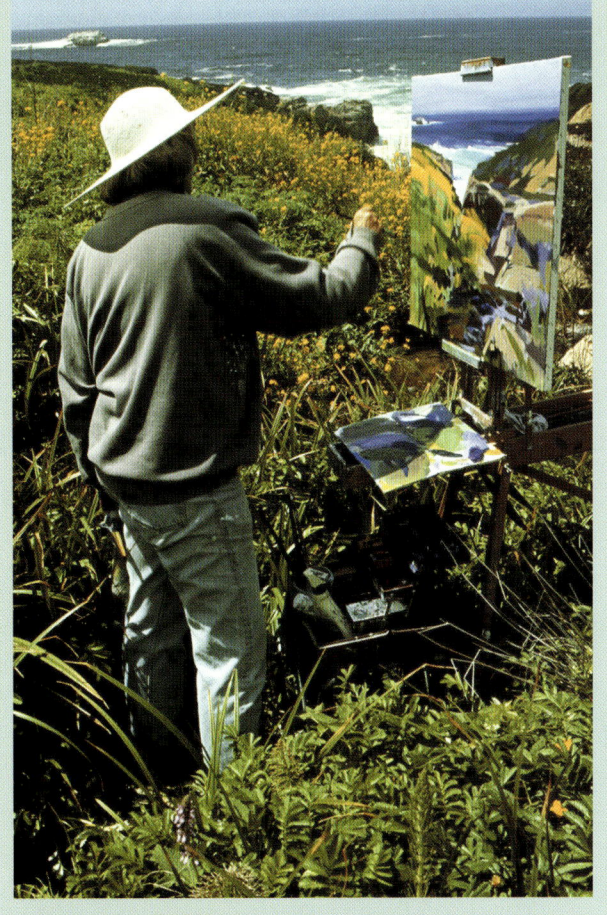

絵を描くなど、何かを創り出すことが好きな人には、創造力を発揮できるタイプのリトリートが向いているでしょう。

人生や人間関係や価値観を、新しい目で評価できるチャンスです。あなたはいままでにそんな経験をしたことがありますか？　機会があればぜひ体験してみましょう。

予約の前に……
障害のある人は、予約をする前にその場所の設備について再確認を忘れないようにしましょう。リトリート・ハウスや宿泊所には、障害者向けの設備がまだ全国基準に達していないところがたくさんあります。

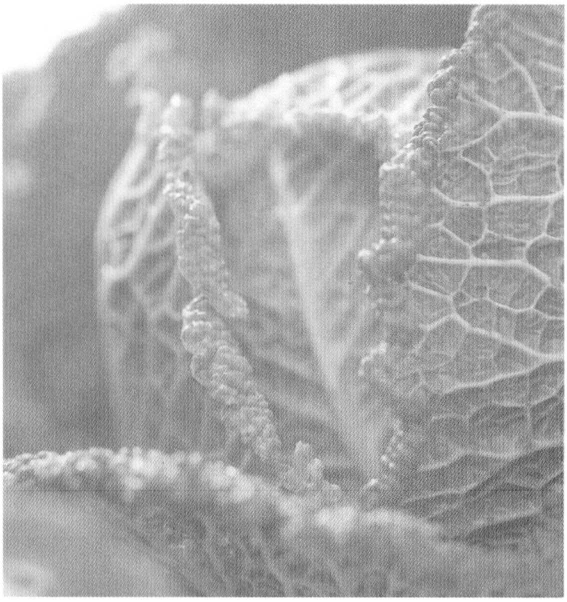
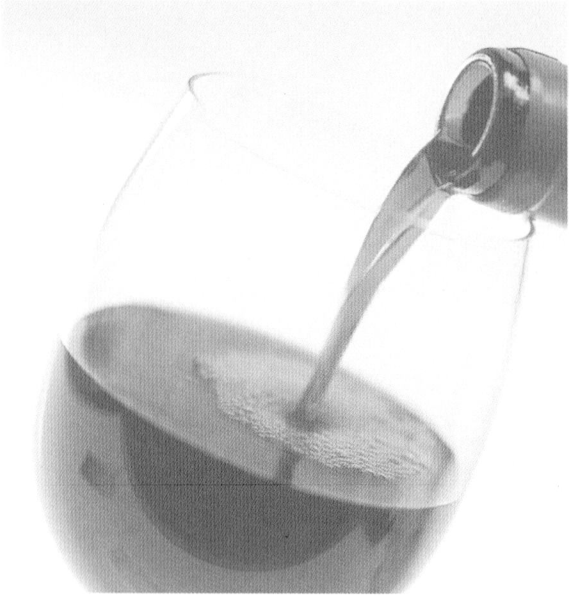
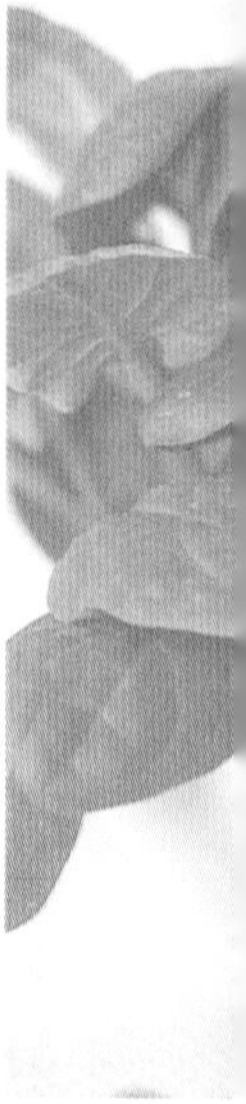
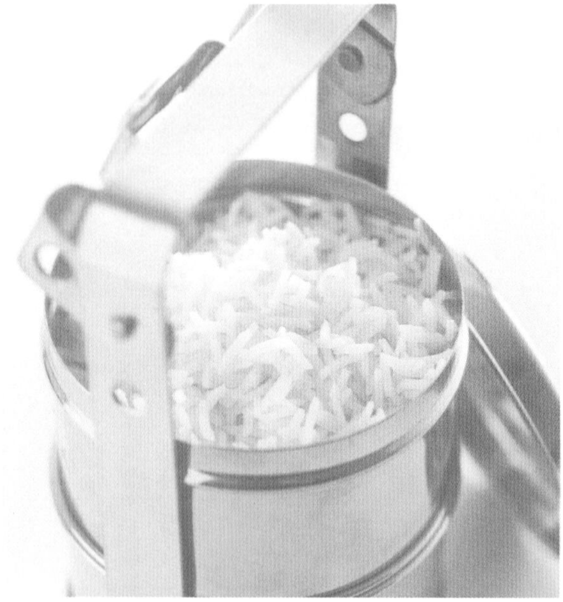
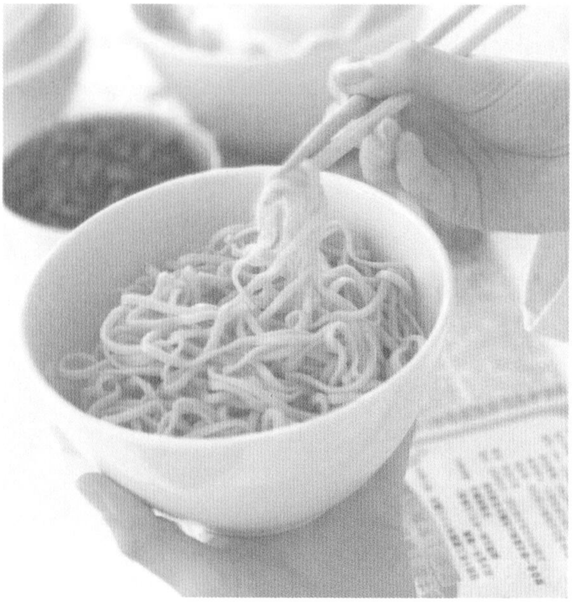
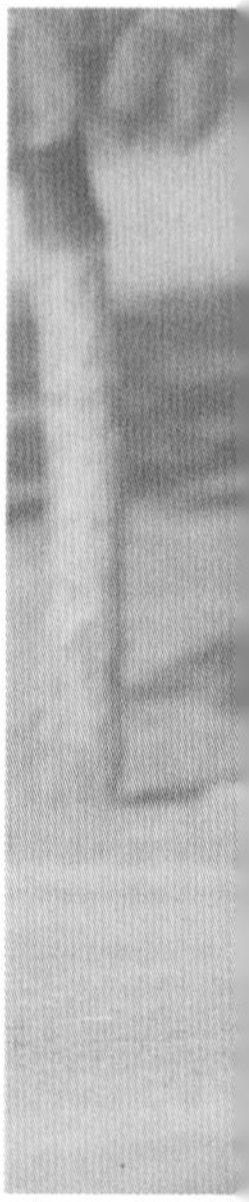
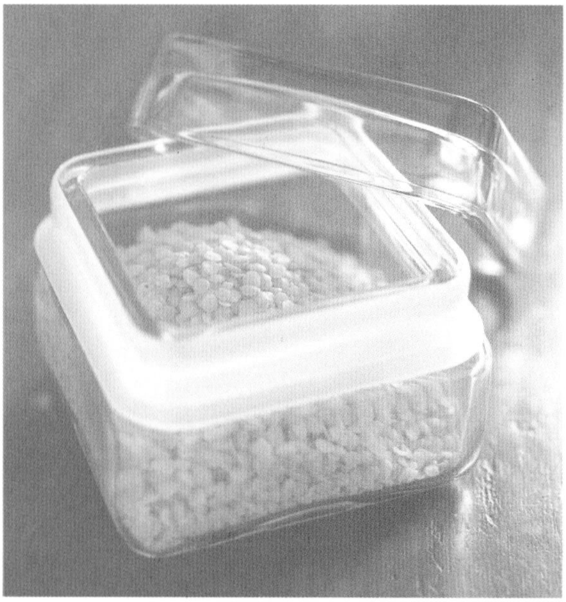
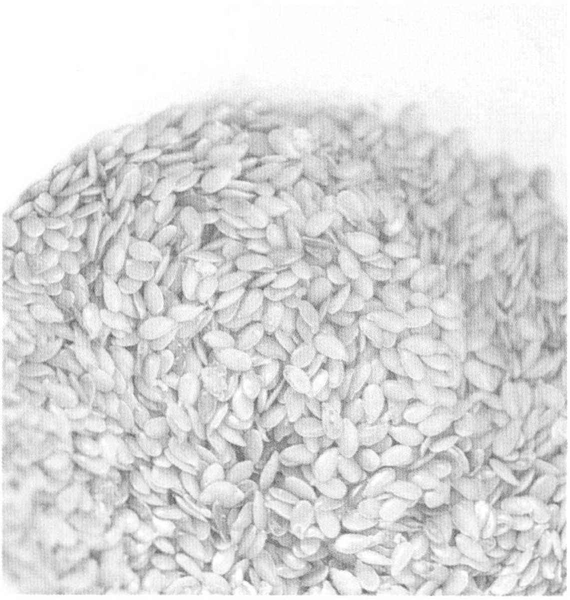

4

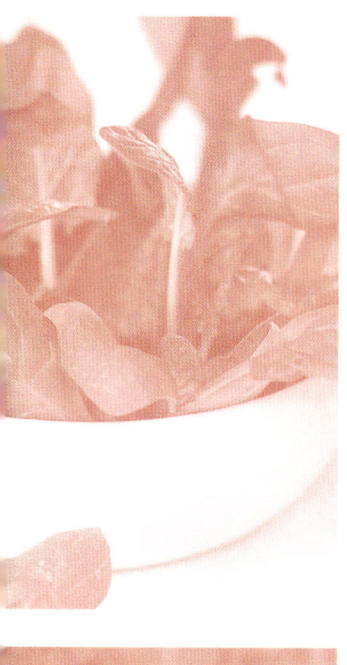

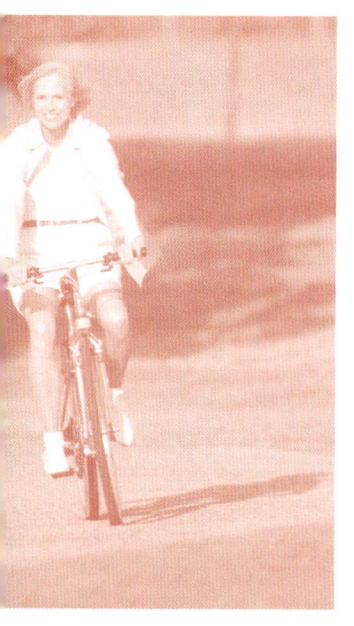

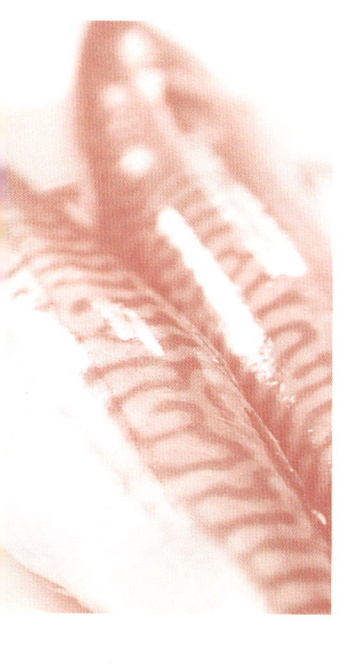

変化の
きざし

食事と更年期

　第2章と第3章では、HRTとその代替となる治療法の選択肢をご紹介しました。

　第2章で女性たちが語ってくれたHRTの体験談に、あなたも興味を持ったかもしれません。更年期の治療としても、長期的な治療法としても、HRTを受ければ生きいきとした楽しい気持ちと、生まれ変わったようにエネルギーに満ちた自分になれる——これこそ私が望んでいるものだ、と。職場でも家庭でもあれこれ用事に追われている人には、HRTの手軽さがことに魅力的に思えるでしょう。もちろんあなたは、忙しすぎる生活のプレッシャーについて真剣に考え、そろそろ息抜きをしないと"燃え尽きて"しまう危険性があると気づいています。ヨーガの多彩な効果について本で読んだあなたは、私も習ってみようと近所のヨーガ教室を見つけるかもしれません。

　あるいは病院で子宮と卵巣の摘出手術を予約しているのだけれど、家族に乳癌の病歴があるために、術後のHRTを受けられないのかもしれません。担当医は術後に少量のHRTを行う必要性を力説し、定期的な乳房X線写真でようすを見ようと言います。それじゃあSERMのラロキシフェン（P.49参照）にプロゲステロン・クリームを組み合わせて、術後の急激なホルモン減少を防ぎ、更年期の症状が再発したら薬草療法かホメオパシー療法を使えばいい、とあなたは考えます。

　あるいは、HRTは使いたくないと考えているため、更年期の症状を薬草やホメオパシーで緩和できると知って嬉しく思っているかもしれません。性行為のとき膣に痛みを感じたあなたは、医師に相談して膣リングを使おうと決断します。

　更年期の女性はそれぞれ、問題を解決するためにさまざまな要因を取り入れています。しかし、考えるべき大切な要因がもうひとつあります。年齢に関係なく誰もが影響を受けるその要因は、言ってみれば"フード・フィットネス"、つまり食べ物でつちかう健康です。この章ではその意味を探っていきます。

バランスの問題

　あなたは家族のために長年料理をしてきて、健康な食生活はできているはずだと思っています。ところが、2年ほど前に買ったワンピースが入らなくなって、ぎょっとします——これって、中年太りなの？

　今までの飲食の習慣を根本から見なおすことは、これからの人生に大いに役立ちます。なにも好きな食べ物や飲み物をあきらめる必要はありません。食生活に目新しい要素を取り入れ、体にあまりよくない食材を見なおすことで手に入るものを理解すればいいのです。

ごみごみした都会を離れてサイクリングするのは、年齢に関係なく、楽しい上にすばらしいエクササイズでもあります。

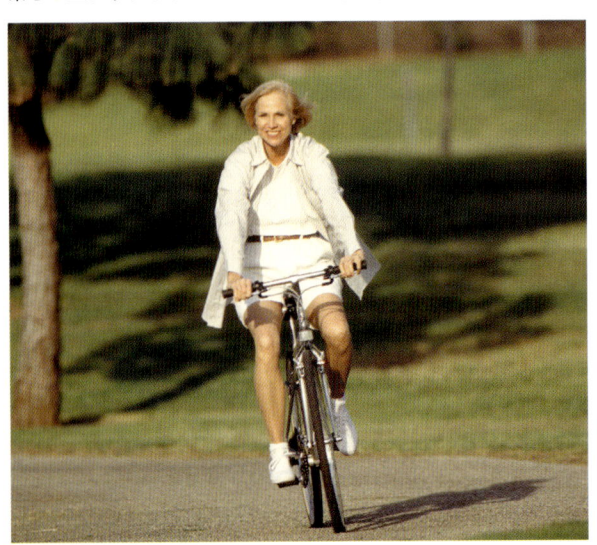

> 「どんなものを食べているか言ってくれれば、あなたがどんな人かあててみせましょう」
> （1825年　フランスの政治家ジャン・アンセルム・ブリヤサヴァランの言葉）

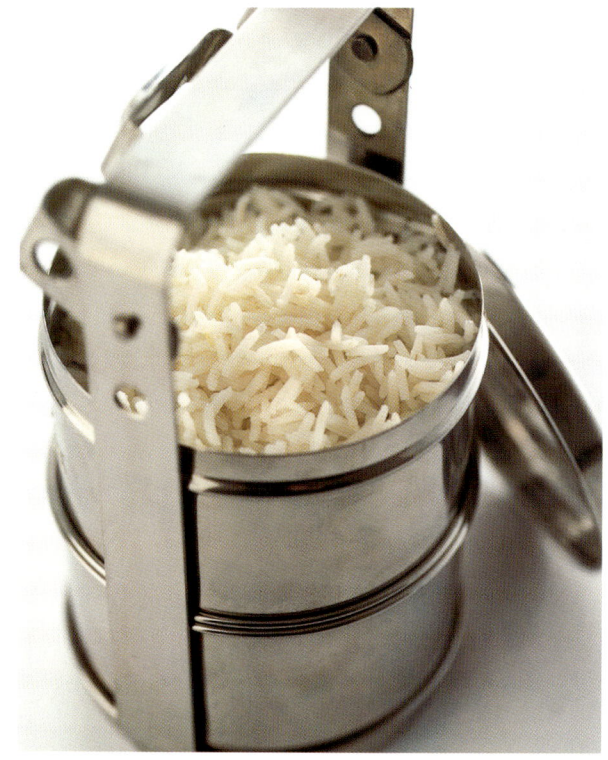

蒸し器を使って調理すると、
通常の調理法では失われがちなビタミンがすべて残ります。

　もう60年も前になりますが、子ども時代の私が口にしていたものといえば、シンプルで栄養があって安全で、それに、いつも同じようなものばかりでした。全粒粉のパン、肉と2種類の野菜、ライスプディングとたっぷりのミルク。いまの時代、私たちが口にするものには、貿易や海外旅行が盛んになったことが反映されています。ピザ、カレー、チーズ、魚、肉、エキゾチックなフルーツや野菜——どれも私たちの味覚を刺激して、財布をからっぽにしてくれます。理論上は、西欧社会はかつてないほど満たされた食生活を送っているということになります。ところが現実には多くの人が、食品会社の派手な宣伝にのって安価な脂っこい食品を口にし、おまけにデスクの前に座りっぱなしの生活という、"有害食環境"に住んでいるのです。

　さらに、どんなに自分の食べ物の選択に自信があっても、毎週のように肉やコーヒーの危険性といったことが報道されながら、次の週には同じ食品の長所をほめたたえる大見出しが出るといった状況で、事実とそうでないものをどう見分ければいいのでしょうか？

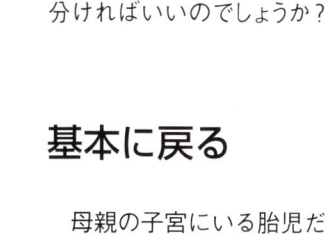

基本に戻る

　母親の子宮にいる胎児だったとき、あなたの体は、肉体と頭脳と感情の健康を維持するために、栄養を必要としていました。赤ちゃんから発育するにつれ、あなたの成長具合の鍵は必須栄養素が握っていました。そしてあなたが口にするものは、次の3つの栄養素でできています。

- 炭水化物
- タンパク質
- 脂肪

炭水化物

　炭水化物は体の全機能にとっての、主要なエネルギー源です。すべての野菜、くだもの、でん粉食品、穀物に含まれています。また、まったく純粋な形で含まれているのは精白糖です。

　炭水化物には、単純炭水化物と複合炭水化物の2種類があります。複合炭水化物はエネルギーをゆっくり放出します。これは、消化器が複合炭水化物を、体が利用できるような単純な物質に分解するのには時間がかかるためです。単純炭水化物はできるかぎり避けてください。大量の糖分が急速に体の組織や器官に送りこまれて、血糖値が急カーブを描いて上昇したあと急降下しますから、2時間ほどするとエネルギーの量も急激に落ちて、また空腹感におそわれます。

複合炭水化物

- 穀類——小麦、ライ麦、オーツ麦、米、大麦、トウモロコシの実
- 豆——レンズマメ、インゲンマメ、ヒヨコマメなど
- 野菜
- 穀類、豆類、野菜に含まれる繊維

単純炭水化物

● くだもの、ハチミツ、精白糖、ブラウンシュガー、高エネルギー飲料に含まれるブドウ糖

くだものが"単純"炭水化物のグループに入っていて驚いた人もいるでしょう。くだもの（やハチミツ）にはフルクトース（果糖とも呼ばれます）という単糖が含まれていますが、線維成分は消化速度をゆるめる複合炭水化物です。フルクトースは、リンゴやナシなどをまるごと食べて摂取する場合はいいのですが、精白した粉末フルクトースとして使用されている場合は避けましょう。

タンパク質

最も豊富に含まれているのは、肉、魚、家禽類、卵などの動物性食品や、チーズ、野菜、ナッツや種などの食品、インゲンマメのような高タンパク質の豆類です。

脂肪

食物脂肪ほど正しく理解されていないものはほかにありません。体重が増えるのも代謝がとどこおるのも脂肪のせいだということで、私たちの食生活の中では悪者扱いされています。低脂肪食品だ無脂肪食品だと書き立てられ、試した

プロスタグランジン

有益なプロスタグランジン（ホルモン様の調節物質）は、体内でオメガ3系脂肪酸から作られます。血圧を下げ、ナトリウム（塩分）と水分貯留を減少させますから、更年期には特に役立ちます。

人もおおぜいいるでしょう。脂肪の性質について事実とそうでないことを区別すれば、自分の"フード・フィットネス"に取り入れる脂肪の量をどれだけ増やせばいいのか、あるいは減らせばいいのか判断するための参考になるでしょう。

基本的に脂肪には2種類あります。飽和脂肪と不飽和脂肪です。

飽和脂肪

肉、チーズなどの乳製品、アイスクリーム、ミルク、そしてヤシ油やココナツオイルのようなトロピカルオイルに含まれています。飽和脂肪を含む食品をたくさんの種類食べると、どんどん脂肪が蓄積して、脂肪の摂取量と動脈硬化の関連性という問題が出てきます（P.54参照）。

オリーブとオリーブオイルは、
オメガ3系必須脂肪酸の供給源として非常にすぐれています。

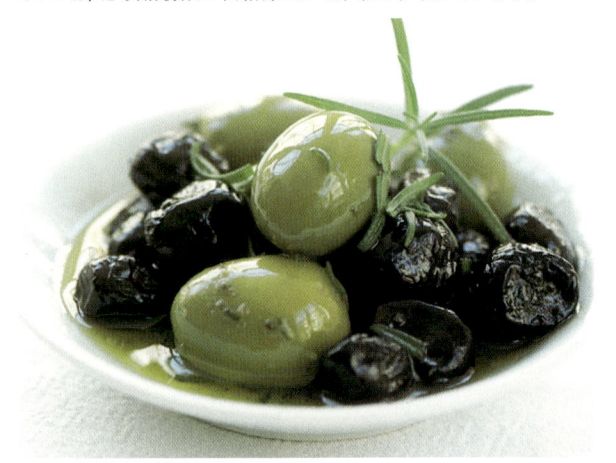

サバなどの脂肪の多い魚には、
心臓疾患を予防する油が含まれています。

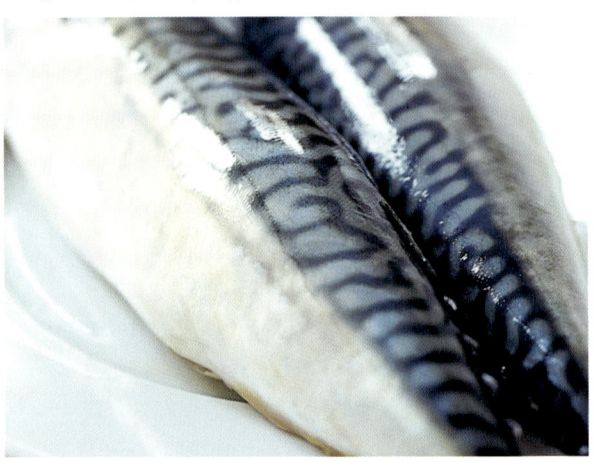

> **マツヨイグサのオイルとホットフラッシュ**
>
> 1994年、無作為、ダブルブラインドで偽薬使用グループとの対照試験が行われました。目的はマツヨイグサのオイルの効力を評価すること。参加者は更年期にある56名の女性で、全員が少なくとも1日に3回のホットフラッシュの症状を経験していました。半数がマツヨイグサのオイルのカプセルを1日2回、4錠ずつ服用しました。参加者のつけた日記を分析したところ、偽薬使用グループには、寝汗の最高回数が下がった以外に更年期の症状の緩和に効果は見られませんでした。

不飽和脂肪

いわゆる必須脂肪酸（EFA）を含有する脂肪群です。私たちの健康にとって文字通り必須の不飽和脂肪はヒトの全細胞の重要な構成要素であり、神経細胞を保護し、皮膚と動脈を柔軟に保ち、ホルモンのバランスをととのえ、体を温かく保ってくれます。

不飽和脂肪にはふたつの形態があります。オリーブオイルなどの"単不飽和油脂"と、トウモロコシ、ヒマワリの種、ピーナツなどに含まれる"ポリ不飽和油脂"です。さらに次のようにこまかく分類されます。

オメガ3系脂肪酸

このグループで最も重要なのは、魚油や亜麻仁油、クルミ、カボチャの種、濃緑色野菜などに含まれるアルファリノレン酸です。

オメガ6系脂肪酸

このグループで最も重要なのは、未精製の紅花油、コーン油、ゴマ油、ヒマワリ油に含まれるリノレン酸です。

私たちの体は、毎日の代謝活動に必要な脂肪を作ることができますが、ふたつだけ例外があります。それが、オメガ3系とオメガ6系という、2種類の必須脂肪酸なのです。

リノレン酸という必須脂肪酸は、マツヨイグサのオイルに含まれるガンマリノレン酸（GLA）に転換されます。マツヨイグサのオイルの効力については、PMS治療において成功していることもあって絶賛されており、更年期の症状を抑える効果が広く信じられています。必須脂肪の摂取量を増やすために、次の食品を食生活に取り入れましょう。

- サラダドレッシング用として、ゴマ油、ヒマワリ油など、低温圧搾の未精製植物油
- 調理用にエキストラバージン・オリーブオイル
- サバやイワシなど、油脂分の多い魚
- ナッツ（アーモンド、ペカン、ブラジルナッツなど）と種（ゴマ、カボチャ、ヒマワリなど）
- ソースやドレッシング用にタヒニ（ゴマをクリーム状にしたもの）
- パンに塗る、あるいは調理用に、控えめな量のバター

絶え間ない体の働き

ここでちょっと時間をとって、自分の体を見てみましょう。リラックスして、静止していますね。けれど目には見えないその内側は、絶えることなく代謝を続けている、休息を知らない"エネルギー・マシン"なのです。そしてこのマシンのおもな動力源になっているのは、ブドウ糖と呼ばれる基本的な糖質分子です。ブドウ糖は体にとって不可欠なため、たとえ飢餓の状態にあっても、ブドウ糖に転換できるものが体内にあるかぎり体は利用し続けます。私たちが食べたものはすべて、消化器系によってブドウ糖に分解され、腸壁を通して血液中に吸収されます。そうなるとブドウ糖の血中濃度が高くなり、血糖値が高くなると言われています。

血液中のブドウ糖が増えると

チョコレートなどの単純炭水化物を食べて血糖値が上昇すると、体はその場で決断を迫られます。この純粋エネルギーのうち、どれだけの量をさしせまった用途に回し、どれだけの量を今後のために保存しておくべきか？

この決断を担当するのが、膵臓によって作られるインスリンというホルモンです。体内における糖分のはたらきを支配しているのはインスリンだからです。血液中の糖分が上昇すると、インスリンは迅速に反応し、ブドウ糖の一部をグリコーゲンに転換します。グリコーゲンは筋肉や肝臓にたくわえられるでん粉の1種で、すばやくエネルギー源になってくれます。

けれど、グリコーゲンの貯蔵場所がいっぱいになってしまったのに、さしあたり必要な量以上のブドウ糖がある場合はどうなるのでしょうか？　その場合、インスリンは余分なブドウ糖をトリグリセリドという脂肪分子に転換します。トリグリセリドは体脂肪の一部を構成し、心臓疾患や糖尿病の人たちは過剰になることがよくあります。

ジェットコースターのような
ブドウ糖の増減

悲しいことですが、見ただけでよだれが出るような、おいしくて甘いケーキやチョコレートやクッキーは、精製された原料がたっぷり使われています。つまり、たとえば小麦粉は微細な粒子に加工され、外皮の部分は廃棄されるということです。線維も大部分が取り除かれます。線維は水分を吸収して、腸内の有益な細菌が成長しやすくします。このプロセスで大便の量が増すため、腸は活発に運動しなければならず、健康な状態が維持されることになります。

精製した原料を多量に含む食品を食べると、消化がとても速いためブドウ糖がすばやく体内に入り、血糖値が急上昇します。また、コーヒーや紅茶、アルコール、チョコレートなど、刺激成分を含む食べ物や飲み物もすべて、血液中のブドウ糖を急激に上昇させますから、一時的に元気が出たように感じます。しかし、この効果は長続きしません。単純炭水化物は血糖値を維持できないため、血糖値はすぐに下降してしまうのです。

そういう状態になると、私たちは疲労感におそわれます。そしてお湯をわかして紅茶かコーヒーを入れ、チョコレートビスケットを1枚かじると――なんと！　またエネルギー全開です。しかしこれでは、血糖値が急上昇し、次に急降下するというサイクルを繰り返すだけなのです。ときとともに、このジェットコースターのように目まぐるしい急上昇、急降下の刺激によって膵臓が消耗し、血糖値を調節するのに充分なインスリンを分泌できなくなります。そして最後には、余分なブドウ糖はエネルギーや体脂肪に転換されることなく、血液中に残留することになります。

3時間何も食べないでいると、血液中のブドウ糖はかなり低いところまで落ちますから、私たちは何かすばやくエネルギーを高めるものを補給しようとします。同時に、副腎は肝臓が作るブドウ糖の量を増やそうとします。このふたつの要素が合わさって血液中のブドウ糖の量を上昇させ、すると膵臓はまた、ブドウ糖の量を減らすためにインスリンを過剰生産しなければなりません。またもやジェットコースターの旅が始まり、副腎はたび重なる刺激に疲れ果ててしまいます。

なぜ更年期の女性にとって
血糖値が重要なのですか？

上で説明したような血糖値のジェットコースター現象を避けるべき理由は、たくさんあります。血糖値を一定に保つことで、閉経期とその前後を心身ともに快適に過ごすことができるようになります。血糖値が安定しないと糖尿病のリスクも高くなります。また、副腎に影響を与えますから、閉経期には特に重要な問題です。すでに述べたように（P.11参照）、副腎はアンドロステンジオンを、閉経後のおもなエストロゲン成分であるエストロンに転換します。さらに、老化予防に関係のあるデヒドロエピアンドロステロン（DHEA）というホルモンも分泌します。ですから、副腎がもてる力を最大限に使って機能していることが、とても大切なのです。

閉経期に安定した血糖値を保つことはこれほど重要なのですから、食生活を変えたり改善したりするのは当然のことだと言えます。閉経期だけではなく、それ以降の人生にもプラスになることでしょう。

東洋を見習って

日本や中国、インドネシアなどのアジア諸国では、閉経期に強いホットフラッシュを経験する女性が欧米に比べて少ないのは事実です。一方、アメリカ女性の10人に8人は"パワーサージ"や"ホットフラッシュ"と名づけられた症状を経験すると言われていますが、これらの症状を表現する適切な日本語はありません。

このような大きな違いは、食生活が一因であると専門家は言います。東洋での一般的な食事は大豆を豊富にとり、また、日本では加工食品や精製食品が少なく、ミネラルの豊富な海草や新鮮な魚の油脂をたっぷりとります。日本女性がそのような和食中心の食生活を送っていることの影響は、ホットフラッシュを訴える女性が少ないことにつながるだけではありません。乳癌の率も低いのです。

更年期の諸症状が出る率も、アジア女性は低いと言われています。もっともこれは、女性は「愚痴を言うな、弁解をするな」としつけられるという、文化的な背景があるのかもしれません。アジアの女性が西洋の国に移り住んで西洋の食事をするようになると、それまでは聞いたこともなかった病気に、あっというまにかかるそうです。

最近の中国の調査

成人6,500名の生活習慣に関する情報を集める「中国食事情調査」が始まったのは、1983年でした。中国国内の65省から100名ずつが、食事、生活、体に関する367の質問に答えました。10年にわたるこの調査は、これまで行われてきた中国人の食習慣に関する調査の中で、最も包括的なものです。

アメリカの国立癌研究所が出資してスタートした、この膨大な労力を要する厳密な調査は、中国以外のでは実施できなかったでしょう。同じ民族でありながら、罹病率や食習

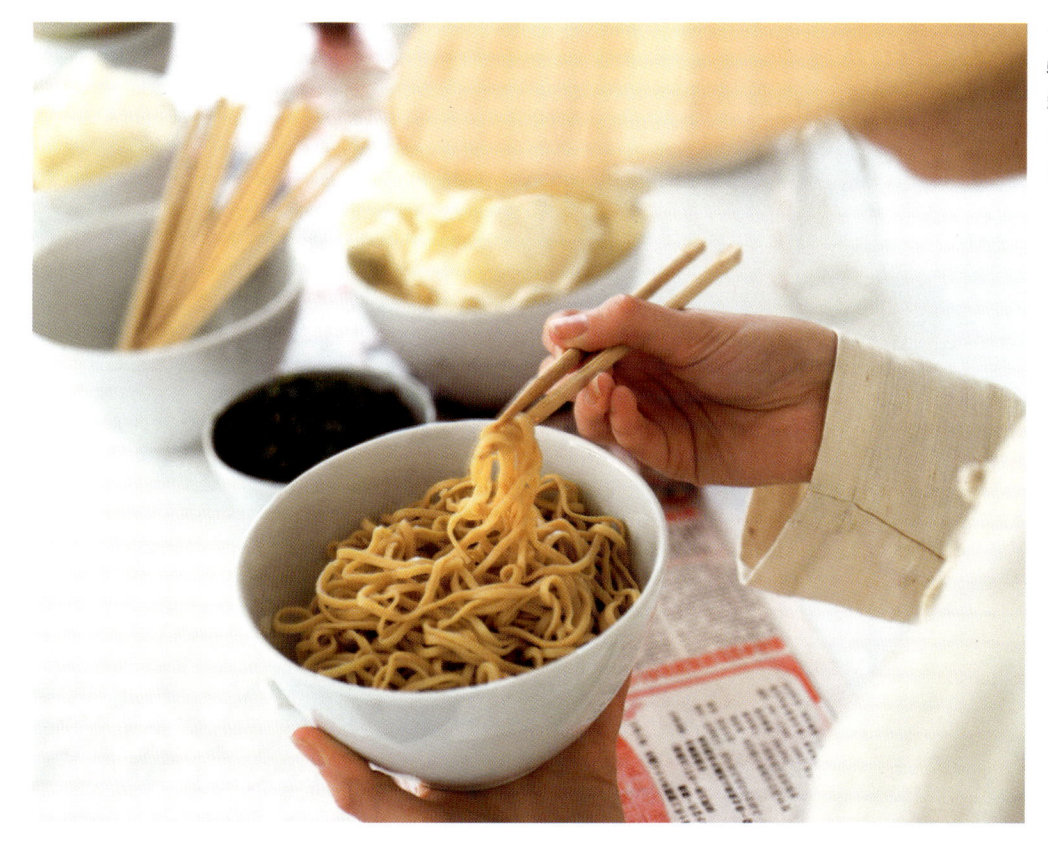

アジアの国々の食べ物には、加工されたり精製されたりした原料をあまり使っていないものがよく見られます。

慣や環境が、地域によってこれほど大きくことなる国はほかにありません。さらに、血液や尿のサンプルを集め、調査対象の各家庭に3日間滞在して、何をどれだけの量食べているのかについて正確な情報を収集し、食品のサンプルの栄養成分を分析する調査員を何百人も雇わなければなりません。財政的にそれが可能だったのも、中国だったからこそです。

　注ぎこまれた費用は無駄になることなく、調査結果は非常に価値のあるものになりました。かつて例のない調査で内容もすばらしく、食事に関する定説の多くに異議を唱えるものでした。

　920ページにおよぶ調査報告書からの抜粋をご紹介しましょう。

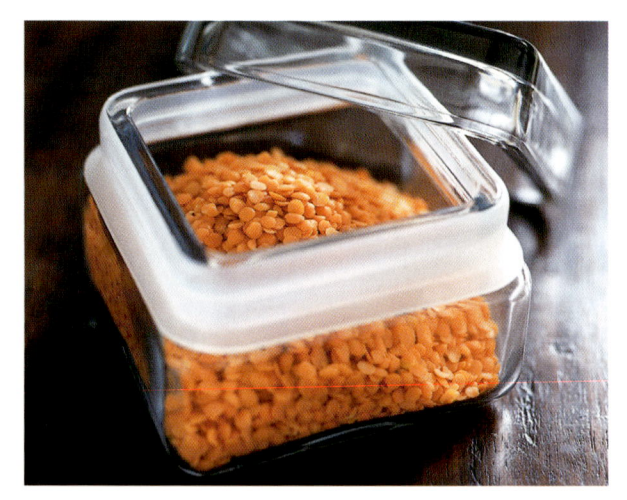

レンズマメなどの豆類にはフィトエストロゲンが含まれています。

- 中国人のカロリー摂取量はアメリカ人より20パーセント多いが、肥満率はアメリカ人のほうが25パーセント高い。理由は、中国人のでん粉摂取量は3倍、脂肪摂取量はわずか3分の1であること。これは運動よりも大きな要因である。
- 中国人のコレステロール値はアメリカ人よりもずっと低い。中国人の平均値は127mg/dl、アメリカ人は212mg/dlである。
- 中国のタンパク質摂取量(ひとりあたり1日64g)はアメリカ(同100g)の3分の2である。
- 中国女性のカルシウム摂取量はアメリカ女性の半分だが、中国では骨粗鬆症（こつそしょうしょう）は珍しい。大部分の中国人は乳製品をまったく食べず、植物性の食品からカルシウムをとる。
- 中国では、コレステロール値の低さと結腸癌による死亡率の低さは比例する。
- 中国での心臓発作1回に対して、アメリカでは16回である。
- 女性の癌は食事と関連している。子どものときに高タンパク質、高脂肪、高カルシウム、高カロリーの食生活をしていると、成長が早く生理が始まるのも早くなる。また、生殖器官の癌と乳癌にかかりやすくなる。中国女性がその種の癌にかかることはめったになく、生理が始まるのもアメリカ女性にくらべて3年から6年遅い。
- 中国の食事に含まれる線維はアメリカの食事の3倍で、その結果、中国における結腸癌の率は比較的低い。
- 中国では植物性の食事が多く西洋ほど肉も食べないが、鉄欠乏性貧血はまれである。中国の平均的な成人は、平均的アメリカ人の2倍の鉄分を摂取するが、その大部分は植物由来のものである。

日本食にはミネラルの豊富な海草がよく使われます。

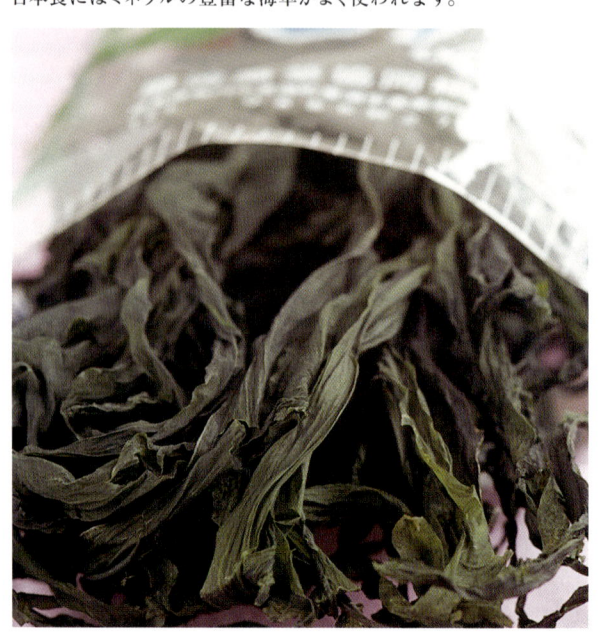

大豆エキス錠剤

大豆製品はいまや西洋人の味覚にもすっかりなじみましたが、もしも口に合わない場合は、大豆エキスの錠剤を1日2回、何か月か試してみてください。

レッドクローバーイソフラボン

ダブルブラインドの対照実験で、レッドクローバーイソフラボンのサプリメントを使用した女性は、全身の動脈の弾力性（心臓血管疾患のリスクの少なさをはかる尺度）が大幅に改善され、同じサプリメントを使用した閉経周辺期の女性は、骨密度の減少が12か月間で半分になりました。

大豆で健康に

　植物の中には、食べるとホルモンの状態に影響をおよぼす物質が含まれているものがあります。この物質はフィトエストロゲン（「フィト」は「植物」の意）と呼ばれています。

　このタイプの植物の代表格といえば、大豆でしょう。大豆にはイソフラボンというフィトエストロゲンが含まれていて、大豆タンパク質の約75パーセントはこの物質です。フィトエストロゲンはホルモンではありませんが、人の腸の中で、酵素によってエストロゲンのようなはたらきをする化合物に転換されます。卵巣で作られるエストロゲン（エストラジオール）に効力はおよばないものの、エストロゲンのはたらきを模倣して、ホルモンを安定させる役目をします。フィトエストロゲンは組織と濃度によって、ホルモンとしてはたらくか、天然ホルモンの活動を抑えるかのどちらかの役割をします。その意味では、癌細胞のエストロゲンレセプターをふさいで増殖を抑えるタモキシフェン（乳癌の治療薬）のはたらきと似ています。

　フィトエストロゲンを含有する食品には次のようなものがあります。

- 全粒穀物（小麦、トウモロコシ、オーツ麦）
- 豆類（ヒヨコマメ、緑豆、レンズマメ、エンドウマメなど）
- ニンニク
- フラックスシード
- ヒマワリの種、カボチャの種
- アーモンド、カシューナッツ、ピーナツ
- ラディッシュ
- ジャガイモ
- フェンネル
- セロリ
- 豆の芽（アルファルファなど）
- パセリ
- 緑茶
- パパイヤ
- ルバーブ
- リンゴ

　けれど何といっても、フィトエストロゲンを食事に取り入れるには、トウフやテンペ（インドネシアの発酵食品）、みそ、たまり醤油（昔ながらの製法で作られる小麦粉の入っていない醤油）、納豆、おから、湯葉、そして豆乳や大豆プロテイン粉末といった大豆製品を食べることでしょう。

　1日45gの大豆タンパクをとると、ホットフラッシュが40パーセント減少することがわかっています。

ひと切れの幸運

20年近く前、イギリスのヨークシャーに住むひとりの女性が、きわめて重大な決断をしました。そこからどんなことが始まるか、そのときは少しも知らずに……。女性の名はリンダ・カーンズ。リンダは子宮と卵巣を摘出したあと、13年間HRTを受けていましたが、体調が万全だと感じたことは一度もありませんでした。いつも疲れていて、どこかしら調子が悪いのです。あるとき、乳癌の疑いが浮上して結局まちがいだとわかったあと、リンダはもうたくさんだと思ってHRTをやめました。そして次の日から、ホットフラッシュと寝汗が戻ってきたのでした。

リンダは代替療法の本を読み始め、フィトエストロゲンの豊富な食品をとると、HRTの代わりになるということを知りました。といっても、種や穀物をそのまま食べるというのは、あまり食欲をそそられません。そこでリンダは、おいしいケーキを作ることにしたのです。

1日ひと切れで絶好調

自分で創作したケーキを食べ始めて3週間としないうちに、更年期の症状はどこかに行ってしまい、リンダはエネルギーではちきれそうになっていました。いまは毎日、朝食にひと切れ、夕食後にひと切れを食べています。

ケーキの評判は広まり、いつのまにかリンダのもとにはレシピ（右参照）を教えてほしいという依頼が殺到していました。現在では、このケーキはヨークシャーのあるパン屋で、1日2,000個以上も焼かれています（種類はレーズン、チェリー、クランベリー）。

1日に100gのケーキひと切れ（または300gのケーキの3分の1）で、更年期の症状をやわらげるのに充分なフィトエストロゲンが補給できます。1切れ100gはかなりボリュームがありますが、一度に全部食べる必要はありません。また、糖分や脂肪分についてはご心配なく。バラエティ豊かな種に含まれる脂肪だけで、ほかには脂肪も砂糖も添加されていません。

リンダ・カーンズ特製ケーキのレシピ

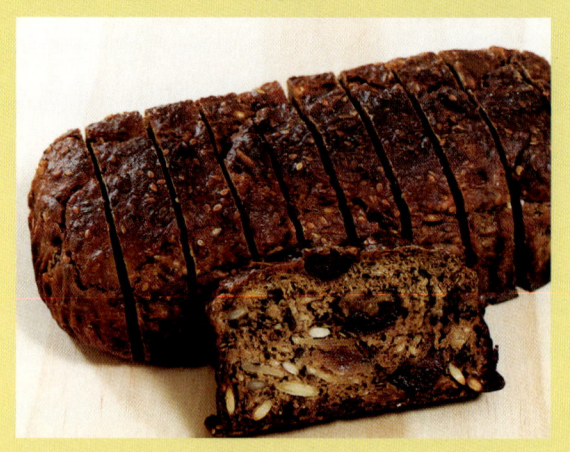

材料

きなこ	100g	ショウガ（みじん切り）	2かけ
全粒小麦粉	100g		
ポリッジ・オーツ麦	200g	レーズン	200g
フラックスシード	100g	豆乳	約200g
ヒマワリの種	100g	麦芽エキス	小さじ1
カボチャの種	50g	ナツメグ	小さじ2分の1
ゴマ	50g	シナモン	小さじ2分の1
アーモンドフレーク	50g	おろしショウガ	小さじ2分の1

乾いた材料を大きめのボウルに入れてよく混ぜ、豆乳と麦芽エキスを加えます。よく混ぜたら30分ほど置いて、水分を材料にしみこませます（固すぎる場合は豆乳を追加してください）。スプーンを使って、脂をはじく紙を敷いて油を塗ったケーキ型2個に分け入れます。190度のオーブンで、しっかり火が通るまで（竹串を使って確かめましょう）約1時間15分焼きます。焼きあがったら型から出して、冷ましてください。

バターやスプレッドをつけてもおいしくいただけます。毎日1切れ食べるのが理想的です。

注意　このケーキは人工的なHRTではありません。リストに載っている、天然のフィトエストロゲンを含む材料だけを使ったケーキです。

すぐ手に入る健康のもと

私たちが毎日接する雑誌やラジオ、テレビ、膨大な数の健康関連ウェブサイト。そこにはビタミンやミネラルのサプリメントを販売するビジネスがあふれています。さまざまな症状に悩んでいる人たちをターゲットにしていますが、最近は、たとえば閉経期の女性といった特定のグループに狙いを定め、ビタミンとミネラルを組み合わせた売り方をすることが増えてきています。

こういったサプリメントの広告を見ると、錠剤や液体や包みが趣向をこらして魅力的に演出されていますし、ラベルには難解な最新科学データがぎっしりと並べられています。では、自分の症状の改善や健康維持に効果的なサプリメントは（効果的なものがあると仮定して）どれなのか、どう判断すればいいのでしょうか？

まず、各種のビタミンとミネラルが、人体でどのようなはたらきをするのかということを知る必要があります。

ビタミン

- ビタミンA　皮膚、目、骨、髪、歯を健康に保ちます。
- ビタミンD　強い骨と歯のために、カルシウムとリンの吸収と代謝を促します。
- ビタミンE　赤血球、血液の循環、心臓を保護します。抗酸化物質として、細胞膜、脂肪、ビタミンAを酸化から守ります。
- ビタミンK　血液の適度な凝固に必要であり、骨の生成に不可欠なビタミンです。
- ビタミンC（アスコルビン酸）　骨、歯、コラーゲン（骨の組織の90パーセントを占める）、血管の維持に重要な役割を果たします。体はビタミンCを作ることも貯蔵することもできないので、その日に必要な量をかならず摂取するように心がけなければなりません。

赤血球

赤血球は血液中を浮遊して、全身に酸素を運んでいます。タンパク質とヘモグロビンを含有し、ヘモグロビンには、赤血球が肺の中を循環しているときに酸素分子をつかまえ、体の組織で酸素分子を必要とする部分があればそこで離すという、特別な能力があります。鉄分はヘモグロビンの重要な成分であり、ヘモグロビンが欠乏すると貧血が起こります。

悪性貧血は鉄分ではなくビタミンB$_{12}$の欠乏が原因です。

ビタミンB群のうち、B$_1$、B$_2$、B$_3$、B$_6$の4種類は、私たちが摂取する食物からエネルギーを放出するなどのはたらきをします。

- ビタミンB$_1$（チアミン）　正常な食欲と健康な神経系に必要です。
- ビタミンB$_2$（リボフラビン）　健康な皮膚と目のために必要です。
- ビタミンB$_3$（ナイアシン）　皮膚、神経系、正しい精神機能を維持する手助けをします。
- ビタミンB$_6$　タンパク質と脂肪の代謝を助け、赤血球の機能にとって不可欠なビタミンです。
- ビタミンB$_5$（パントテン酸）　感染症とたたかい、免疫系を強化します。
- ビタミンB$_{12}$（コバラミン）　悪性貧血を予防し、健康な神経系に欠かせないビタミンです。
- ビタミンB$_{17}$（アミグダリン）　癌を抑える効果があると言われています。

ミネラル

- **カルシウム** 骨と歯を生成、保護し、血液の凝固を促進します。
- **クロミウム** 体内で使用できるように糖を分解し、血圧の調節を助けます。
- **鉄** 成長と免疫機能の増進を助け、代謝とヘモグロビン製造に不可欠なミネラルです。
- **マンガン** 正常な骨格に必要なミネラルで、甲状腺のホルモン製造、消化の両方に重要な役割を果たします。
- **マグネシウム** マンガンに負けず劣らず、骨の健康にきわめて大切なミネラルです（次のページの囲み参照）。骨の構造を健康に保とうと思えば、カルシウムの2倍のマグネシウムを摂取しなければなりません。
- **リン** 健康で強い骨と歯を保ち、筋肉と神経の機能に必要なミネラルです。
- **カリウム** 体の水分バランスを調節し、筋肉の機能を促進し、体が老廃物を排出するのを助けます。
- **セレン** 土や食物や人体に自然に存在する微量元素。抗酸化機能があり、老化を防ぐ、あるいは遅らせます。甲状腺ホルモンの活性化に不可欠で、肝臓の機能を健康に保ちます。

ホウレンソウは鉄分とビタミンKの宝庫です。

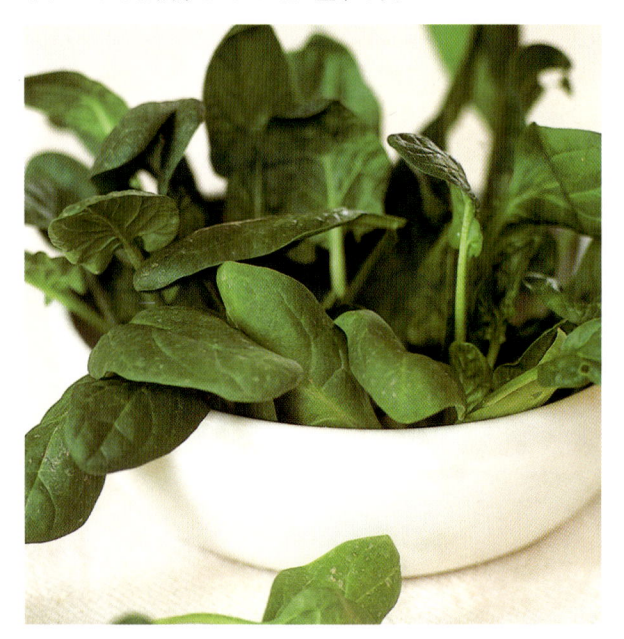

すばらしきマグネシウム

体内にたくわえられているマグネシウムの60パーセントは骨の中にあり、特に手首や太腿や脊柱骨などの柱の部分に多く含まれています。マグネシウムはカルシウムとビタミンCの代謝に欠かせないほか、カルシウムがきちんと吸収されるために必要な形態に、ビタミンDを転換します。

- **イオウ** 細菌性の感染症とのたたかいを助け、肝臓のはたらきを支えます。組織を生成するアミノ酸の成分でもあります。
- **ナトリウム（塩分）** 正常な成長に不可欠で、筋肉と神経の機能を促進します。ただし、たいていの人は食事で塩分を過剰に摂取しています。

P.118〜P.121の一覧を見れば、自分の現在の食事にはどんなビタミンとミネラルが含まれているのか、きちんと把握できます。そうすると、たとえばビタミンB1やビタミンB12を含有する食品を充分にとっていないとか、マグネシウムやカリウムといったミネラルが足りないということを自覚して、サプリメントでおぎなうという形で解決できます。また、ミルクは好きではない、乳製品もあまり食べないという人は、ほかのどんな食品からカルシウムを摂取することができるかがこの一覧でわかります。

カルシウムのサプリメント

カルシウムのサプリメントを購入するときは、ラベルを慎重に見てください。最も安価で、広く流通しているカルシウムのサプリメントが、炭酸カルシウムです。別名、白亜とも呼ばれています。注意してほしいのは、炭酸カルシウムは無機ミネラルだということです。つまり、土中から採取されるもので、どんな植物にも動物にも、炭酸カルシウムという形態のカルシウムは存在していないのです。腎臓結石のリスクを増やす危険性があり、そもそも体内で

の吸収率もけっしていいわけではありません。一方、クエン酸塩というカルシウムはよく吸収されます。ここで、あなたが使っているサプリメントがきちんと吸収されているのか、テストをしてみましょう。温めた酢を入れたグラスにサプリメントを入れ、何分かごとにかきまぜながら、30分間おきます。温かい酢は、あなたの内臓の状態にほぼ近いものです。30分たってもサプリメントが溶けなければ、別のものに替えましょう。

サプリメントを利用する

　栄養の専門家は一様に、「サプリメントは不必要なもの」で片づけてしまいますが、栄養を考えた食事を作る気もないし時間もないという場合、1錠のめば必要量を確実に摂取できる場合には、サプリメントを利用すればいいのです。サプリメントが更年期の症状改善に効果があるという裏づけは、増え続けています。次にご紹介するサプリメントは特に効果的だと言われています。
（訳注：日本ではいずれも入手しにくい製品です）

- Lambert's Gynovite Plus－閉経期および閉経後の女性のためのマルチビタミン・ミネラルのサプリメント（英国婦人栄養相談機関の推奨商品です）。
- BioCare Isoflavone Complex（発酵大豆、ビタミンB_6、ビタミンE）（BioCare社の製品はヨーロッパをはじめ、シンガポール、南アフリカ、イスラエル、オマーンで入手可能です）。
- BioCare Phytosterol Complex（天然の植物ステロール）
- Solgar Earth Source（ベジタリアン向き）。Solgar社は数年間かけて、ユダヤ教の規則にかなう製品作りを行ってきました。ラベルの"KOF－K"のシンボルがそのしるしです。このサプリメントはアメリカで製造され、20カ国で販売されています。

脂肪酸

　自分にふさわしいビタミンとミネラルのサプリメントが決まったら、長期的にサプリメントでおぎなう栄養として次に大切なのは、必須脂肪酸です。すでにこの章でお話したように、必須脂肪酸は人の細胞の重要な構成要素であり、次のような役目を果たしています。

- 神経細胞をおおって保護する
- 皮膚と動脈を柔軟に保つ
- ホルモンのバランスをとる
- 体を温かく保つ

　フラックスシードはオメガ3系脂肪酸の供給源になります。Biocare社の「フラックスシード・オイル」はカプセルかレモン味の粉末で、500mgと1,000mgがあります。

フラックスシードは、種でもオイルでも手に入ります。

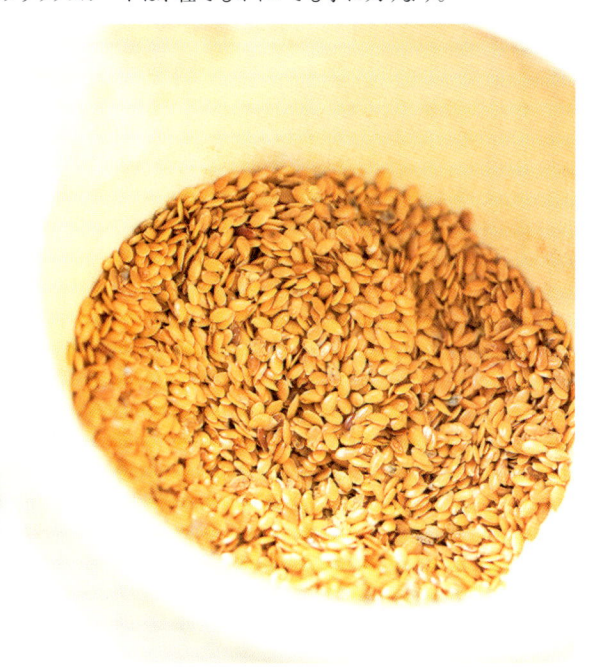

フード・フィットネス

信頼できる店から、上質の食品を買って食べましょう。

- くだもの、野菜——豊富に
- 全粒穀物やシリアル——適度に
- インゲンマメ、エンドウマメ、レンズマメ——頻繁に
- タンパク質、脂肪、糖分が多く含まれた食品——控えめに

次の食品はどれも、ミネラルとビタミンを豊富に含んでいます。

くだもの

リンゴ　ビタミンA、B_1、B_2、B_3、B_{17}、C_1、D、鉄、マンガン

アプリコット　ナトリウム、亜鉛、ビタミンB_{17}

アボカド　マンガン、ビタミンB、C、E

バナナ　カリウム、クロミウム、ビタミンB、C

ブラックベリー　ビタミンB、C、E

チェリー　ビタミンB、C

クランベリー　ビタミンC

スモモ　ビタミンB、E

ナツメヤシ　ナトリウム、ビタミンB

イチジク　ナトリウム、イオウ、ビタミンB、C

グレープフルーツ　カリウム、リン、ビタミンB、C

ブドウ　鉄、ビタミンB、C、E

グズベリー　ビタミンB、C、E

グアバ　ビタミンC

キーウィフルーツ　ビタミンC

レモン　ビタミンB、C

ローガンベリー　ビタミンB、C

マンゴー　ビタミンB、C

メロン　ビタミンC

ネクタリン　亜鉛、ビタミンB_{17}

オリーブ　ナトリウム

オレンジ　マグネシウム、ビタミンC

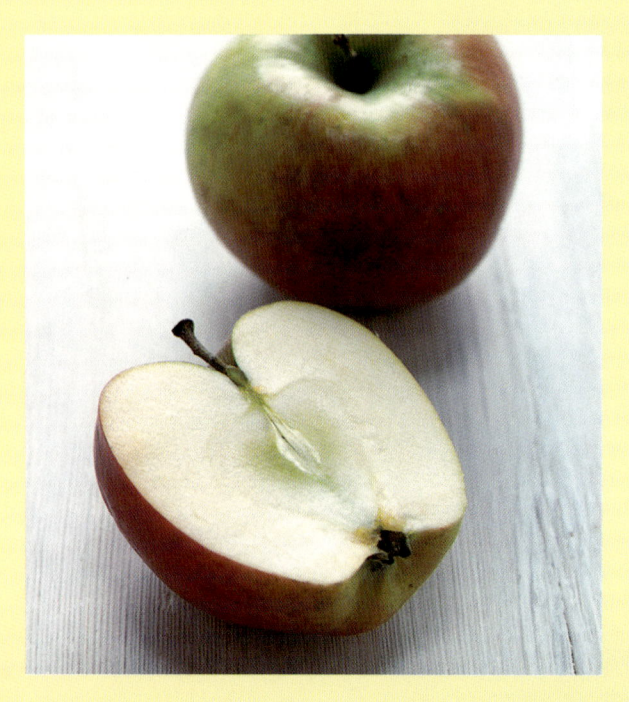

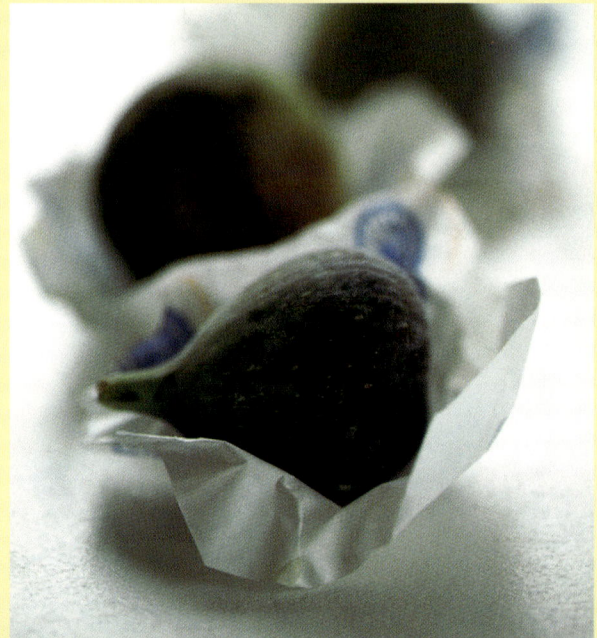

パパイヤ　ビタミンA、B_1、B_3、B_5
パッションフルーツ　ビタミンB、C
モモ　マンガン、ビタミンB、C
パイナップル　ビタミンC
プラム　鉄、ビタミンB_{17}、C
マルメロ　鉄、ビタミンB、C
ラズベリー　ナトリウム、イオウ、ビタミンB、C、E
イチゴ　ナトリウム、イオウ、ビタミンB、C
トマト　カリウム、ビタミンB、C、E
マンダリンミカン　ビタミンB、C
タンジェロ（ジャマイカ原産の柑橘類。グレープフルーツとマンダリンミカンの交配種）　カリウム、リン、ビタミンC、マグネシウム

野菜

アーティチョーク　カリウム、ビタミンA、B、C
アスパラガス　カリウム、ビタミンA、B、C、E
ナス　マグネシウム、リン、ビタミンB
インゲンマメ　ビタミンB_{12}
ビートルート　ビタミンC
ブロッコリー　セレン、ビタミンC
芽キャベツ　イオウ、ビタミンC
ニンジン　イオウ、ビタミンA、B、C
カリフラワー　カリウム、ビタミンB、C、E
ズッキーニ　ビタミンB、E
ニンニク　イオウ、ビタミンA、B_1、B_2、B_3、B_5、C
ケール　カルシウム、リン、カリウム、イオウ、ビタミンA
緑の葉物野菜　鉄、ビタミンB_2、C

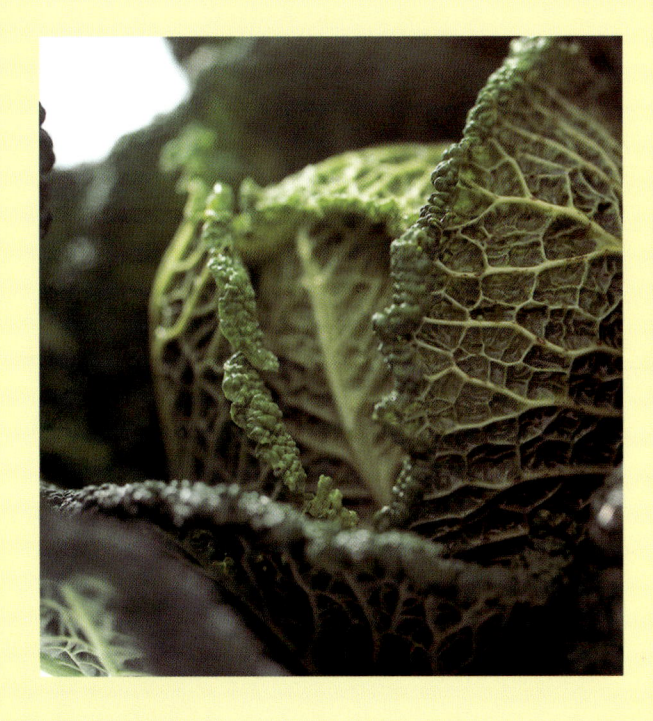

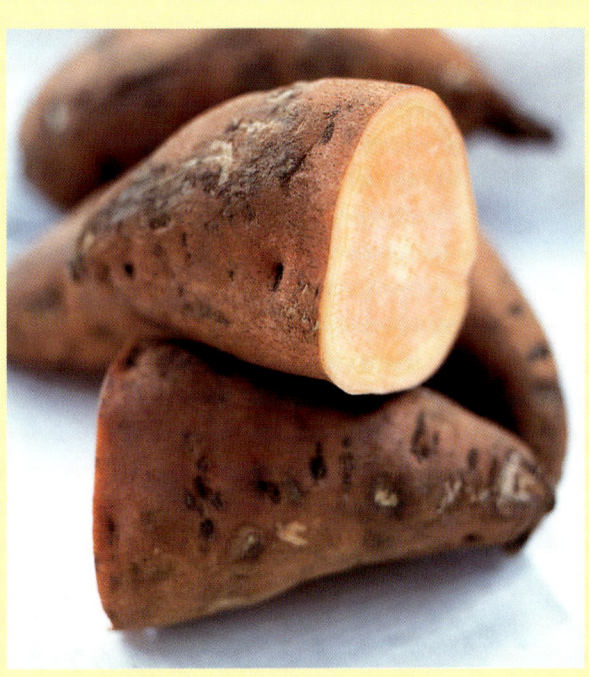

マッシュルーム　ビタミンC、E
オクラ　マグネシウム、イオウ、ビタミンB、C
タマネギ　セレン、イオウ、ビタミンB3、C
パセリ　ビタミンA1、B3、B5、E
パースニップ　イオウ、ビタミンB、C、E
エンドウマメ　カルシウム、ビタミンB、C
ピーマン　ビタミンC
オオバコ　ビタミンC
ジャガイモ　カルシウム、クロミウム、イオウ、ビタミンC
カボチャ　鉄、亜鉛、ビタミンB、C
ラディッシュ　カリウム、ビタミンC
赤キャベツ　マグネシウム、ビタミンB、C
チリメンキャベツ　ビタミンB、C、E
ホウレンソウ　カルシウム、鉄、クロミウム、ビタミンB、E、K
スプリングキャベツ　ビタミンB、C
ネギ　ビタミンC
スクウォッシュ（カボチャ）　鉄、リン
スイートコーン　ビタミンB、E
クレソン　ビタミンB3、C、D
ホワイトキャベツ　ビタミンB、C
ヤムイモ（サツマイモ）　ビタミンA、B、C

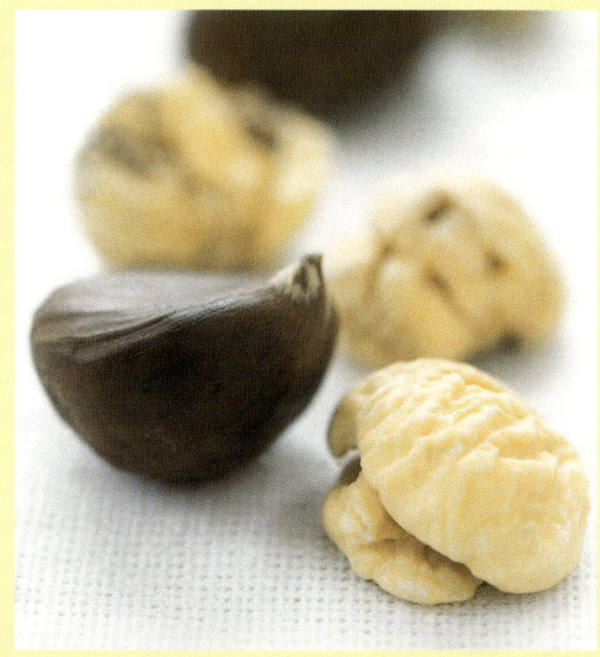

乳製品

バター　ときどきならいいでしょう
クリーム　禁止です！
チーズ　ビタミンB2。量は控えめに。P.47のカルシウム含有量一覧参照。
卵　ナトリウム、イオウ（黄身）、亜鉛、ビタミンB2、B12、E
ミルク　ビタミンB12、D、カルシウム
ヨーグルト　ビタミンA、B、D、E

肉、魚、貝

ベーコン　最高の質のものを求めましょう。油で炒めるよりもグリルで。
ニシン　ビタミンB2、D
カキ　亜鉛、ビタミンB
クォーホグ（北米の食用貝）　リン、セレン

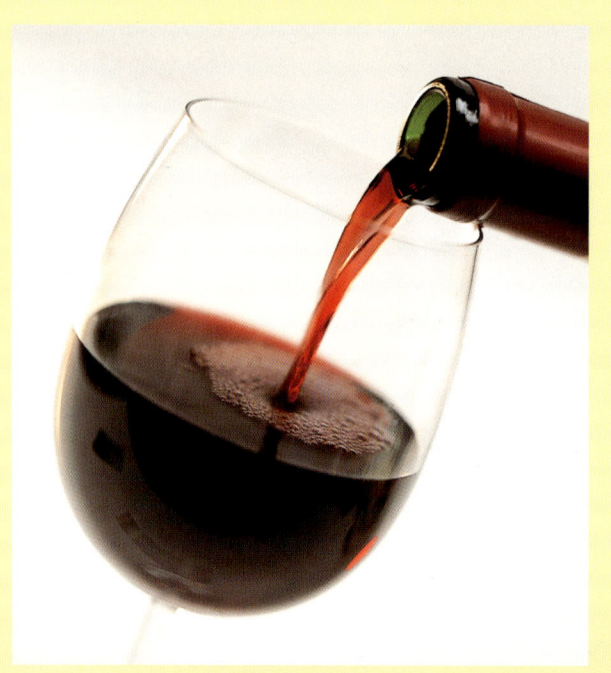

サーモン　カルシウム、ビタミンB2、D
マグロ　リン、セレン、ビタミンB2、D

豆類
ヒヨコマメ　ビタミンC、E
大豆　カルシウム、カリウム
きなこ　ビタミンB

種
カボチャの種　鉄、亜鉛、、ビタミンB、C
ゴマ　カルシウム、リン、ビタミンB1
ヒマワリの種　ビタミンB1

ナッツ
アーモンド　ビタミンB2、E
ハシバミ　ビタミンB、C
ブラジルナッツ　鉄、リン、ビタミンB、E
カシューナッツ　マグネシウム、ビタミンB、C
栗　カリウム、ビタミンB、C
ココナツ　イオウ、ビタミンB、C、E
ヘーゼルナッツ　ビタミンB、E
ピーナツ　ビタミンB1、E
ペカン　ビタミンB、C
松の実　ビタミンB
ピスタチオ　ビタミンB
クルミ　鉄、マグネシウム、ビタミンB、C、E

穀物とシリアル
パン
　別名"命の糧（かて）"。（白いパンは砂糖やブドウ糖、食品添加物が使用されているものがあるので注意すること。添加物の中でも"アスコルビン酸"はビタミンCの1種なので心配いりません）

チャパティ　ビタミンB
ライ麦パン　ビタミンA、B1、B2、B3、B5、B12、E、マグネシウム
全粒粉のパン　クロミウム、マンガン

シリアル
　（ラベルで糖分をチェックすること）
ブラン　セレン、リン、鉄、B12
オーツ麦　マグネシウム、ナトリウム、ビタミンB1
米　鉄、マグネシウム、リン、ビタミンB1
小麦麦芽　亜鉛、マグネシウム、ビタミンB1、E

飲み物
シャンパン　乾杯！
ココア　亜鉛、ビタミンB、E
コーヒー　減らしましょう
紅茶　マンガン、ビタミンB、C
水　1日グラス8杯飲みましょう
ワイン　赤ワインは心臓にいいビタミンBを含有！

お菓子、スナックなど
ビスケット　避けましょう。たいてい、精白糖が多量に使われています。
ケーキ　がまんして！
チョコレート　きょうは特別、というときだけ！
ポテトチップス　ビタミンB、C、E
デーニッシュペーストリー　がまん！
ハチミツ　カルシウム
アイスクリーム　カルシウム
ジャム　ビタミンC
ピーナツバター　ビタミンB、C、E
砂糖　精白糖はビタミンなし。ブラウンシュガー、黒砂糖にはビタミンBが含まれています。

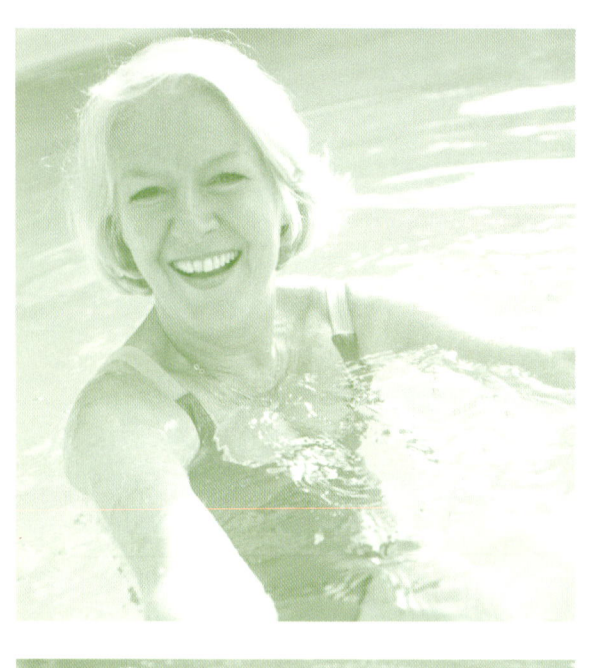

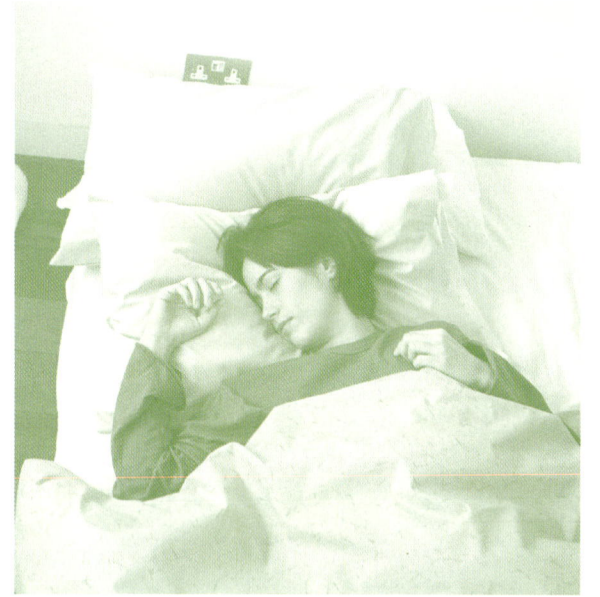

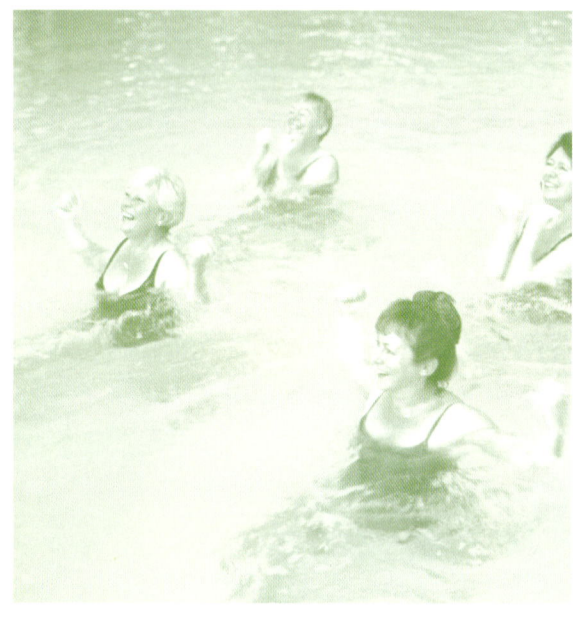

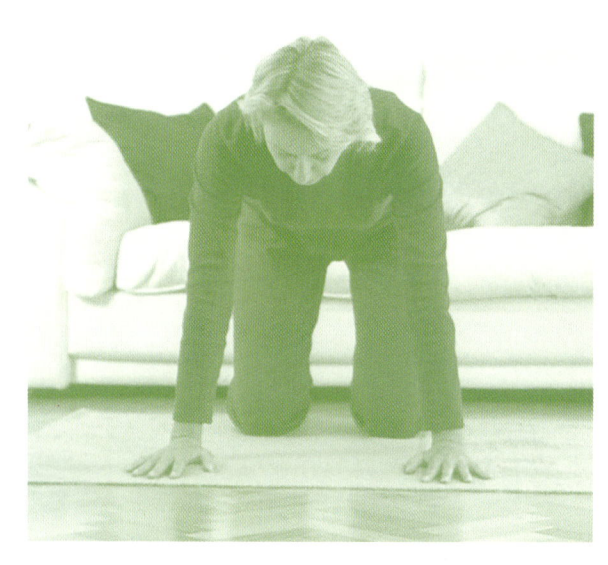

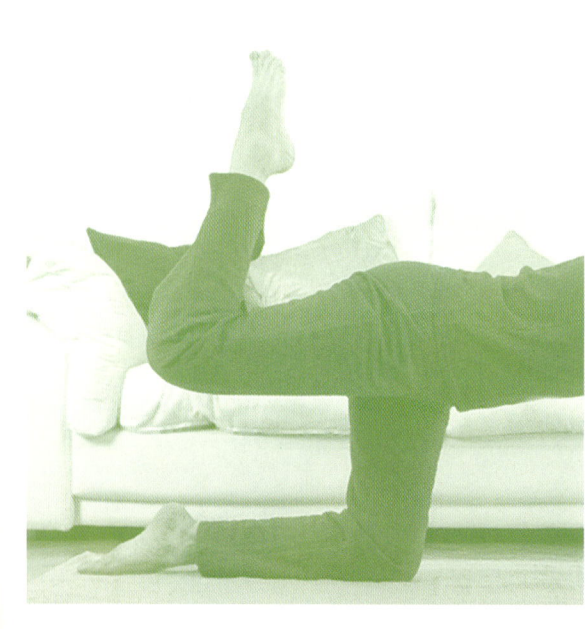

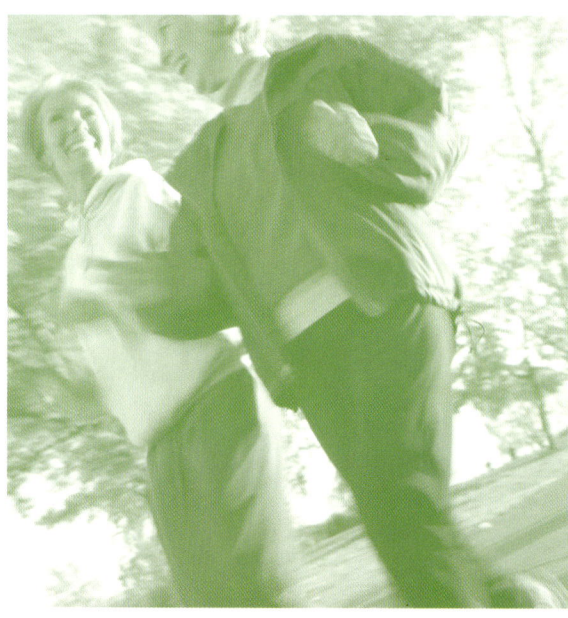

5

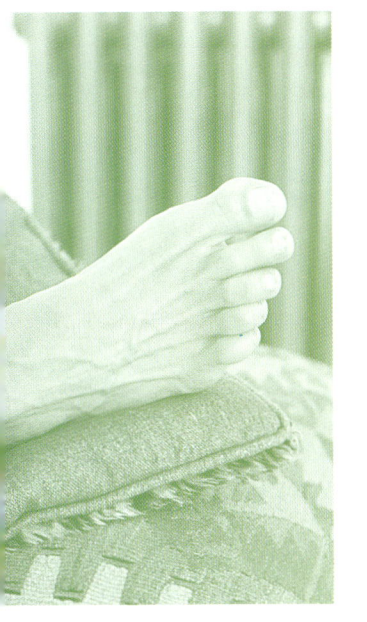

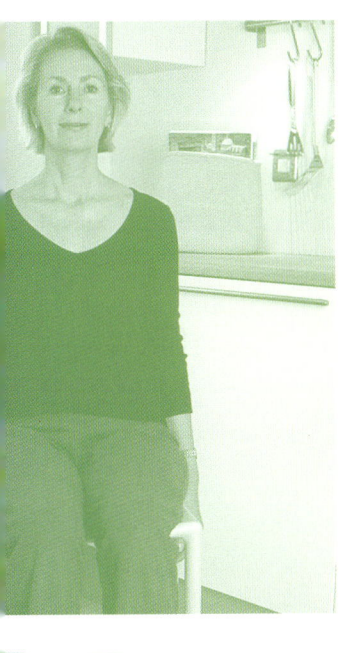

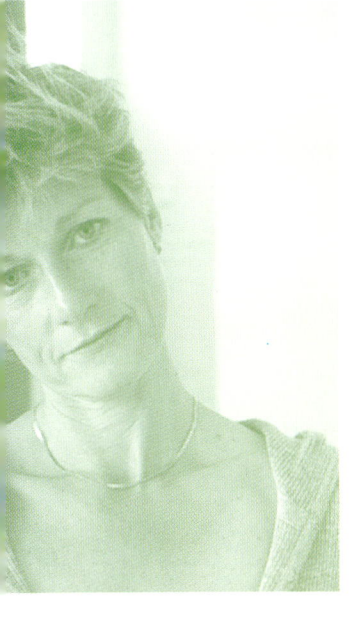

体を動かし ましょう!

運動

運動の習慣を持つことのメリットは数えきれないほどあり、それを裏づける報告も充分にあります。運動をすると脂肪を効率よく燃焼でき、代謝が活発になるので運動をやめても早いペースでカロリーの消費が続きます。したがって、体重を管理するのに役立ちます。

運動は健康全般に大きな効果を与えます。習慣的に運動をすることで腸のはたらきがよくなり、不要な老廃物を効率よく体外に出すことができるようになります。

ほかにも、次のような効果が見られます。
- 免疫系とリンパ系の機能、血糖値のバランスを保つ能力を向上させる
- 骨密度を維持する
- 筋肉量を維持する
- カロリーと脂肪を燃焼させて代謝を活発にする
- ストレスを軽減する
- ホットフラッシュなど、更年期の症状の多くをやわらげる
- 禁煙中の人がタバコを吸わないようにする
- 免疫系のはたらきを活発にし、風邪やインフルエンザにかかりにくくする

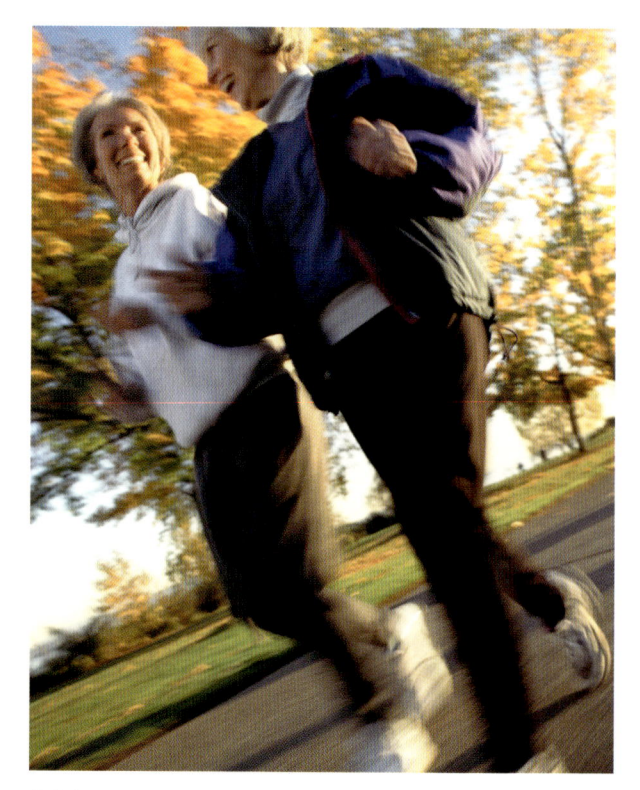

友人といっしょに運動をするのも、続けるための励みになります。

- 年をとるにしたがい、体の柔軟性と関節のスムーズな動きを維持するのに役立つ

健康な心臓

心臓を健康に保つためには、運動の習慣を持つことがとても重要です。運動で動脈の柔軟さが維持され、コレステロール値が下がることは、数々の研究で一貫して証明されています。

心拍数を上げる有酸素運動は、心臓の健康にとって理想的だといわれています。水泳、ウォーキング、ジョギング、サイクリングなどの有酸素運動を30分間、少なくとも週3回を目標にしてください。

最初は無理をせず、徐々にペースを上げていきましょう。少し息が切れるぐらいが正常で健康なしるしです。

カロリー計算

日常的な作業で燃焼するカロリーはどのぐらいでしょう？　次にあげるのは、各作業を20分間続けたときに消費するカロリーです。

作業	消費カロリー
アイロンがけ	20
家事	60
庭をたがやす	100
歩いて2階に上がる	120
2階に駆け上がる	200

血圧を適正に維持する

さまざまなスポーツで体を動かすと、血圧が低めに保たれます。また、ウォーキングの効果を最大限にするには、週に5日、1時間続けて活発に歩くことです。

骨と筋肉を鍛える

骨密度を上げるためには、骨と筋肉に重量をかける運動が必要です。骨と筋肉に強い衝撃を与える運動として、次のようなものがあります。

- なわとび
- エアロビクス
- テニス
- ジョギング
- 軽いウェートトレーニング

心のエクササイズ

運動をすることで、精神の健康にも効果が表れます。体を動かすと"快感"エンドルフィンが放出され、気分がよくなってリラックスすることができます。

水泳やジョギングも心を落ち着ける効果があります。音楽をかけてステップを踏むと気分が高揚しますから、ダンスは更年期の憂うつな気分を一掃するのに打ってつけです。

> **エンドルフィン**
> エンドルフィンは脳によって分泌される化学物質で、落ち着いて楽しく、快活な気分にしてくれます。

しっかりした動機づけを

ジムかヘルスクラブに行くのがライフスタイルに合っている人もいるでしょうが、そうでない人もいます。入会金も必要だし、ちゃんとした道具やウェアも買わなければならないし、何よりも知らない人の中で運動するなんて——こう考えてためらう人はおおぜいいます。おじけづいたり不安になったりすることはよくありますから、せっかく入会しても楽しみながらやれないと、継続する動機はすぐになくなってしまうでしょう。

けれど、サルサやベリーダンスからキックボクシング、ロッククライミングまで、楽しめる要素を提供してくれるジムやレジャーセンターもたくさんあります。どんな可能性があるのか、調べてみる価値はあるでしょう。

水泳は楽しみながらできるエクササイズです。

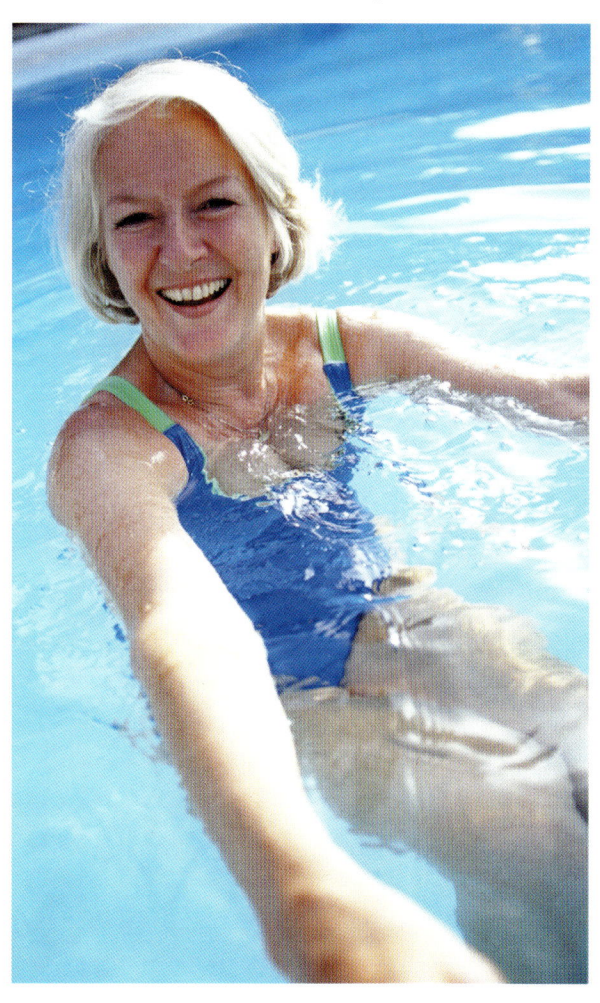

レッグスウィング（脚振り運動）

体を柔軟に、血液の循環をスムーズにするエクササイズです。床にひざまずいたとき関節に負担がかかるようなら、クッションをあててください。

1 四つんばいになります。小さなダンベルを使ってもいいし、使わなくてもかまいません。使う場合は、片方の膝の後ろにひとつ乗せます。ダンベルを安定させるために膝から下を少し持ち上げてください。

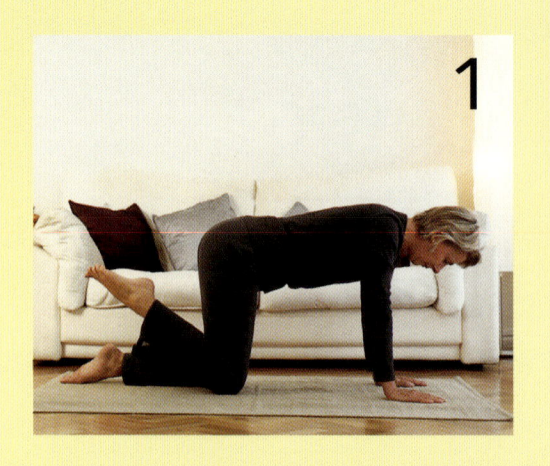

2 曲げた膝を背骨の高さまで持ち上げ、足先が天井を向いているようにします。

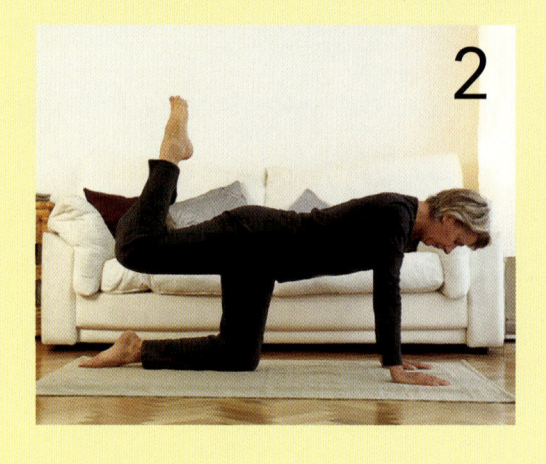

3 曲げた膝を振り下ろし、胸の下まで持ってきます。次に、膝を最初の位置に戻して四つんばいになり、逆の脚で同じ動作を繰り返します。

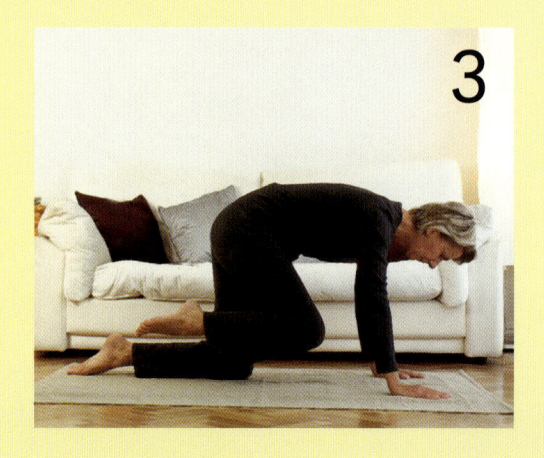

ニーリング・ハンドウォーク（四つんばい運動）

手足の関節と骨が必要とする圧力を加えるエクササイズです。首をうなだれないようにして、背筋をまっすぐに保ってください。

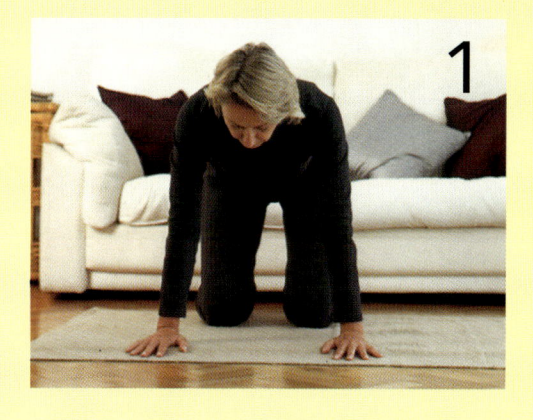

1 四つんばいになり、背筋をまっすぐにします。

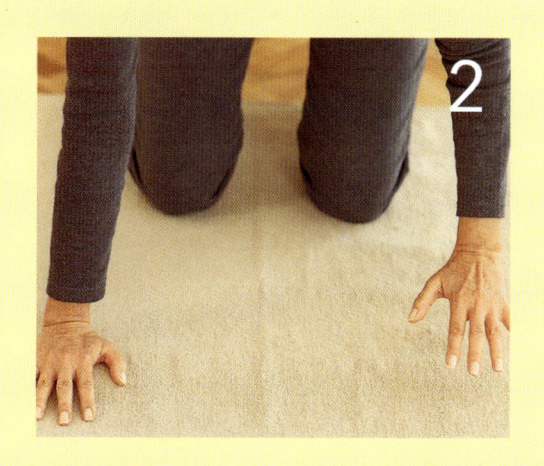

2 膝と足を固定したまま、両手をゆっくり前に進めていき、両腕に体重のほとんどがかかった状態でとめます。背筋はかならずまっすぐに保ちます。

3 今度は両手を横に広げていきます。この動きで、腕の骨の強度が大幅に向上します。次に、いままでの手の動きを逆にたどって、元の楽な四つんばいの姿勢に戻ります。何度かこれを繰り返したあと、立ち上がります。

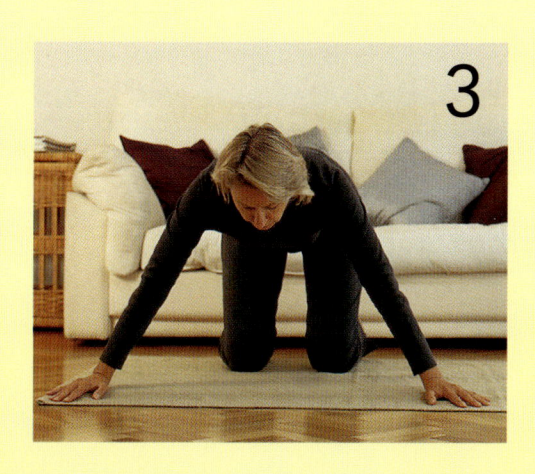

意識的な姿勢をとりましょう

　子どものころは楽な姿勢が自然にできるものですが、成長するにつれて生活の疲れや緊張が姿勢に表れてきます。つい、ふかふかのアームチェアーにだらしなく身を沈めたり、コンピュータの前に背を丸めて座りこんだまま休憩もとらなかったりしがちです。仕事によっては、長時間立ちっぱなしだったり、同じ動作を延々と繰り返したりすることもあります。このようなことをしていると、体の特定の部分に過度の緊張をしいることになります。

　私たちは毎日、自分では気づかずに正しくない姿勢をとっています。そしてその姿勢が体のほかの部分の機能にも影響をおよぼし、エネルギーも消耗しているのです。

　精神的なものから来る姿勢の問題もあります。気持ちの上で大きな問題を抱えている人は、その問題を文字通り、肩に背負っているように見えることがあります。

　特別な運動で矯正できる病気に、脊柱後湾症があります。背骨の上部が曲がるこの病気は、骨粗鬆症と関連していることもあり、したがって閉経後の女性に多く見られる症状です。

　脊柱後湾症にかかっている人は、ピラーティスを毎日の生活に取り入れるといいでしょう。ピラーティスとは、体操、スキー、ボクシング、レスリングをこなし、フィジカル・フィットネスのトレーナーでもあるドイツ人、ジョーゼフ・ピラーティス氏によって考案された運動体系で、ひとつひとつの動きを意思をもっておこなうと、健康に多大な効果があるという理論にもとづいています。歩く、座る、振り向く、伸びをするなど、何をしているときにも、いま自分がどんな動きをしていて、それが自分にどんなメリットをもたらすのかを、頭の中ではっきりと把握して動きに反映させなければなりません。

　ピラーティスがほかのエクササイズと一線を画しているのは、ホリスティック（全体的）なアプローチをしている点と、心と体をともに訓練することで姿勢を正しくしようとする点です。ピラーティスの重要なポイントは次の通りです。

- 短い筋肉を伸ばし、弱い筋肉を強くする
- 動作の質を高める
- 体を安定させる姿勢の核となる筋肉に焦点を合わせる
- 正しい呼吸法を身につける
- 体の正しい仕組みを理解し、向上させる
- 精神をリラックスさせる

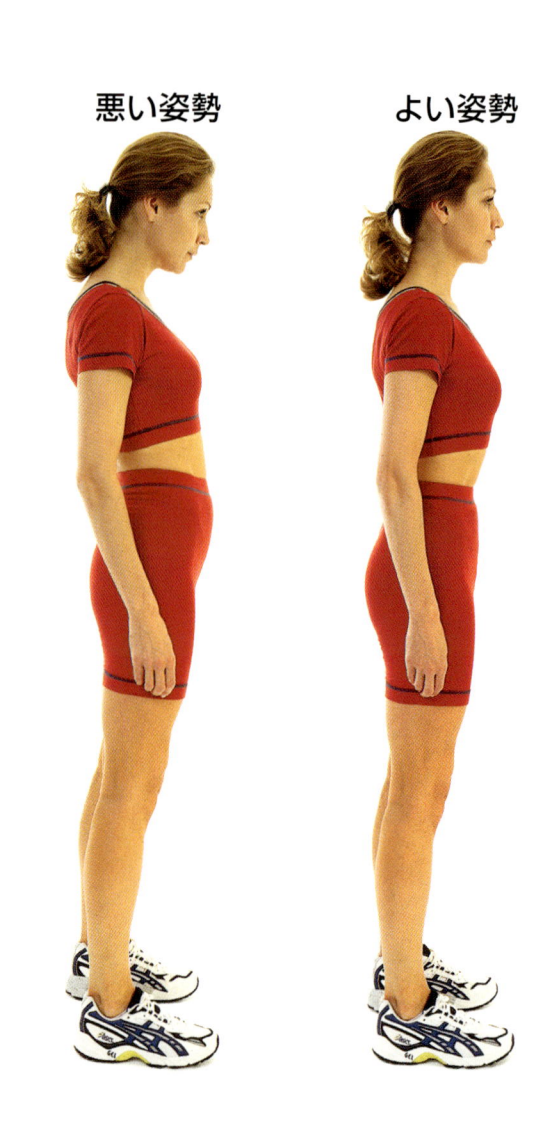

悪い姿勢　　よい姿勢

背筋さえ伸ばせば姿勢がいいというわけではありません。正しい姿勢は脚と腕のバランスをとり、歩いたりするときの動作をなめらかにしてくれます。人の歩き方は十人十色ですが、自分がどんな姿勢をとっているのかを意識することで、立つ、座る、横になるといった、ふだんは無意識にしている動作を、自分でコントロールしながらバランスよく行えるようになります。

立つ

　バス停や駅のホーム、レジ待ちのカウンターで、人が立っている姿を観察してみてください。なんだか、自分の体を持て余しているように見えませんか？

　片脚に体重をかけて、もう片方の脚は曲げ、ときどき重心をかける脚を変えてみたり……。なんとかまっすぐ立っていようとはするものの、両膝の後ろに重心をかけて腰骨を前に突き出しているため、背骨の下のあたりの湾曲がいやに強調されています。そして腕はといえば——いったいどうすればいいのかと言わんばかりです！　胸のあたりで組んでみたり、体の後ろにまわして両手を握ってみたり、腰にあててみたり。まるで体内から重力の感覚が消えてしまったようです。もし見つけることができれば、バランスのとれた楽な姿勢を保てるのですが。

正しく立ちましょう
- 両足を腰の幅に開いて立ちます。
- かならず両脚が正面を向いているようにします。
- 脚は曲げずに伸ばしますが、膝は後ろに引っこめすぎないようにします。
- 足の中央部が体重を支えている感じで立ちます。
- かかとに体重をかけてそり返ったり、足の親指の付け根に体重をかけたりしてはいけません。

生活の疲れは姿勢の悪さに表れます。

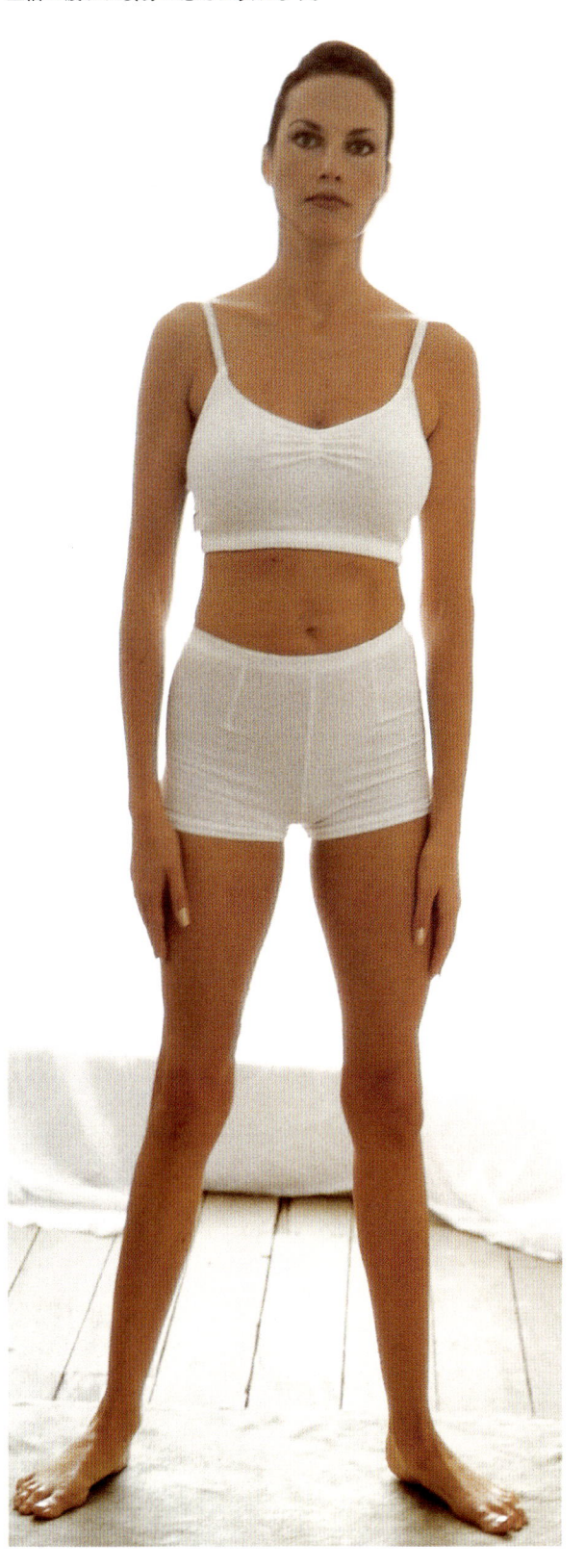

このように筋肉をリラックスさせ、バランスを体の中心に置いて立つ方法を身につけたら、すぐに疲れ方もましになり、背が伸びたように感じるとともに、職場でもリラックスできるでしょう。

座る

正しく立つのと同じく、正しく座ることも私たちはあまり得意ではありません。片方の腰骨に重心を置いて座り、疲れたら逆に切り替えます。あるいは脚を組んで座ったり、片脚をお尻の下に敷いて座りこんだりします。ソファや椅子の上で身をくねらせて、なんとか楽な位置を見つけようとします。やっと見つけたと思っても、快適さは長くは続きません。

そこで私たちは、椅子やカーシート用の腰あてなど、何かものを使って解決しようとします。ところが困ったことに、こういうものがぴったり合う人はほとんどいません。位置が低すぎて、支えてほしいところに届かなかったりするのです。腰椎が前にせり出す形になるようなものが多く、その結果、腹筋と内臓も前に押し出されることになります。

椅子の選び方

背中を支えてくれ、正しい座り方ができるような椅子を見つけるために、次の点をチェックしましょう。

- 太腿全体がシート部分に支えられた状態で座れること
- 両足の裏が床に楽につくこと
- 背もたれが肩甲骨の高さまであること。オフィスの椅子はたいてい、背もたれが低すぎるか高すぎるかです。

大切なのは、体重を均一に分散させて座ることです。体重を支えるために両膝をこころもち開き、両足は膝の幅に合わせてそろえます。

椅子に座るときには、両足の裏が床につかなければなりません。

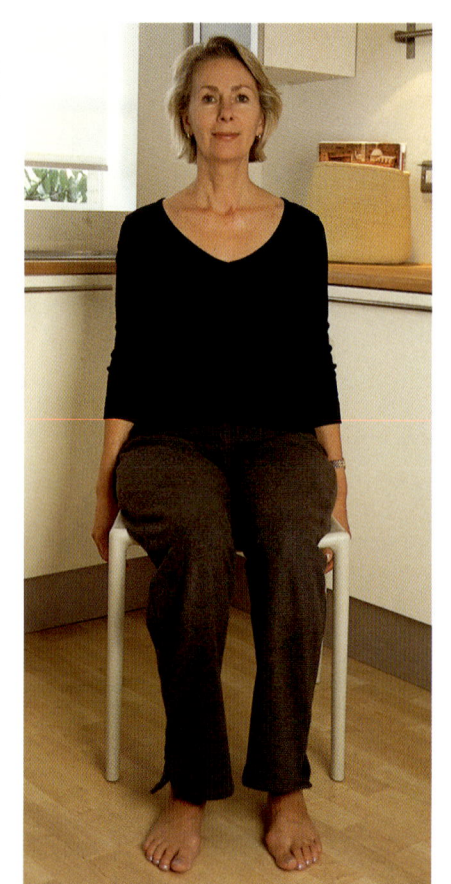

横になる

私たちは1日の約3分の1を横になって過ごしています。そしてこの姿勢についてもまた、深く考えることなく、ただ何となく横になっています。おまけにこの姿勢のときはだいたい眠っていますから、どんな姿勢をしているのか自覚もありません。

横になるのは、休息するための究極の姿勢です。そんなときにまで私たちは、筋肉を緊張させたり、血液の循環を悪くするようなゆがんだ姿勢を繰り広げたりしているのです。目が覚めたら筋肉がこわばっていたり、背中が痛かったりしたことはありませんか？　うつ伏せで寝るのは背骨によくありません。この姿勢で寝ると、片脚を上に向かって折り曲げて背骨がゆがんでしまうことが多いのです。また、うつ伏せに寝た状態で呼吸をするには、頭をどちらかに向けなければなりません。そうすると首がねじれるだ

けでなく、神経もいっしょにねじれることになりますから、眠っているあいだや目覚めたときに、しびれを感じることがあります。眠るときにの姿勢に最適なのは、仰向けか横向きです。腰に問題がある人は、膝のあいだに枕をはさんで寝るといいでしょう。

目覚めの時間です！

目が覚めて、まだベッドから出てもいないのに、大きく伸びをしたくなることはよくありますか？　横になったまま、背中も腕も脚も思いきり伸ばしているのだけれど、自分の意思でそうしているわけではないということがよくあります。伸びをしながらあくびをすることさえあります。それもまた、反射反応です。こんなふうに伸びをするのは気持ちいいものですが、はたして健康のためにはいいのでしょうか？

伸びをすると筋肉を長くし、ほぐす効果があります。筋肉をゴムバンドのようなものだと考えれば、伸びをする目的がわかりやすいでしょう。過度に緊張すると筋肉が堅くなり、私たちは疲労感を覚えたり気分が暗くなったりします。こんなとき、伸びをして筋肉の緊張をほぐすと、弾力がよみがえり、筋肉と関節の共同作業もスムーズになります。

筋肉の緊張から起こる問題は数多くありますが、筋肉は相互に関連していますから、けがや病気が、その緊張している部分にではなく、そことつながっている部分に現れることがあります。たとえば、腰を痛める原因が、膝の裏のひかがみ筋の緊張だということがあります。ひかがみ筋が緊張すると体の動きが制限されるため、腰のあたりも緊張してくるのです。ひかがみ筋の緊張があまりにも強いと骨盤にも影響があり、**姿勢に問題が出ます**。

筋肉のストレッチは、気持ちがいいような、ぎくしゃくするような、そんな感じです。筋肉を裂くのではなくて、あくまでも伸ばすのです。気をつけて！　ストレッチをしているときに、焼けつくような痛みがずきっと走ったら、すぐにやめましょう。そうでなければ体を痛めてしまいます。

人は寝ているあいだに何度も姿勢を変えています。

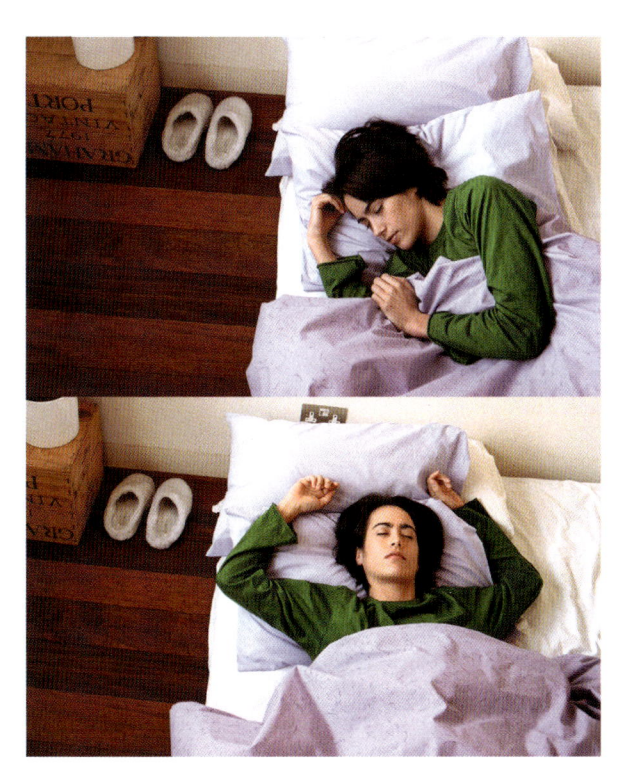

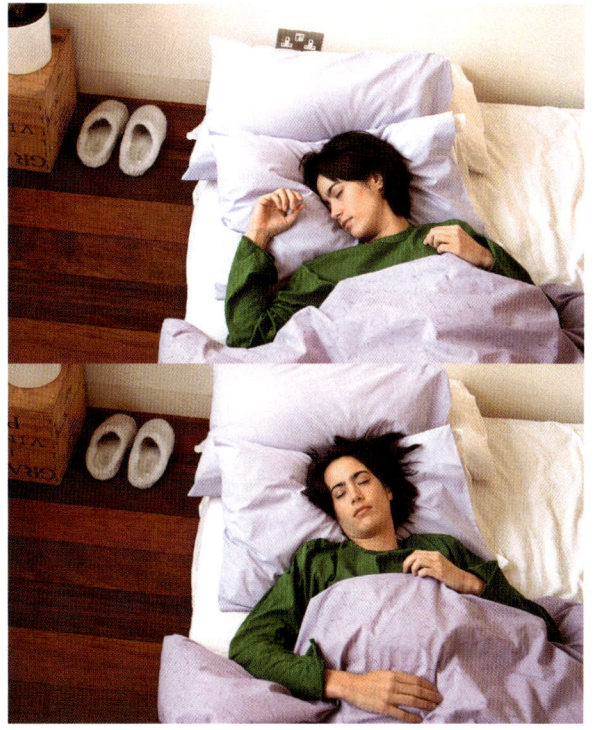

ひかがみ筋のストレッチ

ひかがみ筋は、膝裏のくぼみにある腱です。腱は堅くて弾力性のない繊維組織でできていて、その線維組織が筋肉を骨質部分につないでいます。これからご紹介するピラーティスのエクササイズでその腱を伸ばします。

1 机の上かソファの肘かけに、骨盤を支えられる程度にお尻をのせます。体の前に低いスツールを置き、片足をその上にのせます。スツールは、脚を思いきり伸ばさないでも届く位置に置いてください。足を外側（小指側）に向けて動かし、お尻とひかがみ筋を伸ばします。

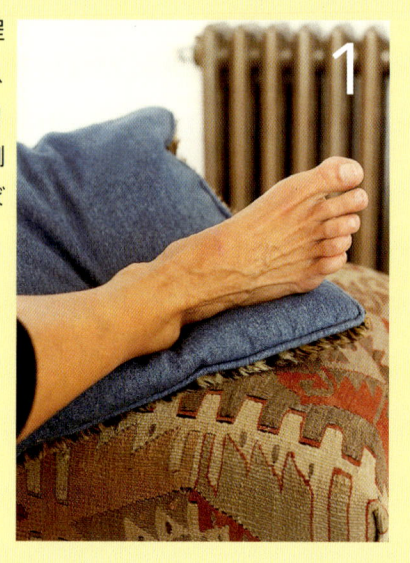

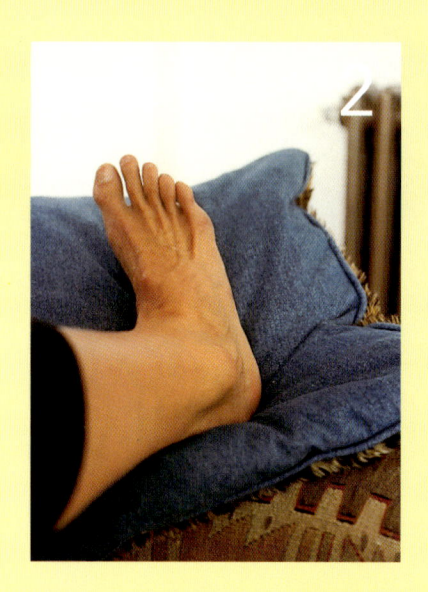

2 次に、足を内側に向けて、ひかがみ筋の内側の部分を伸ばします。

ショルダー(肩)・ストレッチ

肩の筋肉を伸ばすピラーティス・エクササイズです。3回から6回、繰り返してください。

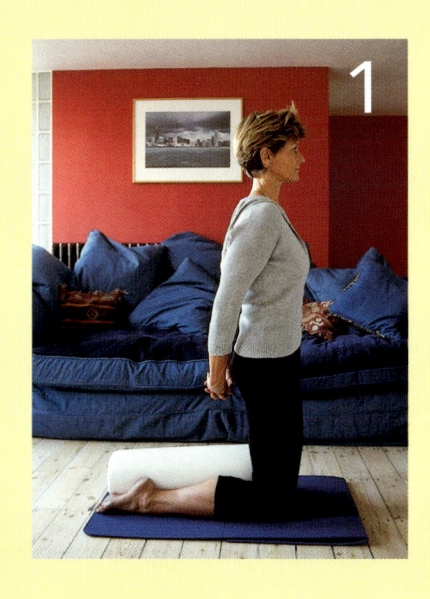

1 膝とふくらはぎのあいだにクッションをはさんで、ひざまずきます。クッションを脚で締めつけ、両手を後ろに回してお尻の高さで握ります。息を吸いこんで骨盤底を引き上げ、お腹の筋肉を引っこめます。

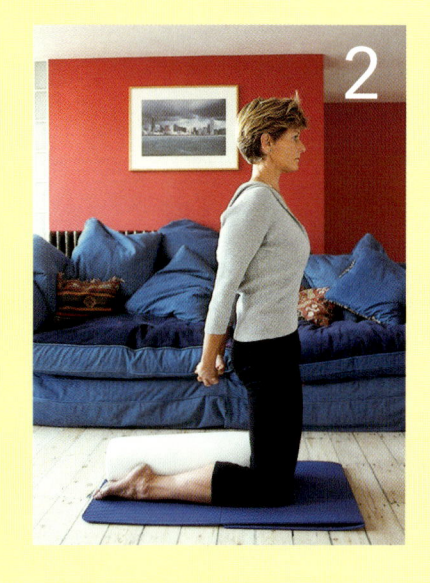

2 息を吐き出し、背中をそらせて両方の肩甲骨を引き寄せます。

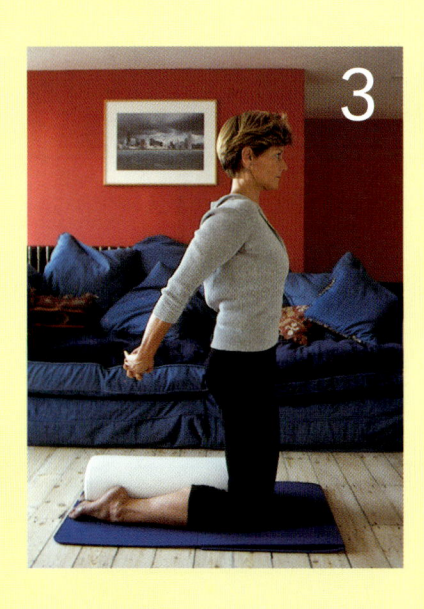

3 握った両手を伸ばしてお尻から遠ざけます。この姿勢を保ったまま、3回呼吸をしてください。

ネック(首)・ストレッチ

このピラーティス・エクササイズの目的は、首の筋肉を伸ばし、リラックスさせることです。それぞれのステップを1回から3回行いましょう。

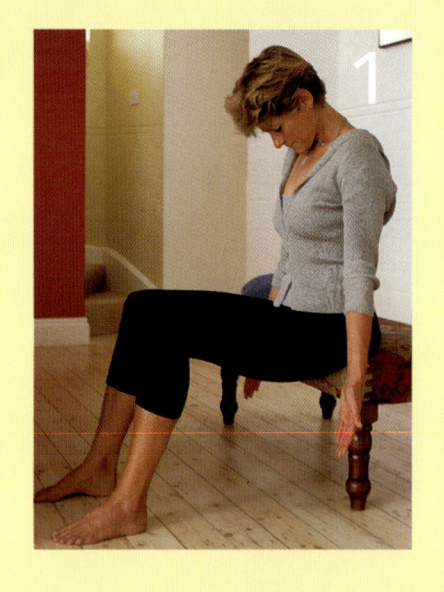

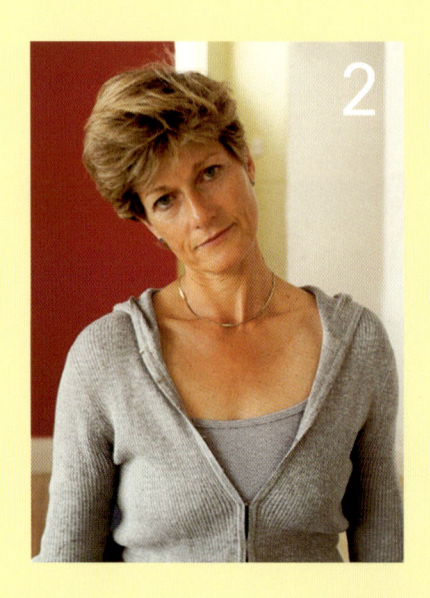

1 椅子かベッドの端に腰をおろします。あごを胸のほうに引き寄せます。胸からお腹にかけての筋肉を、アイスクリームが溶けていくようにゆるませ、背骨を前にかがませます。この姿勢のまま、長く、ゆっくりした呼吸を10回から30回してください。

2 右耳をできるかぎり(痛みを感じない程度に)右の肩に近づけます。そのまま、長く、ゆっくりした呼吸を10回から30回してください。

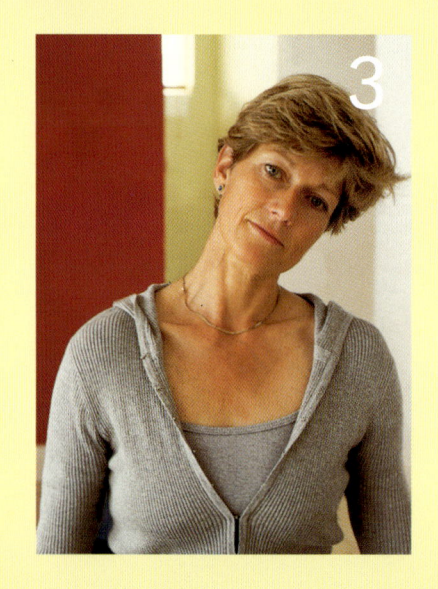

3 次に、同じように左耳を左の肩に近づけます。そのまま、長く、ゆっくりした呼吸を10回から30回してください。

キャット・ストレッチ

背骨の連結部分を強くするエクササイズです。
3回から6回、繰り返しましょう。

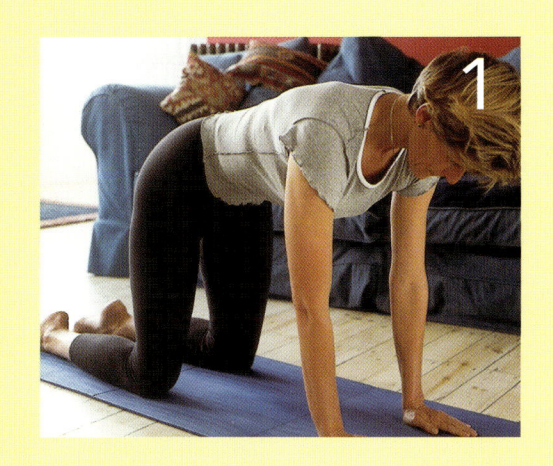

1 四つんばいになります。両手が両肩の下にくるように、そして腰が両膝の上にくるように注意してください。背中はたいらにし、首と頭が背中と一直線で、床に平行になるようにします。息を吸いこみ、肩甲骨のあいだを通って息が入ってくるのを感じましょう。骨盤底を引き上げ、お腹の筋肉を引っこめます。

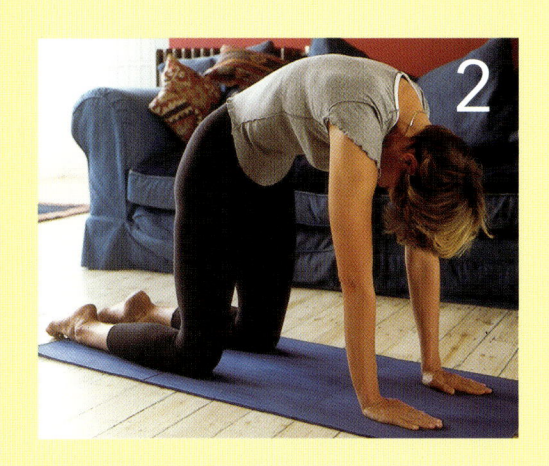

2 息を吐き出し、尾骨を落とし、両手に力を入れて胸骨を持ち上げます。あごを胸のほうに引き、頭を下に向けます。この姿勢のまま息を吸ってください。次に息を吐き出し、体を低くして、まず頭を床と平行になるように戻し、そのあとあごと尾骨も戻して、最初の(第1ステップの)姿勢に戻ります。

ぐずぐず言わずに健康づくりをしましょう!

生活を大きく変えることなく、エクササイズを取り入れる方法はたくさんあります。

- 職場が自宅と近ければ、少し早起きして、車は家に置いて歩いて出勤しましょう。この方法なら環境問題にも貢献できます。
- 会社が遠い人は、地下鉄やバスや電車を、いつものふたつ手前で降りましょう。毎日20分間元気に歩くと、心臓のはたらきが活発になります。仕事に取りかかるころにはさわやかな気分でエネルギーにあふれているはずです。
- 家事もガーデニングも、いい汗をかかせてくれます。掃除機をかけるときは勢いよく、芝生の手入れはエネルギッシュに、そしてダスターをかけるときは体を思いきり伸ばして――これだけでも効果は絶大です!
- ランチタイムには外に出かけるようにしましょう。サンドイッチショップに歩いていくだけでも健康にはとてもよく、いつもの昼食後のエネルギー低下が避けられます。
- 在宅で働いている人は休憩をとりやすいはずですが、実際にはエクササイズのために時間をあけるのには強い意志が必要です。犬を飼うのはいい方法です。犬は散歩に出かけるのはいつだって大歓迎ですから!
- 外に出られない場合は、エクササイズ・ビデオを見ながらエクササイズすることもできます。
- 性的なふれあいが生活の一部になっているのなら、情熱的なセックスもりっぱなエクササイズになります。心拍数が上がって肺活量も増え、筋肉の運動にもなるでしょう。ただし、更年期の症状が落ち着くまではセックスのことなど考えたくない人もいるでしょうし、理解のあるパートナーかどうかで事情はずいぶん違ってきます。
- 買い物に出かけるときは、ショッピングエリアを移動するのにバスや車を使わず、歩きましょう。荷物を持って歩くのは、重量をかけるエクササイズとウォーキングのいい組み合わせになります。

職場まで歩いたり、出勤コースの一部だけでも歩いたりすると、毎日のエクササイズの量を簡単に増やすことができます。

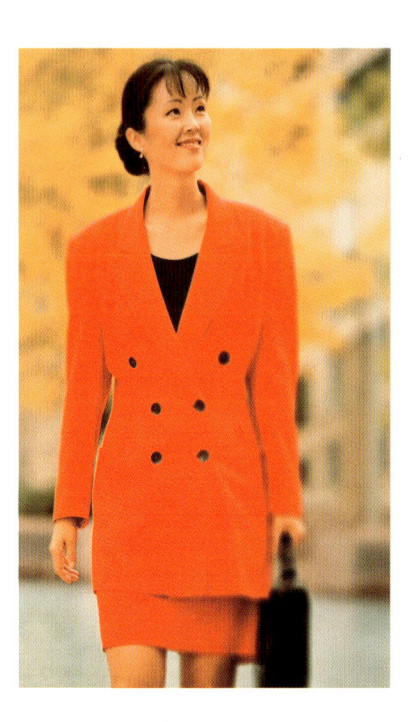

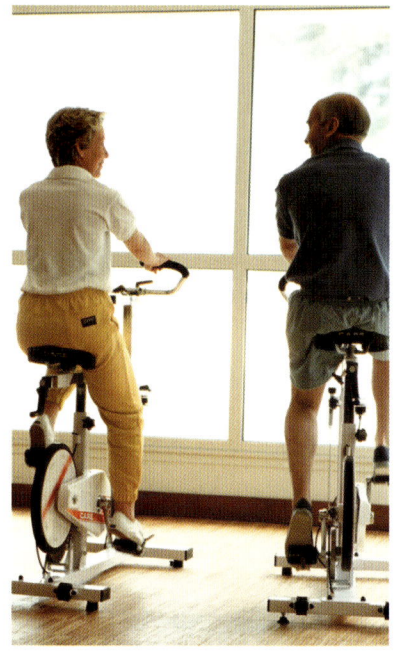

エクササイズのクラスに参加したくない人は、地元のジムに行ってエクササイズ・マシンを使わせてもらいましょう。

- デパートで買い物をするときはエスカレーターやエレベーターをやめて、階段を使いましょう。階段をのぼると脚の筋肉が鍛えられ、心拍数が上昇します。
- テレビを観ながら、音楽を聴きながらの5分か10分、ストレッチやなわとび、ランニングをしましょう。

運動を始めるにあたっての常識的な注意

- 50歳以上で、何か健康上のリスク要因がある、または今までほとんど体を動かさない生活をしていた人は、運動を始める前に医師に相談してください。
- 運動は習慣的に行いましょう。ふだんは座りっぱなしの生活で、週末になると突然、6時間ぶっ続けでテニスをするというような無茶なやり方は、百害あって一利なしです。
- 息が切れる、筋肉が引きつる、関節が痛むなどの症状が現れた場合、あるいはしびれを感じた場合(特に胸と腕)は運動を中止しましょう。
- それぞれの運動に合った靴をはきましょう。ウォーキングのためのウォーキング・シューズ、ステップ・エアロビクスのためのステップ・シューズ、それに豊富な種類のランニング・シューズやエアロビックダンス・シューズなど、いまはエクササイズや運動に合わせて靴を選ぶ時代です。1足の靴ですませたくなるかもしれませんが、ぜひ目的に合った靴選びをしてください。そう、あなたの足のために!
- 睡眠の大切さを見逃してはいけません。更年期の寝汗に悩んでいる人は、睡眠パターンが完全に狂ってしまいます。チャンスがあればいつでも寝て、睡眠不足をおぎないましょう。
- 運動を始めるために指示が必要であれば、本やビデオを手に入れて参考にしましょう。初歩的なことをとばしたい人は、教室を見つけて参加してください。
- 運動の前後に、グラス1杯の水を飲んでください。体がどれだけの水を必要としているかを、喉の渇きで判断してはいけません。喉の渇きを感じるときには、体はすでに水分不足におちいっているのです。

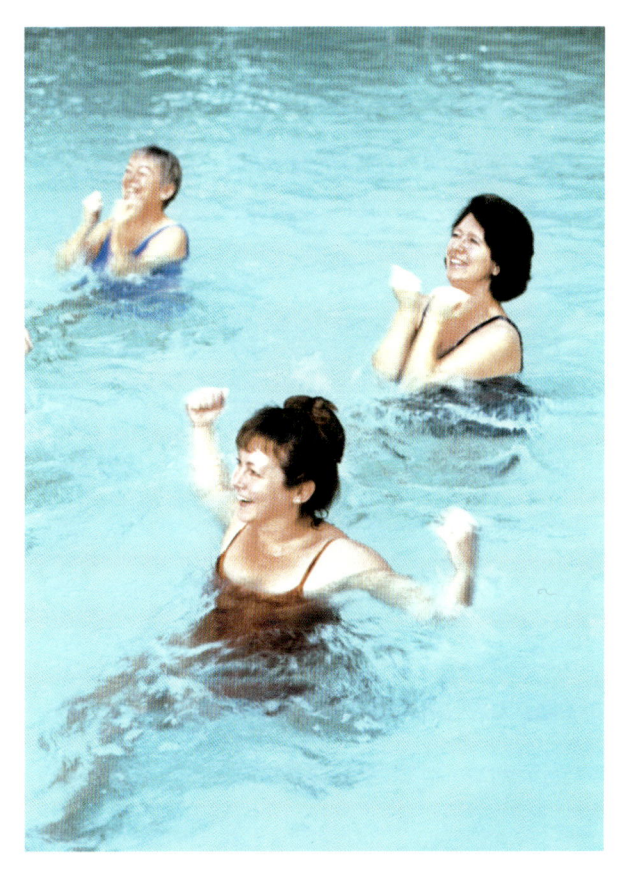

地元でエクササイズの教室を調べてみましょう。意外にたくさんの選択肢があるかもしれません。

- ゴルフやテニスのようなスポーツは、楽しい上に社交の場としても最高ですが、始めてはやめ、また始めてはやめを繰り返すため、心拍数を高い状態に保つことができず、有酸素運動とは言えません。
- 耐久力をやしない、心臓の健康を維持したい人は、ウォーキングや水泳、エアロビックダンスなど、体を動かし続けるタイプの運動を選びましょう。

体調が悪いときも運動はしたほうがいいのですか?

　頭痛、鼻詰まり、くしゃみなどの症状があるなら、とりあえず10分間運動してみて、ようすを見てください。調子がよければ、そのまま続けます。けれど、胸の奥から出るような咳や腹痛、筋肉のひきつりといった症状の場合は、1日か2日、運動を控えるにこしたことはないでしょう。

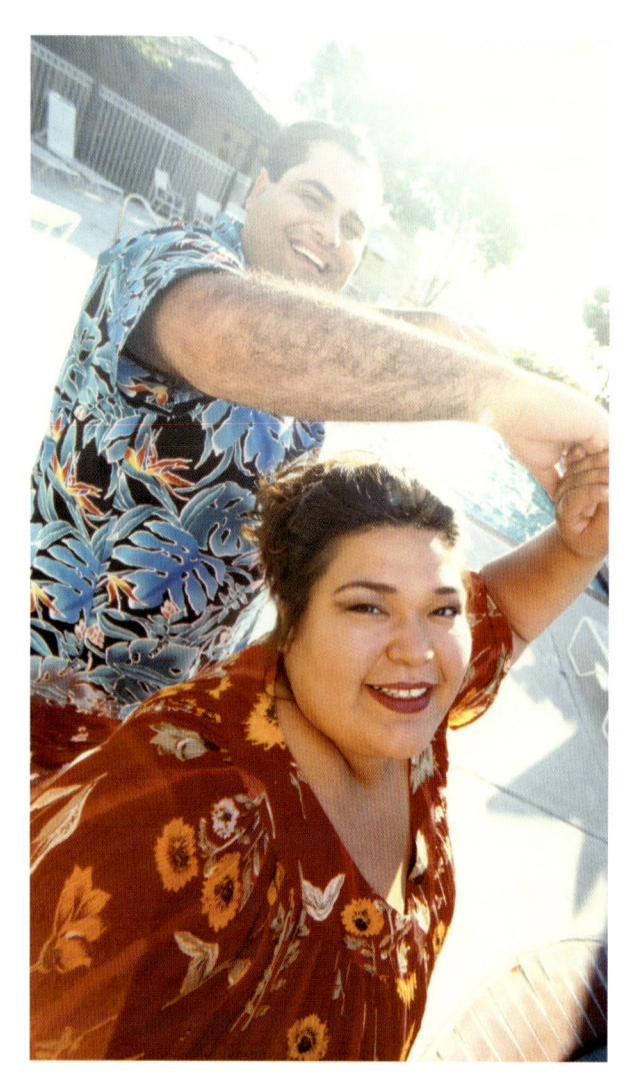

ジムに行くのは気が進まないなら、
ダンスのレッスンを受けてみては？

> うまく踊れなくたって、誰も気にしたりしないものよ。とにかく立ち上がって踊ればいいの。すばらしいダンサーかどうかを決めるのは、テクニックじゃない。情熱なんだから。
>
> マーサ・グレアム
> アメリカ人　ダンサー、教師（1895～1991）

躍りましょう！

ダンスが生活に欠かせないものになっている国々があります。そんな国で休暇を過ごして、ダンスの強烈な思い出とともに帰ってきたことが、あなたにもあるのではないでしょうか？

それにしても最近は、世界中がダンスであふれています。昔はダンスといえば正式なボールルームでの社交ダンスにかぎられたものですが、いまはフラメンコ、ランバダ、ラインダンスにブレイクアウェイ・スウィング（ジャズのスウィングに合わせたダンスにソロの踊りをプラスしたもの）まで教えるクラスがあちこちにでき、サルサやアルゼンチンタンゴは特に人気が上昇しています。

気分がいいと踊り、踊ると気分がよくなる。自分の肉体が健康であることの喜びを、本能のままに表現するのがダンスです。踊りは自分自身と触れあい、人と触れあうことでもありますから、ほかの人に文字通り触れることによって、私は存在しているんだ、生きているんだということが確認できるのです。

ひと晩ダンスを楽しむと、3時間のハイキングに負けないぐらいの運動になります。ダンスには次のような効果があります。

- エネルギーと感情を解放してくれます。
- 脚に血液が送りこまれ、心臓にもいい影響があります。
- 脳のはたらきを正常に保ちます。
- 動きが柔軟になり、リラックス効果もあります。
- 新しいテクニックを覚えると、自信と達成感を持つことができます。
- 能力と熱意さえあれば、年齢も性別も階級も関係ない環境の中で、さまざまな人たちとパートナーになって親しくなるチャンスを与えてくれます。

どんなエクササイズや運動を選ぶにせよ、大切なのは楽しむこと！　もしも"気分がいい"という要素が感じられないなら、ほかのものを試してみましょう。

索引

あ
亜鉛　116
アジア女性と更年期　111-13
アドレナリン　12
アヘン　78
アルツハイマー病　25, 41-2
アロマセラピー　100-1
アンドロゲン　11
EFA　「必須脂肪酸」参照
イオウ　116
イグナック・フォーゲルマン教授　51
医師の資格を持たない療法士　74, 84
イチョウ　80
イトスギ　101
医薬品法（イギリス　1968）　80
医療検査　27
陰／陽　73-4
インスリン　110
インプラント　32-3
ウィリアム・フィッツジェラルド博士　97
うつ　25
英国医学協会　74
HRTの種類　30-4
HERS　「心臓とエストロゲン／プロゲストゲン補充に関する研究」参照
エクササイズ　106, 124-38
　骨粗鬆症　48, 125
　CVD　55, 59, 124
　姿勢／ポーズ　128-31
　ダンス　138
　糖尿病　60
　ニーリング・ハンドウォーク　127
　ピラーティス・ストレッチ　132-5
　毎日のエクササイズ　136-7
　ヨーガ　93
　レッグスウィング　126
SERM　「選択的エストロゲン受容体調節因子」参照
エストリング　34
エストロゲン　11
　HRT　25, 30-4
　機能　14
　子宮内膜症　24
　乳癌　37
エピネフリン　「アドレナリン」参照
FSH　「卵胞刺激ホルモン」参照
LH　「黄体形成ホルモン」参照
エンドルフィン　125
黄体形成ホルモン（LH）　11
オメガ油脂　108, 109

か
カウンセリング　88
拡張蛇行静脈　57, 58
下垂体　11
カテリーナ・ダルトン　15
カリウム　116
カルシウム　46-8, 50, 112-13, 116, 117
カルシトニン　50
カロリー計算　124
癌
　大腸　25, 42-3
　乳癌　35-9
　卵巣癌　20
冠状動脈心疾患　53, 54
規制　71-2, 74, 82
喫煙　45, 58
キャット・ストレッチ　135
キャンドル・ゲイジング　91
狭心症　53
虚血性心臓疾患　58
銀　84
緊張　92
グラファイト　84
クラリーセージ　101
クリーム　「経皮クリーム」「膣クリーム」参照
クロミウム　116
経口避妊薬　12, 25, 37
継続療法　30
経皮クリーム　14, 67
経皮パッチ　31-2
経絡　73
外科手術
　子宮摘出　20-1, 61
　子宮内膜症　20-1
　ホルモン・インプラント　32-3
　卵巣摘出　20-1, 61
月経
　月経前症候群　15, 66, 71
　骨粗鬆症　45
　思春期　14
ホルモンの機能　13, 14, 15
無月経　13, 52
月経前症候群（PMS）　15, 66, 71
血栓　54, 58
高血圧　41, 53, 54
甲状腺　11
合成エストロゲン　25
更年期／閉経　17-19
　アジア女性　111-13
　アロマセラピー　100-1
　HRT　27-8, 40
　エクササイズ　106, 124-38
　血糖　110
　若年性閉経　20, 45, 52
　症状　6-7, 26
　食事の要因　106-21
　心臓血管疾患　55
　ストレス　86-9
　性生活　87
　ハーブ療法　80, 82
　鍼　76
　プロゲステロン　62-6
　補完療法　71-2
　ホメオパシー　84, 85
　マッサージ　95
　リフレクソロジー　99
更年期の症状一覧　26
国立補完代替医療センター（NCCAM）　72
骨粗鬆症　25, 44-52, 60, 62-3
コルチコイド　45
コレステロール　41, 53, 54, 112

さ
再生　44
サプリメント　113, 117
サポニン　62
サミュエル・ハーネマン　83-4
サルビア　84
CHD　「冠状動脈心疾患」参照
CVD　「心臓血管疾患」参照
ジオスゲニン　62, 63
子宮摘出　20-1, 30, 31, 61
子宮内膜症　13, 20-1, 24
自己検診　36
思春期　14
姿勢　128-131
　座る　130
　立つ　129-30
　横になる　30-1
脂肪　108-9
脂肪酸　108, 109, 117
若年性閉経　20, 45, 52
周期療法　30
情緒不安定　25
上皮小体　11
静脈血栓塞栓症　57, 58
食事の要因
　アジア女性　111-13
　血糖　109-11
　更年期　106-21
　骨粗鬆症　45, 46-50
　サプリメント　113, 117
　脂肪　108-9
　脂肪酸　108, 109, 117
　食品一覧　118-21
　真性糖尿病　53, 60-1
　心臓血管疾患　54, 58-9
　大腸癌　42-3
　タンパク質　108
　ビタミン　115
　ミネラル　116
食品一覧　118-21
女性ホルモン測定キット　27
処方薬　71
ショルダー・ストレッチ　133
ジョン・リー博士　62-4, 66-7
神経伝達物質　41
真性糖尿病　53, 60-1
心臓血管疾患（CVD）　25, 53-4
心臓疾患　「心臓血管疾患」参照
心臓とエストロゲン／プロゲストゲン補充に関する研究　57
心理社会的要因　86-9
膵臓　11, 12
ストレス　86-8, 96
ストレッチ　93, 131-5
スプレー式点鼻薬　33
生殖機能と更年期　17
性生活
　エクササイズ　136
　エストロゲン　87
　更年期　87
　膣クリーム　33-4
　テストステロン　16, 66, 67
　プロゲストロン　63

性ホルモン 「アンドロゲン」
　「エストロゲン」参照
精油　100-1
脊柱後湾症
　「背骨の湾曲」参照
赤血球　115
摂食障害　45
背骨の湾曲　44, 50, 128
ゼラニウム　101
セレン　116
セロトニン　41
線維　13
選択的エストロゲン受容体調
　節因子（SERM）　49
セントジョーンズワート　80
ゾーンセラピー　97

た
体格指数（BMI）　56
体重の増加　29
大豆エキスの錠剤　113
大豆製品　113
代替療法　「補完療法」参照
大腸癌　25, 42-3
第二の思春期　18
唾液検査　27
多嚢性卵巣　13
単純炭水化物　107-8
ダンス　138
炭水化物　107-8
タンパク質　108
膣クリーム　33-4, 66
膣リング　34
痴呆　41, 42
チボロン　31-2
チャストベリー　80
中国食事調査　111-13
中国伝統療法　77
チョウセンニンジン　80
治療
　HRT　25, 30-4, 64-6, 67
　ホメオパシー　84
　薬草療法　81, 82
チロキシン（T4）　11
DHEA 「デヒドロエピアンド
　ロステロン」参照
Dioscorea villosa　62
テストステロン　16, 66-7
鉄　116
デヒドロエピアンドロステロン
　（DHEA）　12, 110
転倒の予防　51-2
天然エストロゲン　25
天然プロゲステロン　62-6

な
内分泌システム　11-12, 98, 99

ナトリウム　116
生ハーブ　81
ニーリング・ハンドウォーク
　127
二重エネルギーX線吸収測定
　法　46
日光　45, 48
乳癌　35-9
乳癌の遺伝的要因　39
乳癌の家系　38
妊娠
　エストロゲン　14
　プロゲステロン　15
ネック・ストレッチ　134
嚢腫　13, 27

は
ハーブ療法　78-82
ハーブを浸出する　82
ハーブを煎じる　82
排卵　14, 17
ハタヨーガ　93
パッチ 「経皮パッチ」参照
鍼　72-6
鍼治療による痛みの緩和　72
バレリアン（カノコ草）　80
反射反応　96
BMA 「英国医学協会」参照
PMS 「月経前症候群」参照
ヒーリング・リトリート　102-3
ひかがみ筋のストレッチ　132
ビジュアライゼーション　89
ビスフォスフォネート　49
ビタミン　45, 48, 50, 58,
　115
必須脂肪酸（EFA）　109
非定型性増殖　39
ヒポクラテス学派　78
ヒマの木　78, 79
肥満　54, 56, 58
ピラティス　128, 132-5
貧血　115
フィトエストロゲン　113-14
フェンネル　101
複合炭水化物　107-8
副作用
　HRT　24, 25, 28-9, 35-9
　処方薬　71
　テストステロン　67
　プロゲステロン　66
　ホメオパシー　85
　薬草療法　80, 82
副腎　11, 110
不調和のパターン　73, 76
ブドウ糖　60, 109-10
不飽和脂肪　109
不眠症　65

プライベート・リトリート　103
プラセボ効果　71, 77
ブラック・コホシュ　80, 82
フラックスシード　117
プルサチラ　84
プロゲステロン　14-15, 62-6
プロゲストゲン　24, 25
プロスタグランジン　108
ペール・ヘンリック・リング教授
　94
閉経後　17, 40
閉経周辺期
　17, 18, 65, 80
ベルガモット　101
変化 「更年期／閉経」参照
ポーズ／姿勢　90-1, 128-31
飽和脂肪　108
補完療法　71-2
　中国伝統療法　77
　ハーブ（薬草）療法　78-82
　鍼　72-6
　病院の薬との併用　81, 85
　ホメオパシー　83-5
ホットフラッシュ　18-19
　大豆タンパク　113
　中国伝統療法　77
　鍼　75
　マツヨイグサのオイル　109
　リフレクソロジー　98
ホメオパシー　83-5
ホルモン　10-16 「エストロ
　ゲン、プロゲストゲン、テス
　トステロン」も参照
　インプラント　32-3
　機能　12
　調整　16
　内分泌システム　11-12
　不均衡　12-13
　卵巣ホルモン　14-15

ま
マグネシウム　48, 116
マッサージ　94-6
末梢動脈疾患　53
マツヨイグサのオイル　109
マンガン　116
ミネラル　116
ミュリメン　84
ミリオン・ウィメン・スタディ
　37
無月経　13, 52
瞑想　90-2
メンタル・イメージ　89

や
薬草療法　77, 78-82
有酸素運動　124

ヨーガ　93
ジョーゼフ・ピラーティス
　128

ら
ラケシス　84
ラッセル・マーカー博士　62
ラベンダー　101
卵巣　11, 12
　摘出　20-1
卵巣癌　20
卵巣摘出　20-1, 61
卵巣嚢腫　13
卵巣ホルモン　14-15
卵胞刺激ホルモン　11, 19
リトリート　102-3
リノレン酸　109
LIVIAL　31
リフレクソロジー　97-9
良性乳房疾患　38-9
リラックスの方法　88-103
　アロマセラピー　100-1
　ビジュアライゼーション　89
　マッサージ　94-6
　瞑想　90-2
　ヨーガ　93
　リトリート　102-3
　リフレクソロジー　97-9
リン　116
臨床試験
　乳癌　35
　鍼　75
　ホメオパシー　84
　マッサージ　96
　薬草療法　77
　リフレクソロジー　98
リンダ・カーンズ　114
リンダ・カーンズ特製ケーキ
　114
ルイ・パストゥール　79
レイ・ピート博士　62
レズビアン・リトリート　103
レッグスウィング　126
レッドクローバーイソフラボン
　113
レミフェミン　82
レモンバーム（セイヨウヤマハ
　ッカ）　80
老化のプロセス　19, 24, 44
ロバート・ウィルソン博士　24

わ
ワイルドヤム　62-4

Acknowledgments

Acknowledgements in Source Order
HRT and the Natural Alternatives

Acestock Ltd 22 bottom left, 41, 58.

Alamy/Phoebe Dunn 8-9 bottom right, 14, /Image Source 2 centre, 7, 22 centre, 28, /Imagestate 122 top centre, 131, /Peter Mumford 68-69 bottom right, 93.

Bubbles/Jennie Woodcock 57.

Getty Images/Samuel Ashfield 37, /Ron Chapple 8 centre, /Chris Cheadle 103, /Jim Cummins 2 top left, 48, /Candice Farmer 2-3 top right, 122 centre left, 137, /Howard Grey 8 bottom centre, 13, /David Hanover 87, /Walter Hodges 122 bottom centre, 124, /Romilly Lockyer 122 top left, 125, /Stuart McClymont 2 bottom centre, 138, /Laurence Monneret 8-9 top right, 18, 22 top left, 24, /Antony Nagelmann 68 centre, 102, /Andreas Pollok 68-69, 88, /Anne Rippy 8 bottom left, 65, /Mark Scott 104-105 centre right, 106, /Steve Smith 56, /V.C.L. 27, /Terry Vine 8 centre left, 15, /Mel Yates 100.

Octopus Publishing Group Limited /Colin Bowling 2 bottom left, 62, 77, 82 centre left, 82 bottom right, /Colin Bowling /Organon Laboratories Ltd. 23 bottom right, 30, 32 centre right, 34 left, /Colin Bowling / Pharmacia Corporation 34 right, /Colin Bowling /Schering Health Care Ltd. 22 centre left, 31 centre right,
/Jean Cazals 105 top centre, 120 left, /Colin Gotts 129, /Sandra Lane 104 top right, 116, /Sean Myers 83,
/Peter Pugh-Cook 3 centre right, 9 centre right, 10, 23 top right, 59, 68 bottom left, 94, 97, 128 left, 128 right, /William Reavell 2 top centre, 2 centre left, 23 centre right, 60, 92, 101, 104 top left, 104 centre left, 104 centre, 104 bottom left, 104 bottom centre, 105 bottom right, 107, 108 right, 111, 112 top, 117, /Gareth Sambidge 66, 68 centre left, 69 centre right, 95 top left, 95 centre right, 95 bottom left, /Nikki Sianni 8 top left, 70, 90, 122 centre, 122 bottom left, 123 centre right, 126 top, 126 centre, 126 bottom, 127 centre left, 127 top right, 127 bottom right, 130, /Ian Wallace 3 bottom right, 68 top centre, 91, 99 top, 99 centre, 108 left, 112 bottom, 118 left, 118 right, 119 left, 120 right, /Philip Webb 119 right, /Mark Winwood 123 top right, 123 bottom right, 132 top right, 132 bottom left, 133 top left, 133 centre right, 133 bottom left, 134 centre left, 134 top right, 134 bottom centre, 135 top left, 135 bottom right.

Image State 136 left.

Science Photo Library/David Gifford 50, /Tim Malon & Paul Biddle 74, /Jerry Mason 32 bottom right, /Andrew McClenaghan 75, /Will & Deni McIntyre 22 top centre, 46, /Professors P.M. Motta & J. Van Blerkom 8 top centre, 17, /Perlstein, Jerrican 1, 136 right, /Sinclair Stammers 22 centre bottom, 44, /Tek Image 68 top left, 72, /Sheila Terry 31 bottom right, 68 bottom centre, 78, /Th Foto-Werbung 79, /Jim Varney 55, /Hattie Young 61.

Wellfoods Limited/tel: +44 (0) 1226 381 712/ www.bake-it.com 114.

Executive Editor: **Jane McIntosh**
Managing Editor: **Clare Churly**
Design Manager: **Tokiko Morishima**
Designer: **Ruth Hope**
Senior Production Controller: **Jo Sim**
Picture Researcher: **Zoë Holtermann**
Illustrations: **Philip Wilson and Cactus Design and Illustration**

Bibliography

Chapter 1

Booth, M., Beral, V. and Smith, P. Risk factors for ovarian cancer: a case control study.
British Journal of Cancer 60, May 1989.

Celso-Ramon Garcia, and Berg Cutler, Winnifred. Preservation of the ovary: a reevaluation. Fertility and Sterility.
The American Fertility Society 42(4), October 1984.

Ford, G. Listening to your Hormones.
Prima, 1996.

Green, A. et al. Tubal sterilisation, hysterectomy and decreased risk of ovarian cancer.
International Journal of Cancer 71, 1997, pp. 948–951.

Loft, A. et al. Incidence of ovarian cancer after hysterectomy: a nationwide controlled follow-up.
British Journal of Obstetrics and Gynaecology 104(11), 1997, pp. 1296–1301.

Mason, A. Health and Hormones.
Penguin Books, 1960.

Melville, A. Natural Hormone Health.
Thorsons, 1990.

Sellman, S. Hormone Heresy.
Getwell International, 2000.

Teaff, N. and Wiley, K. Perimenopause – preparing for the change.
Prima, 1999.

Yaegashi, N. et al. Incidence of ovarian cancer in women with prior hysterectomy in Japan.
Gynaecology and Oncology 68(3), 1998, pp. 244–246.

Chapter 2

Beckham, N. The wild yam scam when not to believe the unbelievable.
Townsend Letter for Doctors and Patients, Feb–March 2002.

Clark, J. Hysterectomy and the Alternatives.
Virago, 1993; Vermilion, 2000.

Coney, S. The Menopause Industry. Spinifex Press, Australia, 1991.

Day, L. et al. Randomised factorial trials of falls prevention among older people living in their own homes.
British Medical Journal 325, 2002, p.128.

Dibba, B. and Prentice, A. et al. Bone metabolism.
American Journal of Clinical Nutrition 71, 2000, pp. 544–549.

DiSaia, P.J. and Brewster, W.R. Hormone Replacement Therapy for survivors of breast and endometrial cancer.
Current Oncology Reports 4, 2002, pp. 152–158.

Duvernoy, C.S. and Mosca, L. Hormone replacement therapy trials: an update.
Current Atherosclerosis Reports 4, 2002, pp. 156–160.

Felson, T. et al. The effect of postmenopausal estrogen therapy on bone density in elderly women.
New England Journal of Medicine 329, 1993, pp. 1141–1149.

Fogelman, I. Screening for osteoporosis.
British Medical Journal 391, 1999, pp. 1148–1149.

Gennazini, A.R. Hormone Replacement Therapy and Cardiovascular Disease: the current status of research and practice. Parthenon, 2002.

Grodstein, F. et al. Postmenopausal hormone use and risk for colorectal cancer and adenoma.
Annals of Internal Medicine 128, 1998, pp. 705–712.

Hulley, S., Grady, D., Bush, T. et al. Randomised trial of estrogen and progesterone for secondary prevention of coronary heart disease in post-menopausal women.
Journal of the American Medical Association 280, 1998, pp. 605–613.

Kenton, L. Passage to Power.
Vermilion, 1996.

Key, T. et al. Dietary habits and mortality in 11000 vegetarians and health-conscious people: results of a 17 year follow up.
British Medical Journal 313, 1996, pp. 775–779.

Kivipelto, M. et al. Midlife vascular risk factors and Alzheimer's disease in later life.
British Medical Journal 332: 2001, pp. 1447–1451.

Lee J.R. Is natural progesterone the missing link in osteoporosis prevention and treatment?
Medical Hypotheses 35, 1991, pp. 314–318.

Lee JR. Osteoporosis reversal – the role of progesterone.
International Clinical Nutrition Review 10(3), July 1990.

Michels, K.B. The contribution of the environment (especially diet) to breast cancer risk.
Breast Cancer Research 4, 2002, pp. 58–61.

Morrisey, D. et al. Management of the climacteric. Postgraduate Medicine 108(1), 2000.

Mosca, L., Collins, P., et al. Hormone replacement therapy and cardiovascular disease. A Statement for healthcare professionals from the American Heart Association.
Circulation 104, 2001, p. 499.

Murphy, S., et al. Milk consumption and bone mineral density in middle aged and elderly women.
British Medical Journal 308, 1994, pp. 939–941.

Prentice, A. Osteoporosis. Proceedings of the Nutrition Society 56, 1997, pp. 357–367.

Purdie, D. and Crawford, I. Management of the symptomatic menopause.
Pharmaceutical Journal 263(7070), 1999, pp. 750–753.

Ridley, M. Genome – The autobiography of a species in 23 chapters.
Fourth Estate, 1999.

Schairer, C. et al. Estrogen-progestegen hormone replacement therapy associated with greater increase in breast cancer risk than therapy with estrogen alone.
Journal of the American Medical Association 283, 2000, pp. 485–491.

Shifren, J. et al. Transdermal testosterone treatment in women with impaired sexual function after oophorectomy.
New England Journal of Medicine 343, 2000, pp. 682–688.

Thomas, T. A role for estrogen in the primary prevention of Alzheimer's disease.
Climacteric 4, 2001, pp. 102–109.

Chapter 3

Bradford, N. The Hamlyn Encyclopaedia of Complementary Health.
Hamlyn, 2000.

Eden, J. Herbal medicines for menopause: do they work and are they safe?
Medical Journal of Australia 174, 2001, pp. 63–64.

Feder, G. and Katz, T. Randomised controlled trials for homoeopathy. British Medical Journal 324, 2002, pp. 498–499 (Editorial).

Glenville, M. Natural Alternatives to HRT.
Kyle Cathie, 1997.

Israel, D. and Youngkin, E. Herbal therapies for perimenopausal and menopausal complaints.
Pharmacotherapy 17(5), 1997, pp. 970–984.

Oleson, T. and Flocco, W. Randomized controlled study of premenstrual symptoms treated with ear, hand and foot reflexology. American Jounral of Obstetrics and Gynecology. 82(6), December 1993.

Roland, P. How to Meditate.
Hamlyn, 2000.

Simonton, O.C. Getting Well Again. Bantam Books 1978.

Whiteaker, S. The Good Retreat Guide.
Rider, 2001.

Wiegnand, M. A gentle alternative in the therapy of perimenopausal symptoms.
Biology Therapy X11(1), 1994.

Chapter 4

Atkins, R. Dr Atkins New Diet Revolution.
Vermilion, 1992.

Cooke, B. Nutritional supplements in herbal practice.
European Journal of Herbal Medicine 3, 1997.

Davis, S. Phytoestrogen therapy for menopausal symptoms?
British Medical Journal 323, 2001, pp. 354–355.

Diehl, Hans. Huge diet study indicts fat and meat.
Lifeline Health Letter September-October 1990 (discussion of the China Diet Study).

Husband, A. Phytoestrogens and menopause.
British Medical Journal 32A, 2002, pp. 52.

Mayo Clinic. Soy and hot flashes: more heat than substance?
www.MayoClinic.org, 2000.

Mervyn, L. The Dictionary of Vitamins.
Thorsons, 1984.

Norman, J. Aromatic Herbs.
Dorling Kindersley, 1989.

Oliwenstein, L. That certain age.
Vegetarian Times July 1999.

Savarin-Brillat, J.A. The Physiology of Taste.
Penguin, 1970 (first published 1825).

Chapter 5

Blount, T. and McKenzie, E. Pilates System.
Hamlyn, 2001.

自然療法＆自然治癒力を高める本

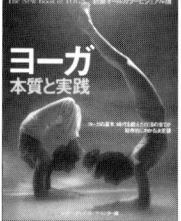

ヨーガ 本質と実践
心とからだと魂のバランスを
保ち自然治癒力を高める
シヴァナンダ・ヨーガ・センター 編

わかりやすい指示と信頼できる教義解説で、時代を超えたヨーガの行法のすべてがわかる。初心者から熟練者まで刺激になる1冊。

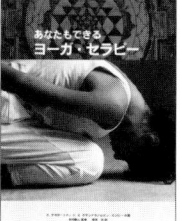

本体価格3,100円

ホメオパシー大百科事典
ホメオパシーを本気で
活用したい方のための必読の書
アンドルー・ロッキー 著
大槻真一郎 日本語版監修

ホメオパシーの歴史と発展からその主な理論と療法をわかりやすく紹介。さらに320のレメディーについて、綿密な研究に裏付けられた詳細な説明に加え、重い病気とセルフヘルプの章もすぐに役立つ決定版。

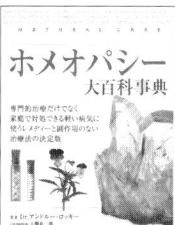

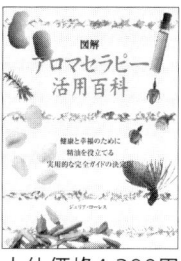

本体価格7,800円

あなたもできる ヨーガ・セラピー
肉体と精神の健康を実現する
R.ナガラートナ／H.R.ナゲンドラ／
ロビン・モンロー 著
日本語版監修 木村慧心

1.呼吸をゆっくりとさせる 2.各種の筋肉をリラックスさせる 3.心の働きを静めるという、三種類のヨーガ技法により、さまざまな症状に対処する。

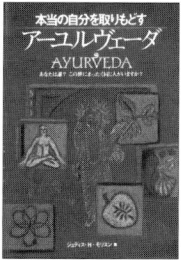

本体価格2,380円

アロマセラピー活用百科
健康と幸福のために精油を役立てる
実用的な完全ガイドの決定版
ジュリア・ローレス 著
小林直美 日本語版監修

アロマセラピーが古代に発祥し、近代で復活を遂げるまでの歴史をたどりながら、健康と活力を増進させるナチュラルな治療手段として精油を活用する方法をくまなく紹介。

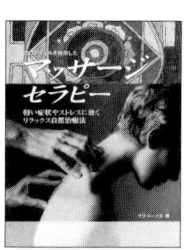

本体価格4,300円

アーユルヴェーダ
本当の自分を取りもどす
ジュディス・H・モリスン 著

「生命の科学」を意味するアーユルヴェーダは、現代の代替医学の起源であり、五千年以上も前からインドで実践されてきた。古代インドの癒しの体系を具体的に現代人向けに解説。ヴァータ、ピッタ、カパ体質ごとに、あなたにあったライフスタイルの指針をつくりあげる。

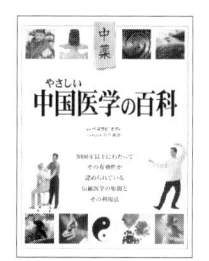

本体価格3,300円

マッサージセラピー
軽い症状やストレスに効く
リラックス自然治療法
サラ・トーマス 著

あなたの手に秘められたヒーリング・パワーを使って、日常起こる様々な健康上のトラブルを軽減する方法。現代社会のストレスを、アロマオイルを併用した、心地よいマッサージで和らげることができる。

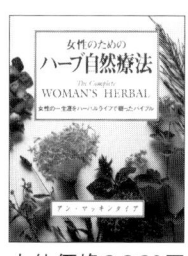

本体価格1,980円

やさしい 中国医学の百科
その有効性が長く認められている
伝統医学の原則と利用法
ペネラピ・オディ 著
安井廣迪 日本語版監修

中国医学の素晴らしい診断技術と食事、指圧、気功、太極拳などの治療法を解説。基本的な漢方薬一覧も掲載。対症療法に頼らない心身全体の健康のための重要なポイントがわかる。

本体価格2,800円

女性のための ハーブ自然療法
女性の一生涯を
ハーバルライフで綴ったバイブル
アン・マッキンタイア 著

安全でやさしい薬用ハーブの利用法をわかりやすく解説。健康のバランスをどのように維持していくかを表示。思春期から妊娠出産、更年期にいたる女性のそれぞれの時期を、ホルモンバランスを崩さず、すこやかにすごすためのノウハウを紹介。

本体価格6,360円

リフレクソロジー
足や手に癒しのエネルギーを加え、
自然治癒力を引き出す。
アン・ギランダース 著

手足の反射点を圧して身体を正常な状態にする安全な療法。さまざまな病気を治療する際に役立つ反射点を詳しく紹介。

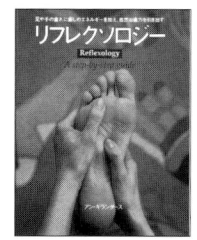

本体価格2,820円

暮らしの中のピラーティス
忙しい人でも手軽にできる
シンプルなエクササイズ
リズ・シンプソン 著
橋本佳子 監訳

場所や時間を問わずに、ストレスを減らし、身体を美しく健康にする手軽なエクササイズ──ピラーティスを誰でも無理なく始められるよう連続写真とわかりやすい解説で紹介。

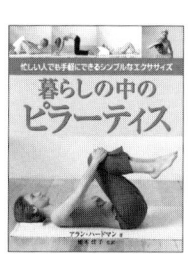

本体価格1,600円

HRT & the natural alternatives
HRT 更年期の選択

日本語版監修：麻生武志（あそう たけし）
東京医科歯科大学大学院医歯学総合研究科教授、生殖機能協関学専攻（産科婦人科学）。京都大学医学部卒業。医学博士。学会活動として、日本産科婦人科学会理事、日本内分泌学会評議員、日本更年期医学会理事長、国際閉経学会第9回学術集会会長・事務総長など多数歴任。主な著書として、『ホルモン補充療法』（医薬ジャーナル社）、『新女性医学大系（更年期・老年期医学）』（中山書店）、『更年期外来』（メジカルビュー社）など多数。

著　者：ジャン・クラーク（Jan Clark）
カウンセラー、ジャーナリスト、作家として豊富な経験を持つ。彼女が共同創設者である団体「子宮摘出サポートネットワーク」には、ホルモン補充療法について多くの問い合わせが寄せられている。

翻　訳　者：ハーパー保子（やすこ）
関西大学法学部法律学科卒業。訳書に『ナチュラルに高める免疫力』『マインドフルな生き方』『ナチュラルなほんものの土と堆肥』（産調出版）など。

発　　　行　2004年8月20日
本体価格　2,600円
発　行　者　平野　陽三
発　行　所　産調出版株式会社
　　　　　　〒169-0074 東京都新宿区北新宿3-14-8
ご　注　文　TEL.03(3366)1748　FAX.03(3366)3503
問　合　せ　TEL.03(3363)9221　FAX.03(3366)3503

http://www.gaiajapan.co.jp

Copyright SUNCHOH SHUPPAN INC. JAPAN2004
ISBN 4-88282-370-5 C5027
落丁本・乱丁本はお取り替えいたします。
本書を許可なく複製することは、かたくお断わりします。
Printed and bound in China